青海大学教材建设项目

高等医学院校实验系列教材

医学形态学实验教程

主　编　赵海龙　刘永年

主　审　苏占海　李建华　黄明玉

顾　问　耿排力　杨生玺

副主编　高　翔　尹　宏　双　杰　张　昱　张先钧

编　委　高　翔　黄　欣　贾　炜　蒋佳颖　梁　宏

　　　　刘　燕　刘永年　双　杰　唐文强　王海燕

　　　　邢永华　严得刚　尹　宏　张先钧　张晓岩

　　　　张　昱　赵海龙　赵　珺　陈欣怡

北京大学医学出版社

YIXUE XINGTAIXUE SHIYAN JIAOCHENG

图书在版编目（CIP）数据

医学形态学实验教程 / 赵海龙，刘永年主编 . —北
京：北京大学医学出版社，2023.2
ISBN 978-7-5659-2823-9

Ⅰ . ①医… Ⅱ . ①赵… ②刘… Ⅲ . ①人体形态学 -
实验 - 医学院校 - 教材 Ⅳ . ① R32-33

中国国家版本馆 CIP 数据核字（2023）第 013359 号

医学形态学实验教程

主 　编：赵海龙 　刘永年

出版发行：北京大学医学出版社

地 　址：（100191）北京市海淀区学院路38号 　北京大学医学部院内

电 　话：发行部 010-82802230；图书邮购 010-82802495

网 　址：http://www.pumpress.com.cn

E-mail：booksale@bjmu.edu.cn

印 　刷：北京瑞达方舟印务有限公司

经 　销：新华书店

责任编辑：韩忠刚 　孙敬怡 　　责任校对：靳新强 　　责任印制：李 　啸

开 　本：889 mm×1194 mm 　1/16 　　印张：19.75 　　插页：10 　　字数：610千字

版 　次：2023年2月第1版 　2023年2月第1次印刷

书 　号：ISBN 978-7-5659-2823-9

定 　价：68.00元

前　言

医学形态学是医学生最早接触的基础医学课程，其教学目的在于通过大体标本的观察及借助显微技术对微细结构的观察，帮助学生掌握正常及病变的器官、组织、病原体的形态学特征。

为满足医学形态学课程整合的需要，为提高学生理论联系实际、解决实际问题的能力，为培养学生独立思考能力、独立操作技能，提高医学形态学实验教学质量，在总结和吸收近十几年来医学形态学实验教学经验的基础上，我们结合学科特点，遵循从健康人体到患病人体，再到病原体、机体的免疫这条主线，编写了《医学形态学实验教程》。本教材符合医学教育的规律和学生认知特点。

本教材在专业知识的深度和广度上以满足形态学实验教学需要为编写目的，较全面地涵盖了形态学各学科实验内容和实验基本技术操作，理论性、实用性、系统性较强，尤其注重实用性。本教材可作为高等医学院校各专业本科、专科学生的实验用书，也可作为相关专业研究生、青年教师及实验技术人员的参考用书。

本教材包括实验室制度、实验绘图要求、实验报告的撰写等内容的形态学概述，普通光学显微镜的结构和使用、组织学标本制作法、免疫组织化学技术、实验动物基本知识等形态学相关实验技术，以及医学生物学、组织学与胚胎学、病理学、医学寄生虫学、医学微生物学、医学免疫学各学科具体实验内容，在其中对操作关键步骤或涉及实验室安全之处还会提示注意事项，并附有部分经典的组织学、病理学、医学寄生虫学、医学微生物学实物镜下彩图，既有利于学生在教师的指导下观察和操作，又有利于学生自学。因各自学科的特点，本教材在编写内容和方式上存在一定的差异。

本教材由来自医学院校生物学教研室、组织与胚胎学教研室、病理学教研室、病原生物学教研室、免疫学教研室和形态学实验室的主任及高年资教授共同编写而成。本教材浸透了编委教师们的辛勤汗水，同时得到了北京大学医学出版社和青海大学教务部门的大力支持。在此一并表示衷心感谢！

如果本教材能对医学院校学生的学习提供帮助，为实验教学的老师提供方便，对教学活动的规范和教学质量的提升发挥一定的促进作用，编者将感到无限欣慰。限于个人经验和水平，缺点和错误在所难免，恳请使用本书的教师和同学不吝惠教。

赵海龙

前　言

目　　录

第三篇　组织学与胚胎学

第六篇　医学微生物学

第七篇　医学免疫学

第一篇　绪　论

第一章

医学形态学概述

　　医学形态学（medical morphology）涵盖的内容较为广泛，涉及所有研究正常人体或疾病相关的形态学学科。根据研究方法的不同，医学形态学可分为宏观（或大体）形态学和显微形态学，前者指人体解剖学，后者主要包括医学生物学、组织学与胚胎学、病理学、医学微生物学、医学寄生虫学等学科。显微形态学主要是应用显微镜（包括光学显微镜与电子显微镜）研究正常人体的微细结构及其相关功能、患病状态下非正常人体组织形态结构和功能变化，或者病原体形态结构和功能的学科。通过对正常组织、病理组织，以及病原体形态的观察、学习，研究疾病的病因、发病机制及疾病过程中形态结构和功能变化，阐明疾病发生、发展的基本规律，揭示疾病本质，为防病、治病提供必要的理论基础。

第一节　形态学实验的教学目的

一、加深和巩固对理论知识的理解与体会

　　形态学实验是形态学教学的重要组成部分，是实践性很强的以形态学研究方法为手段的基础医学实验课程。实验的目的是通过对标本的观察和学习，增强直观认识，进一步验证、强化和巩固课堂所学的理论内容，加深对理论知识的理解。

二、熟悉和掌握医学形态学实验的基本理论和基本操作技能

　　形态学实验教学中有相当多部分内容需要自己动手操作去完成，如暂时性生物标本片的制作、染色、观察，病原体（如细菌）的培养、分离、鉴定、诊断等。这些常用的实验室技能的操作能促进熟悉和掌握一些常用的形态学实验方法，同时使整个学习过程由被动变主动，提升学习兴趣和自信心，提高动手能力，为今后的临床实践打下坚实的基础。

三、培养正确的科学态度和思维分析能力

　　在实验课中，操作观察、结果分析使实验者对疾病的发生、发展与转归有进一步的认识，对病原体传播疾病的机制、实验室检查和特异性防治、病原体与人体和环境间相互关系等方面有正确理解，并能做出合理的解释。做到实验验证理论，理论联系临床，能用所学的理论知识解释实验中观察到的现象，对实验结果做出正确分析，培养临床思维能力。培养实事求是、严肃认真的科学态度，养成独立思考、分析问题和解决问题的习惯，为后续相关课程的学习打下坚实的基础。

第二节　形态学实验的要求

形态学实验教学是在学习和掌握了理论知识的前提下，由学生独立操作进行，教师在教学过程中只在具体细节提供必要的指导。因此，形态学实验有以下要求。

1. 实验前做好必要准备工作，如准备本实验教材和相关教科书、HB 铅笔、红蓝铅笔、削笔刀、橡皮、尺子、白色实验服等。

2. 结合实验内容，复习回顾相关的理论知识，以保证取得良好的实验课效果。

3. 每次实验前须认真预习实验教材，了解本次实验的内容、目的、原理、材料与方法、操作步骤及注意事项。

4. 上课认真听讲，要特别注意教师强调的实验过程中应注意事项，仔细观察示教实验。

5. 自己操作的实验要坚持严肃性、严格性和严谨性，严格按实验步骤及教师的要求认真、准确进行操作。有些实验注意分工协作，合理分配和利用时间，有问题随时向带习教师提问。

6. 对涉及病原生物的实验必须树立生物安全观念，掌握无菌操作技术和安全防范操作技术，保证自身和他人的安全，避免感染和污染事故的发生。

7. 以实事求是的态度对待每项实验，认真观察，客观、及时记录结果。

8. 实验结束后，所用的仪器、器皿和试剂按要求清洁、整理后放归原位。实验动物及实验产生的有毒、有害废弃物应按要求放入指定收集地点和容器中。按程序关闭设备电源、水源、热源、气源，防止实验室事故的发生。

9. 强化形态学描述和绘图技能训练，能绘出镜下观察标本的典型简图。

10. 对实验结果以科学思维进行分析、总结。认真书写实验报告，按时完成并送交教师评阅。教师批阅后应认真翻看，及时更正错误。

第三节　形态学实验的内容和方法

观察大体标本、玻片标本是医学形态学实验的主要内容之一，图谱、数字图片库中的电子图谱、电镜照片、幻灯片、投影片、模型等可辅助教学。对于大体标本和玻片标本的观察，应根据标本类型的不同采用相应的观察方法。

一、大体浸制标本的观察

大体浸制标本一般是将组织、器官或大的寄生虫体置于 10% 甲醛固定液中保存，也可置于保色固定液中保存。甲醛固定液制成的标本体积常有缩小，质地变硬，颜色变得较为灰白，与新鲜标本有所差异。而保色固定液保存的标本可基本保持标本原有的颜色和状态。

观察大体标本时，应按照先整体后局部、先表面后内部的顺序观察。

1. 辨别标本是何种器官　先与相应的正常器官相比较，确定该器官大小、形状、结构、颜色和质地（软、硬、脆、韧等）是否正常；表面是否光滑，有无渗出物附着，血管走向是否正常等。要特别注意切面组织纹理结构是否存在。观察病理标本时应联系发病机制，掌握其病理改变的特征。

在寄生虫学实验中，将体积较大的寄生虫成虫或幼虫、中间宿主、引起病变的组织和器官浸泡于固定液中形成大体标本。观察此类标本时应先确认寄生虫的种类与发育阶段，然后仔细观察其外部形态、大小、颜色、结构等特点。此类标本多用肉眼观察，少数可借助放大镜观察。

2．观察病灶的大小、数量及分布情况　是单个还是多个病灶，是局部病变还是弥漫性分布，分布于器官的具体部位。

3．观察标本的颜色　由于坏死、出血或色素沉着，器官或病变区会失去原有的颜色。如出血为暗红色，凝固性坏死为土黄色或黄白色，胆汁淤积为黄绿色，结缔组织增生呈灰白坚韧状。

4．观察病变区原有结构有无破坏及与周围组织的关系　边界是否清楚，有无包膜或浸润等。

二、大体干制标本的观察

一般来说，将动物的毛皮剥离、处理、填充后制成的生物标本，将昆虫用昆虫针固定后制成的针插标本均属于大体干制标本。观察时应注意其外部形态、颜色、大小、结构特征等，有时可借助放大镜观察。

三、玻片标本的观察

利用石蜡切片技术将正常或病理标本切成数个微米级的薄片组织制成的切片标本是形态学实验观察中最常见的一类标本。将体积较小的组织或寄生虫经过压制处理后封装于载玻片中制成的压片标本，将组织器官在载玻片上按压黏附后制成的印片标本，将血液、体液置于载片推涂成的推片标本，从培养基挑取细菌涂于载玻片或将含有病原体的粪便、血液、体液涂于载玻片制成的涂片等均属于玻片标本。

1．玻片标本的观察方法

（1）肉眼观察：先肉眼观察玻片标本内组织的形状、切面和颜色，可以初步确定是何种组织或何种病原体、病变的部位及病变的情况。

（2）低倍镜观察：了解组织切片的全貌，确定结构类型，确定切片取自何种组织、器官，或者是何种病原体。按照一定顺序扫描全片，若是中空性器官应从内（腔面）向外逐层观察，注意各层的结构特点及层与层之间的关系；如果是实质性器官，应从外周（一般为被膜）至中心依次观察，重点观察实质结构。如果是细菌或寄生虫涂片标本，则应按照阅读顺序扫描全片。如果是病理组织，则应和正常的组织结构对比，明确病变的部位与周围组织的关系，观察病变性质。切忌一开始即用高倍镜观察。

（3）高倍镜观察：继低倍镜观察之后，对低倍镜没有观察清楚的组织、细胞的微细结构和变化进行更为细致的观察。观察组织和细胞的微细结构，包括细胞的形态、细胞间的相互关系及细胞外基质的结构特点等。如为病理组织，则应重点观察病变组织的细胞形态、结构，细胞排列方式的改变，观察是否出现异常物质等。通常不用油镜观察。

对于标本为原虫或细菌的玻片标本则直接使用油镜观察。使用油镜头时，油镜头必须完全浸泡在香柏油滴里才能观察到物像。观察时，切忌上调载物台，防止压碎玻片和损毁镜头。

2．观察玻片标本应注意的问题

（1）理论与实践相联系：在形态学实验课中要充分利用课件、数字图片库中的图片来辨认各种细胞、组织和器官的形态结构特点，验证理论内容；同时深化对理论知识的理解和掌握。

（2）循序渐进、全面观察：先用肉眼观察切片标本，熟悉标本的大体形态，寻找要观察的大致部位。然后用低倍镜观察标本的全貌、结构层次或组织分布，并选择典型结构，再转换高倍镜进一步观察。显微镜观察时应将有盖玻片的一面朝上，切勿反置。对于有些未经染色或染色较淡的切片标本，显微镜观察时应把视野光线调暗，以增强对比度。

（3）注意切面与整体的关系：同一种细胞、组织或器官，由于切面或观察方向不同，所显示的形态和结构也不相同。因此，应多观察相同组织或器官的纵切面与横切面。将多个角度的形态特点加以分析与综合，获得整个器官、组织或细胞的立体结构图像。

（4）注意形态与功能的关系：细胞、组织、器官的功能状态不同，其所呈现的形态结构也不同。如代谢旺盛的细胞，其细胞核较大，核仁明显，染色较淡。含蛋白质丰富的细胞，其胞质中则含有大量的粗面内质网。

（5）注意玻片标本中非细胞或组织结构的甄别：在玻片标本的制作过程中，标本中常会存在染料颗粒、切痕、皱褶重叠、气泡等干扰因素，观察时应注意这些非细胞或组织结构假象的辨别。

第四节　形态学实验报告的撰写

一、实验报告的书写要求

实验报告应按照指导教师的要求，采用统一的实验报告用纸和规范的撰写格式，文字力求简洁、条理清晰、观点明确，字迹清楚和工整。要注明实验者的姓名、班级、组别、实验室、日期等，按时送交给指导教师审阅批改，作为平时成绩的依据。

二、实验报告的基本内容

一份完整的实验报告基本格式及项目包括：实验题目、实验目的、实验原理、实验器材、实验步骤、实验结果及分析讨论等。要按顺序书写，实验题目应写在实验报告纸第一行居中位置，标明实验序号和题目（如：实验八　肌肉组织）。应写出与结果有关的主要实验步骤，其他步骤可以不写。

三、实验结果的表述

实验结果的表述有多种，以下几种为主要形式。

1. 列表　规范设计表格，将实验相关结果或观察数据逐项填入，以表示其相互关系。此方法便于各项目的比较，同时可以显示初步的统计分析结果。如微生物的药敏试验结果可设计表格表述。

2. 绘图　可将实验结果用直方图、线图或逻辑流程图等方式表示。所表示的内容可以是原始结果，也可以是经分析、统计或转换的数据。此方法能比列表更直观地显示实验结果。形态学实验观察的标本则可通过绘制形态结构图表述。

3. 文字描述　对于不便用绘图和列表显示的结果，也可运用语言表述。语言描述时要注意抓住主要问题，客观真实、条理清楚、文字精炼，注意使用规范的名词和概念。

四、实验结果的分析和讨论

运用理论知识，通过分析、思考，对实验中出现的现象及结果做出解释。如果在实验过程中出现非预期的结果，也应如实记录在实验报告中，并对其发生的可能原因进行分析。在对实验透彻分析的基础上，应当对该实验项目所涉及的概念、原理或理论做出简要小结，并紧扣实验内容得出结论。对实验中未能得到充分证实的理论分析，不应写入结论之中。

对实验结果的分析是对学生的独立思考和独立工作能力的锻炼，是一项反映学生实验心得、知识理论水平和思维深度的富有创造性的工作。在书写实验报告时，应严肃认真、独立完成。

第五节 形态学实验观察标本的形态结构绘图

形态学实验的结果有很大一部分是通过绘制形态结构图来实现的。绘图是形态学实验中的一项重要基本技能，在反复、认真观察的基础上，准确绘图对掌握所观察标本的形态特点、加深对所学内容的理解与记忆至关重要。

一、绘图要求

真实性：所绘图形的微细结构、颜色应力求与镜下所见的真实图像一致。

特征性：所绘图形应突出所观察的细胞、组织或器官的典型形态结构特征。

科学性：所绘图形应力求达到结构正确、比例合适、色彩逼真、标注规范且准确。

艺术性：所绘图形在布局、大小比例、线条粗细、颜色深浅等方面均应合理、适当。

学习态度端正：所绘图形的质量和认真程度可反映学习态度是否端正。

二、绘图工具

HB 铅笔和红蓝铅笔、实验绘图用纸、橡皮、削笔刀、尺子等用具。

三、绘图方法

1．全面观察 绘图前应全面观察标本。用低倍镜或高倍镜全面观察后，选择有代表性的结构进行描绘。可观察多个标本，掌握其结构特征后再描绘。绘图真实、准确，力求准确反映镜下的结构特点。

2．确定画面 选择典型结构后，用尺子测量或估计画面的大小和位置，标本图形的长、宽比例，内部结构的位置和比例，以及外形整体安排，应力求与实物相当。

3．真实绘图 绘图用的铅笔一律用较尖的硬铅笔，不得使用直尺、圆规等器具，不得使用钢笔或签字笔绘图。先构思出一大小适当的画面，按观察内容的微细结构、大小比例与形状绘制。根据标本的特点选择不同的绘图方法。生物绘图应注意线条清晰、明确，可先在纸上勾出轮廓，图的深浅明暗应用稠密不同的细点来表示，不得乱涂乱抹。绘制铁苏木精染色标本和某些寄生虫卵等不染色标本时，通常用绘图铅笔以点线衬阴法绘图，即以实线表示轮廓、虚线表示被遮蔽但需表现的轮廓，用大小均匀、整齐的圆点的疏密来表示明暗、凹凸的立体感。染色标本一般要求绘彩图，按所观察标本的实际颜色绘制，如苏木精 - 伊红染色（HE 染色）切片，可用蓝色铅笔绘胞核，红色铅笔绘胞质及胶原纤维。

4．注意顺序 绘图的顺序应根据不同的组织或器官而定，绘细胞、虫卵或细菌时，可按由外向内的顺序进行；绘上皮组织时，应先确定细胞轮廓、基底面和游离面；绘空腔器官时，则按由腔内面向外表面的顺序进行；绘实质性器官时，则按由表面向内部的顺序进行。

5．规范标注 图形绘制完成后，应标注结构名称。标注时，从需要标注的部位引出直线，将其名称注于引线的末端。要求所引直线应与绘图纸的上、下边缘平行，所引直线不能交叉混乱。标注字体须横列、字头对齐、书写规整。

最后，在图的下方注明标本名称、放大倍数、染色方法、绘图日期等。

第六节　形态学实验室制度总则

1．在实验课前，应认真对实验内容进行预习，明确实验目的与要求，了解实验原理和操作步骤，熟悉所要使用的仪器、药品的性质和注意事项。

2．每次实验前应提前 10 分钟到达实验室。不得迟到、早退或无故缺席。进入实验室前必须穿好白色实验服，离开实验室时脱下，反面向外折叠好带走。尽量避免用手接触头面部及身体其他暴露部位。

如进入病原生物实验室，应先了解生物安全基本知识。修剪指甲，长发应束在脑后，并包裹于实验服下，穿防滑、防渗、不露脚趾的鞋。所穿白色实验服要经常清洗消毒，无菌操作时须戴口罩。

3．每次实验课应携带本教材及相关教科书、彩色铅笔、橡皮、实验绘图用纸（实验报告册）等用具，尽量不携带个人生活物品进入实验室。

如在数码互动实验室，应按规定座位号入座，按指定号码使用显微镜和切片，按规定步骤开关设备的电源、登录操作、进入或退出应用程序，不用计算机等媒体设备进行与实验内容无关的操作。

4．实验室内禁止饮食、饮水，不得大声喧哗，不随意走动，不玩弄动物，不乱扔纸屑污物，不在仪器设备或实验桌等处乱画，不做与实验无关的事情。

5．实验开始前认真检查所用实验仪器、实验用品、标本等是否完好、齐全，如有缺损，应及时报告。

6．认真听取教师讲解，认真观察演示，明确实验步骤及注意事项，严格按照实验规程进行操作，仔细观察实验标本，记录观察内容、结果。积极思考，认真分析，得出结论。

7．镜下观察示教标本时，不得转动粗准焦螺旋和载物台移动螺旋，以免示教标本移位，影响其他同学观察。如标本不清晰，可适当调节光源或细准焦螺旋，或者请老师解决。

8．爱护仪器设备，不得擅自拆装实验室内的任何仪器设备。严格按操作程序使用离心机等设备，防止设备损坏或机电伤人事故的发生。注意酒精灯或易燃物品的使用，防止火灾事故的发生。

9．节约水电、试剂材料，不得将实验室内任何物品私自带出实验室。如有仪器设备损坏或实验材料、实验标本的丢失，应及时报告，酌情处理。

10．涉及病原生物的实验应严格按无菌操作技术要求操作。若出现实验器皿破损，传染性材料、有毒材料流洒于桌面、地面及衣服上，或者发生割破皮肤、被动物咬伤等意外时，应及时报告实验指导教师，做好妥善处理，不得擅自隐瞒或自行处理。

11．实验中被污染的器材、仪器及其他接触过病原生物的物品，如蘸有微生物的吸管、培养皿和玻片等，应该在使用完毕后立即放入盛有消毒剂的专用容器内或放置于指定位置，严禁随意丢弃。

12．树立生物安全意识，避免实验室感染和污染的发生。实验结束后，收集实验废弃物（包括实验动物），将其放入或倒入指定的位置或容器内。

13．实验结束后，按步骤关闭仪器设备的开关和电源。清理实验用品，放归原处。

14．离开实验室前应用肥皂洗手或消毒液浸泡消毒双手。

15．实行卫生值日制，轮流由值日生打扫卫生。实验结束后，认真做好卫生清洁。桌面、地面打扫干净，桌椅排列整齐。检查并关闭所有仪器设备开关，关好门、窗、水、电，经教师检查后方能离开实验室。

第二章

医学形态学相关实验技术

第一节　普通光学显微镜的结构和使用

【目的与要求】

1．熟悉显微镜的结构和各部件性能。

2．掌握低倍镜、高倍镜、油镜的正确使用方法。

【实验原理】

显微镜成像原理（图 2-1）：标本（F_1）置于聚光器与物镜之间，目镜、物镜、聚光器各自相当于一个凸透镜。平行的光线自反光镜折射入聚光器，光线经聚光器集聚增强，照射在标本上。标本的像经物镜放大成像于 F_2 处，但为倒像。目镜将此倒像进一步放大成像于人眼的视网膜上（F_3），为正像。

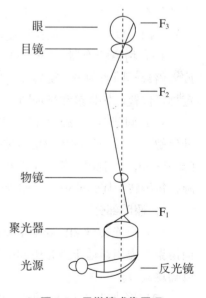

图 2-1　显微镜成像原理

【实验用品】

1．**器材**　普通光学显微镜（normal microscope）、擦镜纸（lens paper）。

2．**试剂**　香柏油（cedar oil）、二甲苯（xylene）。

3．**标本片**　字母装片。

【内容与方法】

（一）**普通光学显微镜的构造**

普通光学显微镜由三部分组成：机械部分、照明部分和光学部分（图 2-2）。

1．**机械部分**

（1）镜座（base）：显微镜的基座。起稳定和支持整个镜身的作用。有的显微镜在镜座内装有照明光源等构造。

（2）镜柱（pillar）：连接镜座和镜臂的短柱。

（3）镜臂（arm）：镜柱上方弯曲部分，支持镜筒和镜台，拿显微镜时手握镜臂。镜筒直立式光镜在镜臂和镜柱之间有一可活动的关节，称倾斜关节，可使镜臂适当倾斜，便于观察。但使用时倾斜度一般不应超过 45°，以免使显微镜失去重心而翻倒。镜筒倾斜式显微镜由于镜臂和镜柱连为一体，故无此倾

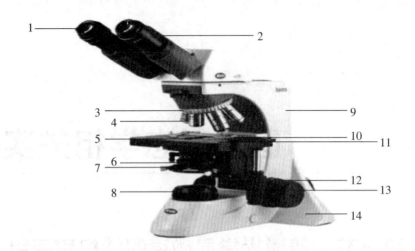

图 2-2　普通光学显微镜主要构造

1. 目镜；2. 镜筒；3. 物镜转换器；4. 物镜；5. 通光孔；6. 聚光器；7. 光圈；8. 反光镜；9. 镜臂；10. 移片器；11. 载物台；12. 粗准焦螺旋；13. 细准焦螺旋；14. 镜座

斜关节。

（4）镜筒（light tube）：位于镜臂前方的圆筒，上端安装目镜，下端装有物镜转换器。根据镜筒的数目，光镜可分为单筒式和双筒式两类，单筒式又分直立式和倾斜式两种，而双筒式的镜筒均为倾斜式。

（5）载物台（stage）：在镜筒下方，呈方形或圆形，用于放玻片标本。载物台中央有一圆形通光孔，两旁各有一压片夹。有的载物台上装有标本移动器，移动器上装有弹簧夹，用于固定标本片。移动器的一侧有两个旋钮，转动旋钮可使玻片向前后左右移动。

（6）物镜转换器（revolving nosepiece）：又称旋转盘，呈圆盘状，在镜筒下方，其上装有 3 ~ 4 个放大倍数不同的物镜。旋转物镜转换器可更换物镜。物镜转换器的内缘有一个"T"形卡，用于对准和固定物镜位置，使物镜和光轴同心（合轴）。

（7）调节器（regulator）：组装在镜臂前方或镜柱两侧的一对大小旋钮，用于调节焦距。大旋钮为粗准焦螺旋，转动粗准焦螺旋可使镜筒（或载物台）升降，调节焦距，旋转 1 周可使镜筒（或载物台）升降 10 mm，一般用于低倍镜调焦。小旋钮为细准焦螺旋，转动细准焦螺旋可使镜筒（或载物台）缓慢升降，每旋转 1 周约使镜筒（或载物台）升降 0.1 mm，适用于高倍镜、油镜或分辨物像清晰度调焦。

2. 照明部分

（1）反光镜（reflecting mirror）：载物台下方、镜柱前面的一个圆镜。一面为平面，一面为凹面。平面镜聚光力弱，适于强光源和平行光源；凹面镜聚光力强，适用于弱光源或散射光源。反光镜的方位可以随意调节。

（2）聚光器（condenser）：在载物台下方，由一组透镜组成，可使反射光线聚集于标本。一般在镜柱一侧有一旋钮，可使聚光器升降，和物镜配合使用。

（3）光圈（aperture）：在聚光器下方，由一组活动金属片组成，构成一个可开可缩的孔。在其外侧有一小柄，可以调节并控制光线通过。在光圈的下方常装有滤光片架，可以放置不同颜色的滤光片。

3. 光学部分

（1）目镜（eyepieces）：呈短圆筒状，装在镜筒上端，其上刻有放大倍数，每台显微镜常备有 3 ~ 4 只不同放大倍数（如 5×、10×、15× 等）的目镜。眼睛通过目镜观察物像。

（2）物镜（objectives）：装在物镜转换器上的一组镜头，一般有低倍镜、高倍镜、油镜 3 种。每个物镜上刻有相应的标记。低倍镜筒上刻有 10× 或 15× 等标志，高倍镜筒上刻有 40× 或 45× 标志。油镜上一般为 100×。NA 表示镜口率，镜口率反映镜头分辨力（resolving power）的大小，其数字越大，表示分辨力越高（图 2-3）。各种物镜的比较见表 2-1。

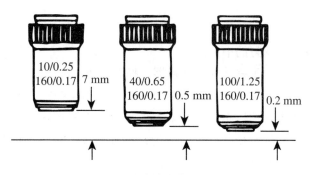

图 2-3 3 种物镜及其工作距离

表 2-1 3 种物镜的比较

镜头	镜身	镜面	放大倍数	镜口率	工作距离（mm）
低倍镜	短	大	10	0.3	7
高倍镜	较长	较小	40	0.5	0.5
油镜	长	小	100	1.25	0.2

分辨力又称分辨率或分辨本领，指能分辨两个物点的最小距离的能力，这个距离越近，其分辨力越高。显微镜的分辨力依下述公式来计算。

$$R = 0.61 \lambda / NA$$
$$N.A. = n \cdot \sin \theta$$

式中，R 为分辨力，$N.A.$ 为镜口率，n 为介质的折射率，$\sin \theta$ 为透镜视锥半顶角的正弦，λ 为光波波长。

放大倍数的计算：实物放大倍数 = 物镜放大倍数 × 目镜放大倍数。

（二）显微镜的使用方法

1. 低倍镜的使用

（1）检查：右手握镜臂，从镜箱内取出显微镜，左手托镜座。将显微镜轻轻放在实验桌上。先检查一下显微镜各部件有无损坏，如发现有损坏或性能不良，立即报告教师请求处理。

（2）准备：将显微镜放于前方略偏左侧，必要时使镜筒倾斜（有的显微镜本身已经倾斜）以便观察。转动粗准焦螺旋，将镜筒略升高（或将载物台下降），使物镜与载物台距离略拉开。再旋转物镜转换器，将低倍镜对准载物台中央的通光孔（可听到"咔嗒"声）。

（3）对光：打开光圈，上升聚光器，双眼同时睁开，以左眼向目镜内观察，同时调节反光镜的方向，直到视野内光线明亮、均匀为止。反光镜的平面镜易把其他景物映入视野，一般用凹面镜对光。

（4）放标本玻片：盖玻片朝上，将标本玻片放到载物台前方，然后推到物镜下面，用压片夹压住，如有标本移动器，可用上面的弹簧夹夹住玻片。再把要观察的部分移到通光孔的正中央。

（5）调节焦距：从显微镜侧面注视物镜镜头，同时旋转粗准焦螺旋，使镜筒缓慢下降（或载物台上升），物镜镜头与玻片间的距离约为 5 mm 时，再用左眼从目镜里观察视野，左手慢慢转动粗准焦螺旋，使镜筒缓缓上升，直至视野中出现物像为止。如物像不太清晰，可转动细准焦螺旋，使物像更加清晰。

如果按上述操作步骤仍看不到物像，可能由以下原因造成。①转动调节器太快，超过焦点。应按上述步骤重新调节焦距。②物镜没有对正，应对正后再观察。③标本没有放到视野内，应移动标本玻片寻找观察对象。④光线太强，尤其观察比较透明的标本玻片或没有染色的标本时，易出现这种现象，应将光线调暗一些再观察。

2. 高倍镜的使用

(1) 依照上述操作步骤，先用低倍镜找到清晰物像。

(2) 将需要观察的部分移到视野的中央。

(3) 眼睛从侧面注视物镜，用手移动物镜转换器，换高倍镜。

(4) 眼睛向目镜内观察，同时微微上下转动细准焦螺旋，直至视野内看到清晰的物像为止。如按上述操作仍看不到物像，可能由下列原因造成。①观察的部分不在视野内，应在低倍镜下寻找到后，移到视野中央，再换高倍镜观察。②标本玻片放反，应把标本有盖玻片的一面向上放置后，再按上述步骤操作。③未调好焦距，应仔细调节焦距。

有的显微镜高倍镜与低倍镜不配套，从低倍镜转换高倍镜时，常不能转换或撞坏标本。如遇到这种情况，可把镜筒略升高（或载物台下降），直接用高倍镜调焦。方法是：从侧面注视物镜，调节粗准焦螺旋，使高倍镜头下降至与标本玻片最短距离，再观察目镜视野，慢慢调节细准焦螺旋，使镜头缓缓上升，至物像清晰为止。如需要更换标本玻片，应该先把镜筒升高（或载物台下降），然后把标本玻片移到载物台前方，再取下。

3. 油镜的使用

(1) 先按低倍镜到高倍镜的操作步骤找到物像，把要放大观察的部分移到视野中央。

(2) 把高倍镜移开，在标本玻片上滴 1 滴香柏油，眼睛从侧面注视镜头，轻轻转换油镜，使镜面浸在油滴中。在一般情况下，转过油镜即可看到物像，如不清楚，可来回调动细准焦螺旋，即可看清物像。如仍看不清，应按上述步骤重复操作。

(3) 找到物像后，再调节聚光器和光圈，选择最适光线。

(4) 油镜使用完毕后，上升镜头约 10 mm，把镜头转到一边，用擦镜纸把镜头擦净。如仍擦不干净，可用擦镜纸蘸少许二甲苯轻擦，再用干净的擦镜纸擦一遍。

(5) 有盖玻片的标本，可用擦镜纸蘸少许二甲苯，把油擦净。无盖玻片的标本，可用拉纸法擦油。方法是：先把一小张擦镜纸盖在油滴上，再滴上二甲苯，平拉擦镜纸，反复几次即可擦净。也可以在二甲苯中把油洗去晾干。

4. 使用练习

(1) 低倍镜使用练习：取 1 张字母片，用低倍镜观察。练习对光、调焦，并注意观察物像与玻片移动方向是否一致，镜下观察的字母是正像还是反像。

(2) 高倍镜使用练习：取 1 张字母片，先用低倍镜观察，找到笔画的交叉点，移到视野中央，换高倍镜观察。调节焦距。

(3) 油镜使用练习：取 1 张字母片，先用低倍镜、高倍镜观察，再练习用油镜观察。注意比较 3 种物镜的放大倍数和分辨率有何不同。练习分辨红细胞、白细胞和淋巴细胞。

（三）使用显微镜的注意事项

(1) 取显微镜时必须右手握住镜臂，左手托住镜座，切勿一手斜提、前后摆动，以防镜头或其他零件掉落。

(2) 观察标本时，显微镜和实验台边缘应保持一定距离（5 cm），以免显微镜翻倒落地。

(3) 使用时要严格按步骤操作，熟悉显微镜各部件性能，掌握粗、细准焦螺旋的转动方向与镜筒升降关系。粗准焦螺旋向下转动时，眼睛必须注视物镜镜头。

(4) 观察带有液体的临时标本时要加盖玻片，不能使用倾斜关节，以免液体污染镜头和显微镜。

(5) 粗、细准焦螺旋要配合使用，细准焦螺旋不能单方向过度旋转，调节焦距时，要从侧面注视镜筒下降，以免压坏标本和镜头。

(6) 用单筒显微镜观察标本时，应双眼同时睁开，左眼观察物像，右眼用以绘图。左手调节焦距，右手移动标本或绘图。

（7）禁止随意拧开或调换目镜、物镜和聚光器等零件。

（8）显微镜的光学部件不可用手指、纱布、手帕或其他粗糙物品擦拭，以免磨损镜面。需要时只能用擦镜纸擦拭。

（9）凡有腐蚀性和挥发性的化学试剂和药品，如酸类、碱类、乙醇溶液等都不可与显微镜接触。如显微镜不慎污染，应立即擦干净。

（10）实验完毕，要将观察玻片标本取出，用擦镜纸将镜头擦拭干净后移开，不能与通光孔相对。显微镜用绸布包好，放回镜箱。切不可把显微镜放在直射光线下曝晒。

【作业】

1．注明下图直线所指部位光学显微镜各部件的结构名称。

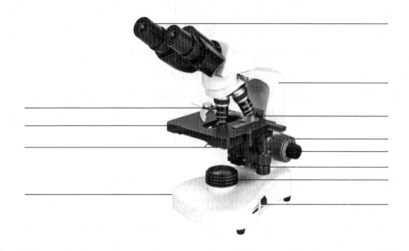

2．怎样区分低倍镜、高倍镜和油镜？

3．简述使用低倍镜、高倍镜和油镜的主要步骤。

【思考题】

1．为什么使用高倍镜和油镜时，必须从低倍镜开始？

2．显微镜下看到的物像是正像还是反像？物像与玻片的移动方向是否一致？为什么？

3．简述使用显微镜的注意事项。

第二节　组织学标本制作法

组织学标本制作方法有切片法和非切片法，切片法有石蜡切片法和冰冻切片法。非切片法包括涂片、磨片和铺片。

一、石蜡切片标本制作法

石蜡切片标本制作与观察是医学形态学中最常用的一种技术手段和学习研究方法，切片标本的基本制作过程为：组织取材→固定→冲洗→脱水→透明→浸蜡→组织包埋→组织切片→展片附贴→切片脱蜡→染色→脱水→染片透明→封固。

1．组织取材　切取组织材料的工具刀、剪要锐利、清洁。剪切时不可挤压、拉扯组织材料，以防人为损伤。

切取的组织材料越新鲜越好，一般不超过死亡后 24 小时。病理组织应选择病变部位或可疑病变部位，切取时要由表及里、由浅入深，并包括周围正常组织的一部分。特殊病料应根据器官的结构特点切取。管状、囊状和皮肤组织应垂直切取（横切），带有薄膜的组织要防止切取时薄膜分离和脱落。切取组织块大小以 1.5 cm × 1.5 cm × 0.3 cm 为宜，最厚不宜超过 0.5 cm。组织块病变一面应平整、光滑，另一面可不平整，以便包埋时辨认。切取后，放入事先准备好的装有固定液的磨砂广口玻璃瓶中固定，并做好标记。

2．固定　目的是使细胞中的蛋白质、糖类、脂肪等凝固，从而保持与活组织相似的结构状态。因细菌或其本身所含酶的作用，动物的组织在离体后会很快解体，故材料切取后，应迅速固定。固定液量应为组织块体积的 5 ～ 20 倍，把组织块浸入固定液数小时后，固定液渗入组织块的深度可达 2 ～ 3 cm。可将固定液瓶置于冰箱内固定，使组织酶失去作用，也能使细菌停止滋生。常用的固定液为 10% 的甲醛溶液（福尔马林固定液）。使用时，用 40% 的甲醛饱和水溶液 10 ml，加水 90 ml 配成。也可用 Bouin 液、苦味酸、乙醇和 2.5% 戊二醛溶液等，固定时间为 24 小时以上。

3．冲洗　固定后的组织块，应将固定液洗去。一般用流水（自来水）冲洗 12 ～ 24 小时。及时冲洗有停止固定的作用，防止固定过度，有利于制片染色。如不方便用流水冲洗，可用较大容器盛装水浸洗，每隔一段时间换水一次，整个浸洗时间应比流水冲洗时间稍长一些。乙醇溶液固定的组织材料不需要冲洗。

4．脱水　经过固定的组织块，冲洗后要进行脱水。脱水的目的是将组织内的水分用乙醇溶液或其他溶剂置换出来，为石蜡或其他包埋剂浸入组织创造条件。常用的脱水剂为乙醇溶液。乙醇溶液可以以任何比例与水结合，对组织穿透力强，又能使组织硬化。脱水时，应按 70%、80%、90%、95%、100% 由低浓度逐渐到高浓度乙醇溶液依次进行，而不能将组织块从水中直接移入高浓度的乙醇溶液中，时间依组织块大小及性质而定，为 3 ～ 6 小时。脱水必须充分，否则给浸蜡造成困难。除用乙醇溶液作脱水剂外，还可以用正丁醇（*n*-butyl alcohol）。正丁醇微溶于水，能与各种浓度乙醇溶液混合，也能直接溶解石蜡。故组织经正丁醇脱水后，不须经二甲苯透明。用正丁醇作脱水剂，组织块收缩减少，也不会过硬，故比乙醇溶液优越。

5．透明　目的是将组织内的乙醇溶液用矿物油或植物油置换出来，并溶解石蜡，帮助石蜡浸透组织。经过透明剂处理的组织块用肉眼观察呈透明状，故称这一过程为透明。常用的透明剂为二甲苯（xylene），其穿透力较强，因而组织在二甲苯中停留时间不宜过长，透明时间在 30 分钟左右即可。

6．浸蜡　是指组织经过透明作用以后，放入熔化的石蜡中浸渗，使石蜡浸入组织块中，冷却后才能进行切片。通常选择熔点在 52 ～ 56 ℃ 的石蜡，并视切片时环境的气温而选择。室温高则选用熔点稍高的石蜡，反之，则选用熔点较低的石蜡，这样可防止切片时石蜡太软或碎裂。

浸蜡的过程是：

石蜡 1	1.5 小时
石蜡 2	1 小时
石蜡 3	1 小时

7．组织包埋　先将熔化的石蜡倒入包埋盒，用加热的镊子将欲包埋的组织块在石蜡液内放置好。注意各组织块之间的距离和每个组织块的位置、方向。迅速第 2 次向包埋盒内倾倒石蜡液，浸没组织块，置于冷却台上。待石蜡液完全凝固后，取出冷缩的蜡块片，用加热的外科手术刀按组织块位置修整蜡块待用。

8．组织切片和展片　经石蜡包埋后制成的蜡块，用切片机制成切片的过程称为组织切片。在切片前应先切去标本周围过多的石蜡（此过程称为修块），但也不能留得太少，否则易造成组织破坏、连续切片时分片困难。切 4 ~ 7 μm 的切片即可。观察病变的连续性时，可制作连续切片。石蜡包埋的组织可长期保存，石蜡切片法目前仍是形态学各种切片制作方法中最常用、最普遍的一种方法。

将修好的组织块先在冰箱中冷却后装在切片机固定装置上，刀刃与蜡块表面呈 5°，调整蜡块与切片刀至合适位置，移动刀架或蜡块固定装置，使蜡块与刀刃接触。切片多使用轮转式切片机，使用时左手执毛笔，右手旋转切片机转轮，先修出标本，直到组织全部暴露于切面为止。切出蜡片后，用毛笔轻轻地托起，然后用眼科镊夹起，正面向上放入展片箱（展片箱温度根据石蜡的熔点进行调整，一般低于石蜡熔点 10 ~ 12 ℃），待切片展平后，即可进行分片和捞片。为减少切片刀与组织块在切片过程中产生的热量，使石蜡保持合适的硬度，切片时可经常用冰袋冷却切片刀和组织块，在夏季高温季节更为必要。

轮转式切片机切取组织时，是由下向上切。为得到完整的切片，防止组织出现刀纹裂缝，应将组织硬脆难切的部分放在上端（如皮肤组织，应将表皮部分向上；而胃肠等组织，应将浆膜面向上）。

9. 烤片固着　切片捞起后，在空气中略微干燥后即可烤片。切片要经烘烤以使组织与载玻片粘贴牢固，一般在 60 ℃烤箱内烤 30 分钟即可，也可用烘片机烤片。血凝块和皮肤组织应及时烤片，但脑组织应待完全晾干后才能进行烤片，否则可能产生气泡影响染色。

10. 切片脱蜡　石蜡切片必须经过脱蜡后才能染色。将干燥的组织切片放入二甲苯浸 2 次，每次时间为 2 分钟，以便使石蜡脱净，组织切片脱蜡应彻底，脱蜡效果与二甲苯的温度和时间有关。如果二甲苯使用过一段时间，切片又比较厚，室温低，则应增加脱蜡时间。脱蜡不净是影响染色效果的重要原因之一。

脱蜡后，切片放入无水乙醇浸 2 次，每次时间为 2 分钟，以便洗去二甲苯；然后入 95%、90%、80% 和 70% 乙醇溶液，每次时间为 2 分钟，随后入蒸馏水浸洗。

11. 染色　石蜡切片经脱蜡后放入苏木精染色。一般情况下，在新配的苏木精溶液中只需要染 1 分钟左右，应根据染片的多少，逐步把染色时间延长。苏木精染色后，不宜在水中和盐酸乙醇中停留过长。切片分化程度应在镜下观察，分化过度，应水洗后重新在苏木精中染色，再水洗分化和使切片在自来水或稀氨溶液中充分变蓝。

新配的伊红染色快，切片染色不宜过长，应根据染片的多少逐步延长染色时间。切片经伊红染色后，水洗时间要短。

12. 脱水　切片经过染色后，通过各级乙醇溶液脱水。从低浓度到高浓度，低浓度乙醇溶液对伊红有分化作用，切片经过低浓度时间要短，向高浓度时逐步延长脱水时间。脱水不彻底会使切片发雾，在显微镜下组织结构模糊不清。

13. 染片透明与封固　石蜡组织切片染色经过脱水后必须经二甲苯处理，使切片透明，才能用树胶封固。

常用于切片的封固胶有国产的中性树胶、光学树胶、加拿大树胶和合成树脂（DPX）。封固时，在染色后的切片组织上滴加适量树胶，上面再放盖玻片。树胶不能太稀或太稠，不能滴加得太多或太少，太稀或太少容易使切片产生空泡，滴加太多使树胶溢出玻片四周。待盖玻片粘着牢固后，即为封固完成，制成的组织薄片标本可长期保存。

二、冰冻切片标本制作法

冰冻切片法也是医学形态学技术中常用的一种方法，尤其在临床快速病理诊断中具有重要意义。冰冻切片在制作过程中不需要各级乙醇溶液的脱水、二甲苯的透明等过程，因此对脂肪和类脂的保存较好，也常用于脂肪染色和神经组织髓鞘的染色。

冰冻切片多采用新鲜组织、甲醛固定的组织和低温冰箱冷藏的组织等。组织块不需任何包埋剂，可以直接放在制冷台上冷却后进行切片。

1. 恒冷箱切片　将组织块在恒冷箱的切片机上切片。在切片前，应预先启动进行预冷，一般调节温度为 -25 ℃。当箱内温度下降后，打开观察窗，将组织固着器放置到速冻台上，先放少量 OCT 包埋剂（optimal cutting temperature compound）或羧甲基纤维素，待冻结后将组织块放上，并在其周围加适量包埋剂，将组织块包埋。待组织冻结后，将组织固着器装到切片机上，调整组织的切面与刀刃平行并贴近刀刃，将厚度调节至适当位置，关闭观察窗。初步修出组织切面后，放下抗卷板，开始切片。切出切片用载玻片贴附后，进行吹干或固定。可同时准备多个冷却台，用于多块组织切片。此法用于科研和教学的连续切片，效果较好。

2. 冰冻切片粘片法　基本按石蜡切片的粘片处理，但烤片温度不宜超过 40 ℃，烤干后立即取出，温度过高、时间过长，则切片易碎。烤干后用 70% 乙醇溶液和自来水略洗后即可染色。

三、血涂片的制作方法

1. 取人末梢血（从耳垂或中指末端采血）1 滴，置于干净的载玻片上。

2. 用另一载玻片的一端边缘与血液接触，呈 45°，迅速地将蘸有血液的载玻片推向另一侧，速度要一致，将血液推成厚薄均匀的血膜涂片。

3. 待血膜干燥后，将涂片放入固定液（乙醇溶液）中固定 5 分钟。

4. 取出晾干即可染色，常用染色方法为吉姆萨（Giemsa）染色法。

5. 把配好的适量吉姆萨染液滴加于干燥的血膜上，浸染 25 分钟。

6. 然后用水缓缓冲洗，直到染液冲干净为止。

7. 待染好的血膜干燥后，滴加树胶封固并观察。

四、苏木精 - 伊红染色方法

苏木精 - 伊红染色方法简称 HE 染色法。HE 染色法是形态学组织切片技术中应用最广泛的一种染色方法，组织学和病理学的教学和研究、病理学的诊断都要用 HE 染色法观察正常和病变组织的形态结构，在组织学和病理学实验室中被称为常规染色方法。在形态学实验学习中应学习和掌握这种染色方法。

（一）HE 染色的基本原理

1. 细胞核染色的原理　细胞核内的染色质主要是脱氧核糖核酸（DNA）。DNA 的双螺旋结构中，两条链上的磷酸基向外，带负电荷，呈酸性，很容易与带正电荷的苏木精碱性染料以离子键或氢键结合而染色。苏木精在碱性染料中呈蓝色，所以细胞核被染成蓝色。

2. 细胞浆染色的原理　细胞浆内主要成分是蛋白质。在染液中加入醋酸使胞浆带正电荷（阳离子），就可被带负电荷（阴离子）的染料染色。伊红是一种化学合成的酸性染料，在水中离解成带负电荷的阴离子，与蛋白质的氨基正电荷（阳离子）结合而使细胞浆染色，细胞浆、红细胞、肌肉、结缔组织、嗜酸性颗粒（嗜伊红颗粒）等被染成不同程度的红色或粉红色，与蓝色的细胞核形成鲜明的对比。

（二）自动染色机 HE 染色程序

随着科学技术快速发展和电子计算机的广泛应用，以及自动染色仪器的出现，许多实验室已用全自动染色机代替人工染色。自动染色机染色步骤如下。

1. 二甲苯Ⅰ 10 分钟。

2. 二甲苯Ⅱ 10 分钟。

3. 无水乙醇 1 分钟。

4. 无水乙醇 1 分钟。

5．95% 乙醇溶液Ⅰ 1 分钟。

6．95% 乙醇溶液Ⅱ 1 分钟。

7．90% 乙醇溶液Ⅰ 1 分钟。

8．80% 乙醇溶液 1 分钟。

9．自来水洗 1 分钟。

10．苏木精染色 1～5 分钟。

11．自来水洗 1 分钟。

12．1% 盐酸乙醇溶液分化 30 秒。

13．自来水洗 5 分钟。

14．伊红染色 30 秒～5 分钟。

15．自来水洗 30 秒。

16．85% 乙醇溶液 20 秒。

17．90% 乙醇溶液 30 秒。

18．95% 乙醇溶液 1 分钟。

19．95% 乙醇溶液 1 分钟。

20．无水乙醇Ⅰ 2 分钟。

21．无水乙醇Ⅱ 2 分钟。

22．二甲苯Ⅰ 2 分钟。

23．二甲苯Ⅱ 2 分钟。

24．二甲苯Ⅲ 2 分钟。

25．中性树胶或加拿大树胶封固。

（三）染色液的配制

1．苏木精溶液的配制　苏木精的配方很多，可根据不同需要选用，Harris 配方最为常用。Harris 苏木精的配制：

苏木精 1 g

硫酸铝钾 15 g

氧化汞 0.5 g

无水乙醇 10 ml

蒸馏水 200 ml

先用蒸馏水加热溶解硫酸铝钾，用无水乙醇溶解苏木精再倒入已溶解的硫酸铝钾蒸馏水中，煮沸 1 分钟后，稍冷却，缓缓加入红色氧化汞 0.5 g，继续加热至染液变为紫红色，用纱布盖瓶口。用前滤纸过滤后每 100 ml 加冰醋酸 5 ml。

2．伊红溶液的配制

（1）水溶性伊红液的配制

伊红 0.5～1 g

蒸馏水 100 ml

先将水溶性伊红加入蒸馏水中，用玻璃棒将伊红搅起泡沫后过滤，每 100 ml 加冰醋酸 1 滴。

（2）乙醇性伊红液的配制

伊红 0.5～1 g

90% 乙醇溶液 100 ml

先将伊红溶于乙醇溶液中，用玻璃棒研碎溶解后，每 100 ml 加冰醋酸 1 滴。用乙醇性伊红液染细胞浆后不可经水洗，直接用 85% 乙醇溶液脱水。

3. 盐酸乙醇分化液的配制

浓盐酸 0.5 ~ 1 ml

75% 乙醇溶液 99 ml

此液用一段时间后需要延长使用时间或更换液体，新液分化时间要短。

第三节 免疫组织化学技术

一、概念

应用免疫学抗原 - 抗体反应基本原理，即抗原与抗体特异性结合的原理，通过化学反应使标记抗体的显色剂（荧光素、酶、金属离子、同位素）显色以确定组织细胞内的抗原，并对其进行定位、定性及相对定量的研究，称为免疫组织化学技术（immunohistochemistry technique）或免疫细胞化学技术（immunocytochemistry technique），简称免疫组化。

二、基本原理

免疫组织化学技术利用抗原和抗体之间的特异性结合这一原理，先将组织或细胞中的某种化学物质提取出来，以此作为抗原或半抗原，通过免疫动物后获得特异性的抗体，再以此抗体去探测组织或细胞中的同类的抗原物质。组织切片或细胞标本中的抗原先和一抗结合，再利用一抗与标记生物素、荧光素等的二抗进行反应，再用标记辣根过氧化物酶（HRP）或碱性磷酸酶（AKP）等的抗生物素（如链霉抗生物素蛋白等）结合，最后通过呈色反应或荧光来显示细胞或组织中的化学成分，在光学显微镜或荧光显微镜下可清晰看见细胞内发生的抗原 - 抗体反应产物，以期达到对组织或细胞中的抗原进行定性、定量或定位的研究。

三、分类

（一）按标记物质的种类分类

根据标记物质的种类，如荧光染料、放射性同位素、酶（主要有辣根过氧化物酶和碱性磷酸酶）、铁蛋白、胶体金等，可分为免疫荧光法、放射免疫法、免疫酶标法和免疫金银法等。

1. 免疫荧光法 是最早使用的免疫组织化学技术。它利用抗原 - 抗体特异性结合的原理，先将已知抗体标记荧光素，以此作为探针检查细胞或组织内的相应抗原，在荧光显微镜下观察。抗原 - 抗体复合物中的荧光素受激发光的照射后即会发出一定波长的荧光，从而可确定组织中某种抗原的定位，进而还可进行定量分析。由于特异性强、灵敏度高、快速、简便，免疫荧光技术在临床病理诊断、检验中应用较广泛。

2. 免疫酶标法 是继免疫荧光法后，于 20 世纪 60 年代发展起来的技术。基本原理是先以酶标记的抗体与组织或细胞作用，然后加入酶的底物，生成有色的不溶性产物或具有一定电子密度的颗粒，通过光镜或电镜，对细胞表面和细胞内的各种抗原成分进行研究。免疫酶标技术是目前最常用的技术，该方法与免疫荧光技术相比，主要优点是：定位准确，对比度好，染色标本可长期保存，适合于光镜、电镜研究。免疫酶标法的发展非常迅速，已经衍生出了多种标记方法，且随着方法的不断改进和创新，其特异性和灵敏度都在不断提高，使用也越来越方便。目前，在病理诊断中广为使用的有抗生物素蛋白（卵白素）- 生物素 - 过氧化物酶复合物法（ABC 法，又称 ABC 免疫酶染色法）、即用型（Envision）快速酶免疫组化二步法（简称即用型二步法）、链霉抗生物素蛋白 - 过氧化物酶（SP）连结法（简称 SP 三步法）等检测系统。

其中，SP 三步法是比较常用的方法；聚合物链接，如即用型二步法，尤其适用于内源性生物素含量高的组织抗原检测。

3. 免疫金银法 胶体金是指金的水溶胶，它能迅速而稳定地吸附蛋白，对蛋白的生物学活性则没有明显的影响。免疫胶体金技术是以一种特殊的金属颗粒胶体金作为标志物，标记一抗、二抗或其他能特异性结合免疫球蛋白的分子（如葡萄球菌 A 蛋白）等作为探针，对组织或细胞内的抗原进行定性、定位，甚至定量研究。胶体金有不同大小的颗粒，且胶体金的电子密度高，所以免疫胶体金技术特别适用于免疫电镜的单标记或多标记定位研究。胶体金本身呈淡红至深红色，因此也适合进行光镜观察，应用银加强的免疫金银法则更便于光镜观察。

（二）按染色步骤分类

按染色步骤可分为直接法（又称一步法）和间接法（二步、三步或多步法）。与直接法相比，间接法的灵敏度提高了许多。

（三）按结合方式分类

按结合方式可分为：①抗原 - 抗体结合，如过氧化物酶 - 抗过氧化物酶（PAP）法。②亲和连接，如抗生物素蛋白 - 生物素 - 过氧化物酶复合物法（ABC 法）、链霉抗生物素蛋白 - 过氧化物酶连结法（SP 三步法）等。其中，SP 三步法是比较常用的方法。③聚合物链接，如即用型二步法。

四、免疫组化检测的标本

免疫组化检测的标本主要为组织标本和细胞标本两大类。组织标本主要包括石蜡切片（病理切片和组织芯片）和冰冻切片标本；细胞标本主要包括细胞爬片和细胞涂片标本。其中，石蜡切片是制作组织标本最常用、最基本的方法，对于组织形态的保存能力较好，还能制作连续切片，有利于各种染色对照观察，并能长期保存，有利于回顾性研究。石蜡切片制作过程对组织内抗原暴露有一定的影响，但可进行抗原修复，是免疫组化中首选的组织标本制作方法。

五、免疫组化检测的物质

细胞或组织中凡是具有抗原性的物质，如蛋白质、多肽、氨基酸、多糖、磷脂、受体、酶、激素、核酸及病原体等都可用相应的特异性抗体进行检测。

六、免疫组化的抗体

免疫组化中常用的抗体可分为单克隆抗体和多克隆抗体两大类。单克隆抗体是一个 B 淋巴细胞克隆分泌的抗体，应用细胞融合杂交瘤技术免疫动物制备。多克隆抗体是将纯化后的抗原直接免疫动物后，从动物血液中所获得的免疫血清，是多个 B 淋巴细胞克隆所产生的抗体混合物。

七、免疫组化的特点

1. 特异性强 免疫学的基本原理决定抗原与抗体之间的结合具有高度特异性。因此，免疫组化从理论上讲也是组织细胞中抗原的特异性显示。

2．敏感性高　免疫组化 ABC 法或 SP 三步法的出现，使抗体稀释上千倍、上万倍，甚至上亿倍仍可在组织细胞中与抗原结合形成高敏感性的抗体 - 抗原反应。

3．定位准确　该技术通过抗原 - 抗体反应及呈色反应，可在组织和细胞中进行抗原的准确定位。因而可同时对不同抗原在同一组织或细胞中进行定位观察，这样就可以进行形态与功能相结合的研究，对病理学领域的深入研究具有重大的意义。

八、常用免疫组化的具体实验流程步骤简介

（一）SP 三步法

1．石蜡切片，常规脱蜡至水。

2．0.3% 或 3% H_2O_2 去离子水（无色液体）孵育 10 ～ 30 分钟，以灭活内源性过氧化物酶活性。

3．蒸馏水冲洗，PBS 浸泡 5 分钟。

4．候选步骤。采用抗原修复：微波（建议 30 分钟内 4 次中火）、高压、酶修复方法。自然冷却，再用 PBS 冲洗，3 分钟 ×3 次。

5．血清封闭。室温 15 ～ 30 分钟，倾去，勿洗。

6．滴加适当比例稀释的一抗，37 ℃孵育 2 ～ 3 小时或 4 ℃过夜（最好复温）；PBS 冲洗，3 分钟 ×5 次。

7．滴加生物素标记的二抗，室温或 37 ℃孵育 30 ～ 60 分钟。

8．PBS 冲洗，3 分钟 ×5 次。

9．滴加 SP（链霉抗生物素蛋白 - 过氧化物酶），室温或 37 ℃孵育 30 ～ 60 分钟。

10．PBS 冲洗，3 分钟 ×5 次。

11．显色剂显色，用二氨基联苯胺（DAB）等。

12．自来水充分冲洗。

13．可进行复染、脱水、透明。

14．选择适当的封片剂封固。

（二）即用型二步法

1．脱蜡、水化组织切片。

2．根据所应用的一抗的特殊要求，对组织切片进行预处理。

3．0.3% 或 3% H_2O_2 去离子水孵育 5 ～ 30 分钟，以阻断内源性过氧化物酶，PBS 或 Tris 缓冲生理盐水（TBS）冲洗。

4．滴加一抗，室温或 37 ℃孵育 30 ～ 60 分钟，或者 4 ℃过夜，PBS 或 TBS 浸洗 3 分钟 ×5 次。

5．滴加 enhancer 增强剂，37 ℃ 30 分钟，PBS 或 TBS 浸洗 3 分钟 ×5 次。

6．滴加通用型 IgG 抗体 -Fab 段 -HRP 多聚体，室温或 37 ℃孵育 30 ～ 60 分钟，PBS 或 TBS 冲洗，3 分钟 ×5 次。

7．应用 DAB 溶液显色。

8．蒸馏水冲洗、复染、脱水、透明、封固。

九、免疫组化的意义

近年来，随着免疫组织化学技术的发展和各种特异性抗体的出现，其可用于多种抗原的定位、定性及相对定量的研究检测，应用于临床更使许多疑难肿瘤得到了明确诊断。在常规肿瘤病理诊断中，5% ～ 10% 的病例单靠苏木精 - 伊红染色（HE 染色）难以作出明确的形态学诊断。免疫组化在肿瘤诊断

和鉴别诊断中的实用价值受到了普遍的认可，其在进行低分化或未分化肿瘤的鉴别诊断时，准确率可达 50% ~ 75%。

十、免疫组化的主要临床应用

1．恶性肿瘤的诊断与鉴别诊断。

2．确定转移性恶性肿瘤的原发部位。

3．对某类肿瘤进行进一步的病理分型。

4．软组织肿瘤的治疗一般须根据正确的组织学分类，因其种类多、组织形态相像，有时难以区分组织来源。应用多种标志进行免疫组化研究对软组织肿瘤的诊断是不可缺少的。

5．发现微小转移灶，有助于临床治疗方案的确定，包括手术范围的确定。

6．为临床提供治疗方案的选择。

十一、免疫组化镜检的注意事项

在镜检前先明确抗体的表达部位，需要检测的抗体可在细胞或组织多个部位表达，如 MPO 抗体表达在细胞膜、细胞浆、核膜、细胞核上，vWF 抗体在血管壁上呈现环形表达。在显微镜下观察时，先在低倍镜下查找组织及其范围，然后查看全部组织，确定阳性产物的表达部位，最后将阳性产物表达部位置于视野正中央，换高倍镜观察。

十二、免疫组化检测的注意事项及经验总结

1．免疫组化实验看似容易，但要真正操作，还需要长时间的积累和经验摸索。需要经过反复的动手和动脑，才能把理论原理应用于实践，再把实践中发现的问题带到理论知识中去解决，最终实现理论与实践的融会贯通。

2．免疫组化首先需要掌握好免疫组化实验的原理，明白每一个操作步骤的目的，如抗体孵育条件主要是抗体浓度、温度、时间。其中，浓度是最重要的先决条件，温度决定反应的速度，时间决定反应的量。

3．定位和定性是免疫组化最大的优势。相比于其他蛋白检测方法，免疫组化具有定位较直接和准确、定性灵敏度高的优势，是定位检测分析首选方法，对于有些因子的转位研究十分有用。

4．免疫组化结果定量分析的前提是高质量的染色切片，必须在背景染色浅而特异性染色较深的情况下分析才最为准确。

5．免疫组化实验一定要设置阳性和阴性对照。阳性对照一般是用确定表达这种抗原的切片来做；阴性对照一般是用 PBS 或非一抗替代一抗来进行反应，其余步骤均一致。前者是排除方法和检查实验系统有无问题，后者是排除有无一抗外的非特异性染色。

6．免疫组化技术掌握与否的鉴定标准是，同一切片或不同切片中不同抗原均可从摸索浓度或条件下做出比较优良的染色切片。

7．免疫组化的应用广泛，是当前实验研究的最重要方法之一。

8．免疫组化由于实验流程比较长，在实验过程中产生脱片是很正常的现象。对于容易脱片的组织，如：骨组织、脑组织、皮肤组织等可采用专门购买的防脱片。

十三、蛋白质印迹法与酶联免疫吸附试验的异同

1. 蛋白质印迹法（Western blotting） 是利用抗体 - 抗原反应原理，结合化学发光等技术来检查组织或细胞样品内蛋白质含量的检测方法。与免疫组化技术相比，定量可能更加准确；当然，Western blotting 也可定性和定位（通过提取膜蛋白或核蛋白、胞浆蛋白分别检测其中抗原含量，进而间接反映它们的定位），但敏感性远低于免疫组化技术。

2. 酶联免疫吸附试验（enzyme linked immunosorbent assay，ELISA） 也是利用抗体 - 抗原结合反应原理来检查体液或组织匀浆中蛋白质含量的检测。与免疫组化技术相比，定量更准确，是分泌性蛋白检测首选方法之一。

第四节　实验动物基本知识

一、常用实验动物的基本知识

（一）常用的实验动物

1. 小鼠（mouse） 属哺乳纲，啮齿目，鼠科。小鼠性情温顺，胆小怕惊，喜群居在较暗的安静环境，体小娇弱，不耐冷热，不耐饥饿，对环境的适应性差，对外来刺激极为敏感，对多种毒素、病原体和致癌物质具有易感性。

小鼠体型小，易于饲养和管理。6 ～ 7 周龄时性成熟，性周期 4 ～ 5 天，妊娠期 19 ～ 21 天，每胎产仔 8 ～ 15 只，每年产 6 ～ 10 胎，属于全年多发情性动物，生育期 1 年，寿命 2 ～ 3 年。

小鼠繁殖周期短、产仔多、生长快、饲料消耗少、价格低廉、温顺易捉、操作方便，因此在医学实验中被广泛使用。特别适合于需要大量动物的实验，如药物筛选、半数致死量和药物的效价比较等，还可用于制作各种实验性疾病的病理模型。另外，在各种药物和疫苗等生物鉴定工作中也很常用。目前我国医学研究常用的小鼠为昆明种。

2. 大鼠（rat） 属哺乳纲，啮齿目，鼠科。大鼠性情较凶猛，易被激怒，抓捕时易被咬。大鼠抗病力较强，但对营养物质，如维生素、氨基酸缺乏敏感，可以发生典型症状。大鼠不能呕吐，无胆囊，无汗腺，尾巴为散热器官。

大鼠繁殖力强，2 月龄时性成熟，性周期 4 天左右，妊娠期 20 天，一胎产仔 8 只左右，为全年多发情性动物，寿命 3 ～ 4 年。

大鼠较小鼠体大，又具有小鼠的其他优点，所以对需要做较大体型的实验，如离体心脏灌流、直接记录心室内压等用大鼠比较合适。另外，大鼠对许多药物的反应常与人类一致，尤其是对人类致病的病毒、细菌等非常敏感，因此，大鼠广泛用于高级神经活动、心血管、内分泌、实验性肿瘤及营养等方面的研究。大鼠价格较便宜，所以某些实验（如缺氧、失血性休克等）可以用大鼠代替家兔而不影响实验结果，但实验技术的操作难度较家兔略大。目前常用的为 Wister 大鼠和 Sprague-Dawley 大鼠。

3. 家兔（rabbit） 哺乳纲，啮齿目，兔科，草食性哺乳动物。家兔胆小怕惊，喜安静、清洁、干燥的环境。家兔胸部的纵隔将胸腔一分为二，心包膜将心脏单独隔出，因此做心脏手术时如不破坏纵隔，它可以正常呼吸而不必人工辅助呼吸。颈部有单独的降压神经分支。耳大，血管清晰可见，便于注射、取血。家兔的抗空气感染力强，术后不易感染。但家兔系草食动物，在消化系统方面与人相差很远。此外，家兔缺乏咳嗽和呕吐反射，所以不适于这些问题的研究。

家兔为刺激性排卵，雌兔每半个月发情排卵一次，每胎产仔 7 ～ 10 只，寿命 8 年。家兔是形态学实

验常用的大动物，多用于急性实验，也用于慢性实验，能复制多种病理过程和疾病，如水肿、发热、炎症、电解质紊乱、失血性休克和动脉粥样硬化等。目前常用的品种有大耳白兔、青紫蓝兔和新西兰白兔。

小鼠、大鼠和家兔的常用生理生化指标的正常值见表2-2。

表 2-2　小鼠、大鼠和家兔的正常生理生化值

参数	小鼠	大鼠	家兔
心率（平均，次/分）	600	328	205
收缩压（清醒，mmHg）	95 ～ 105	82.5 ～ 120	95 ～ 130
呼吸频率（平均，次/分）	163	86	51
通气量（ml/min）	24	73	1070
血红蛋白（g/L）	100 ～ 190	120 ～ 175	80 ～ 150
红细胞（×10^{12}/L）	7.7 ～ 12.5	7.2 ～ 9.6	4.5 ～ 7.0
白细胞（×10^{9}/L）	4.0 ～ 12.0	5.0 ～ 25.0	6.0 ～ 13.0
血小板（×10^{9}/L）	15.7 ～ 26.0	10 ～ 30	26 ～ 30
总血量（占体重，%）	8.3	7.4	8.7
血清 K^+（mmol/L）	—	3.8 ～ 5.4	2.7 ～ 5.1
血清 Na^+（mmol/L）	—	126 ～ 155	155 ～ 165
血清 Cl^-（mmol/L）	—	94 ～ 110	92 ～ 112

4. 豚鼠（cavia porcellus）　是无尾啮齿动物，身体紧凑，短粗，头大颈短，它们具有小的花瓣状耳朵，位于头顶的两侧，具有小三角形嘴。四肢短小，作为选择育种的结果，存在20种不同表型的毛发颜色，并且存在13种不同表型的毛发质地和长度。圈养寿命平均为8年。繁殖活跃的豚鼠通常寿命较短，为3 ～ 5年。

豚鼠的体形在啮齿类动物中偏大，体重为700 ～ 1200 g，体长在20 ～ 25 cm。身材短小但强壮有力，头较大，是身体的1/3，眼睛大而圆，耳短小贴着头部，毛发粗糙而且很容易脱落，没有尾巴。豚鼠脊柱由36块脊椎骨组成，其中颈椎7枚、胸椎13枚、腰椎6枚、荐椎4枚、尾椎6枚。肋骨13对，其中6对真肋、3对假肋、4对浮肋。前脚平直而强健有力，一般有4个趾，每个趾上都有尖利的爪；后脚有3个有爪的脚趾，而且都比较长。豚鼠靠脚底走路，行走时脚跟着地。

豚鼠门齿很短，白齿呈棱镜状，且不断生长。除了各自有特定的腺体外，雌雄两性都相似。体毛有黑、白、灰、褐、巧克力色等，也可具各色斑纹。

（二）实验动物的选择

使用实验动物进行实验的原则是用最少的动物数达到最大的准确度、最好的稳定性和可重复性。因此，要根据实验的目的、内容和特点选用符合要求的动物。实验动物的选择一般遵循以下几个原则：

（1）选用与人体的功能、代谢、形态、结构及疾病特点相似的实验动物。

（2）选用对实验敏感或患有人类疾病的动物。

（3）选用解剖、生理特点符合实验要求的动物。

（4）选用与实验设计、技术条件、实验方法相适应的动物。

（5）选用有利于实验结果解释的动物。

（6）选择符合"实验动物管理条例"的合适动物。

实验动物的选择条件：

动物对外界刺激的反应存在着个体差异，为了减少实验误差，在选择实验动物时应考虑动物的年龄、体重、性别、健康状况、生理状态，以及动物的等级等。

1. 年龄、体重　实验动物的寿命各不相同，所以在选择动物年龄时，应注意到各种实验动物之间、

实验动物与人之间的年龄对应，以便进行分析和比较。实验动物的年龄与体重一般呈正比，所以可以根据体重估算年龄（表 2-3 ～表 2-5）。急性实验宜选用成年动物，慢性实验可选择年幼动物。减少同一批实验动物的年龄和体重差异，可以增加实验结果的可比性。

表 2-3　大耳白兔年龄与体重的关系

年龄（d）	雄性体重（g）	雌性体重（g）	年龄（d）	雄性体重（g）	雌性体重（g）
20	510	510	210	3200	3510
30	530	530	240	3400	3990
60	1180	1190	270	3500	4240
90	1710	1990	300	3630	4380
120	2380	2470	330	3660	4460
150	2650	2880	360	3720	4550
180	2890	3150			

表 2-4　大鼠年龄与体重的关系

年龄（周）	雄性体重（g）	雌性体重（g）	年龄（月）	雄性体重（g）	雌性体重（g）
4	70	70	3	280	220
5	115	110	4	300	230
6	165	150	6	420	285
7	210	175	9	500	350
8	260	200	12	535	400

表 2-5　小鼠年龄与体重的关系

年龄（周）	雄性体重（g）	雌性体重（g）	年龄（周）	雄性体重（g）	雌性体重（g）
0	2.0	1.9	5	33.3	27.9
1	5.8	5.5	6	39.3	32.8
2	8.4	7.9	7	39.9	34.7
3	14.8	13.6	8	40.0	34.8
4	22.7	21.3			

2．性别　实验表明，不同性别的动物对同一致病刺激的反应或对药物的敏感性不同。因此，如实验对动物性别无特殊要求，宜选用雌雄各半；在已证明有性别影响时，最好选用同一性别动物。通常可根据征象进行动物的性别判定。哺乳类动物的性别辨认方法如表 2-6 所示。

表 2-6　哺乳类动物性别判定的征象

	雄性	雌性
体型	体大，躯干前部较发达	体小，躯干后部较发达
性征	生殖孔有性器官突起，有明显阴囊	无性器官突起，乳头较明显
其他	肛门和外生殖器距离较远。小鼠的肛门与生殖器之间长毛	肛门和外生殖器距离较近。小鼠的肛门与生殖器之间有一无毛小沟

3．健康状况 动物的健康状况对实验结果正确与否有直接影响。动物处于衰弱、饥饿、患病或气候寒冷、炎热等情况下时，实验结果很不稳定。健康状况不好的动物，不能用于实验。

哺乳类动物健康状况的一般判定方法如下。

（1）一般状态：发育良好，眼睛明亮有神，喜活动，反应灵敏，食欲良好。

（2）毛发：被毛浓密有光泽且紧贴身体，无脱毛、蓬乱现象。

（3）皮肤：无创伤、脓疡、疥癣、湿疹。

（4）头部：姿势端正，眼结膜无充血，眼、鼻、耳无分泌物流出，不打喷嚏。

（5）腹部：不膨大，肛门区清洁，无稀便或分泌物。

（6）爪趾：无溃疡，无结痂。

4．生理状态 动物的生理状态，如妊娠、哺乳期等对实验结果影响很大，所以实验不宜采用处于特殊生理状态的动物。

5．等级 目前我国将医学实验动物分为普通动物、清洁动物、无特殊病原菌动物（SPF 动物）和无菌动物四级。各级动物具有不同特点，分别适用于不同的研究目的。实验中最常用的动物为无菌动物、SPF 动物和普通动物。表 2-7 列举了这三种实验动物的特点。

表 2-7 不同等级实验动物的特点比较

项目	无菌动物	SPF 动物	普通动物
传染病或寄生虫	无	无	有或可能有
实验结果	明确	明确	有疑问
应用动物数	少数	少数	多
统计价值	好	可能好	困难
自然死亡率	很低	低	高
长期实验存活率	约 100%	约 90%	约 40%
实验的准确设计	可能	可能	不可能
实验结果的讨论价值	很高	高	低

二、实验动物的基本操作技术

（一）实验动物的捉拿和固定

动物的捉拿和固定是动物实验的基本操作，实验者应当熟练掌握。应根据动物习性的不同，用相应的方法迅速将其固定在便于实验操作和观察记录的体位，要求整个过程胆大心细，不可粗暴。下面介绍几种常用实验动物的捉拿和固定方法。

1．家兔的捉拿 家兔习性温顺，除脚爪锐利应避免被其抓伤外，较易捕捉。兔自笼内取出时，应用拇指与其他四指抓住其项背部皮肤，轻轻提离笼底，再以另一手托住其臀部，将其重心承托在掌上（图 2-4）。切忌以手抓提兔耳、拖拉四肢或提拿腰背部，强行从笼中拖出。

2．家兔的固定 依不同的实验需要，可选用兔盒固定或兔台固定。

（1）兔盒固定：若仅做兔头部操作，如耳缘静脉注射、取血或观察耳部血管的变化等，可将兔放入木制或铁制的兔盒内，使头部伸出兔盒前壁凹形口，关上兔盒顶盖即可。

（2）兔台固定：常用背位交叉固定法。可用于急性实验，如颈、胸、腹部、腹股沟部手术，以及观察和描记血压、呼吸等。方法：先把固定带（绳）做成活圈套，分别套住家兔的四肢（前肢固定于腕关节以上，后肢固定于踝关节以上），抽紧布带（绳）的长头，然后将兔以仰卧位放在兔台上。首先将兔两

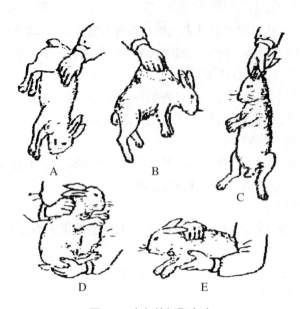

图 2-4　家兔的抓取方法

A、B、C：错误方法；D、E：正确方法

腿分开，将后肢绑紧于兔台底端的金属框上，然后将两前肢的固定带在背部交叉，分别压住对侧前肢的前臂，接着将固定带绑紧于兔台两侧的金属框上，最后将头部用兔头固定器固定，适当调整兔头固定器的高度，使兔的颈部平直。要做到固定牢、体位正。

3．大鼠的捉拿和固定　大鼠被激怒后易咬人，所以在实验前应尽量避免刺激它，应戴帆布手套捉拿，而不用止血钳钳夹其皮肤。方法：先捉住大鼠的尾巴，将其从鼠笼提出，置于实验台上。左手将大鼠压住，示指放在左前肢前，中指放在左前肢后，将头部和前肢固定在手中，再用手掌和其余手指的力量将鼠身握住，用右手拉住其尾部，将尾巴拉紧，另一人即可协助进行腹腔注射等操作。也可以用一手抓其颈部皮肤，另一手拉紧其尾部将其短时固定。若要做手术，则须在大鼠全麻后用橡皮筋将其固定在大鼠板上。

4．小鼠的捉拿和固定　小鼠较大鼠温和，一般不需戴手套捕捉，但也要提防被它咬伤。方法：用右手抓住鼠尾将其从笼中提出并置于鼠笼上，在其向前爬行时，将鼠尾略向后拉，然后以左手拇指与示指夹住颈后部皮肤，使鼠离开鼠笼，用左手环指和小指压住鼠尾及后肢，小鼠即被固定（图 2-5）。此时可用右手进行技术操作，如腹腔注射等。时间较长的固定，可用棉线将小鼠固定于小鼠板上。

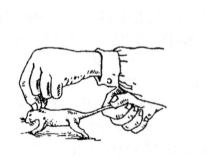
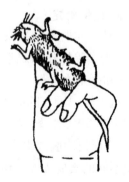

图 2-5　小白鼠捉拿法

（二）动物被毛的去除方法

动物的被毛常能影响实验操作和结果的观察，因此手术操作前常需要去除动物的被毛，去毛范围应大于手术范围。目前常用的去毛方法有以下三种。

1．剪毛法　动物固定后，用粗剪刀紧贴皮肤依次剪去被毛。剪毛时，要用左手绷紧动物的皮肤，切忌一手提起被毛，另一手剪，这样容易剪破皮肤。剪下的毛，要放入盛毛盒内，并用湿纱布擦去剪好部位留下的被毛，以防止被毛到处飞扬。

2．拔毛法　进行兔耳缘静脉注射或取血时，以及给大、小鼠做尾静脉注射时，须将其局部被毛拔去。拔毛可刺激局部皮肤，有使血管扩张的作用。

3．脱毛法　多用于无菌手术视野的准备，以及观察动物局部皮肤血液循环等。方法：首先剪短动物被毛，然后涂脱毛剂，2～3分钟后用温水清洗干净，最后涂上一层凡士林。常用脱毛剂的配方有以下几种：

（1）硫化钠 3 g、肥皂粉 1 g、淀粉 7 g，加水适量调成糊状。

（2）硫化钠 8 g、淀粉 7 g、葡萄糖 4 g、甘油 5 g、硼砂 1 g、水 75 ml。

（3）硫化钠 8 g、水 100 ml。

以上几种脱毛剂适用于家兔、大鼠、小鼠等小动物的脱毛。

（三）实验动物的给药方法

动物实验是医学实验研究的基本方法，根据不同的实验目的、所选用实验动物种类、药物剂量，对实验动物实施不同的给药方法是十分重要的。下面主要介绍在基础医学实验教学中常用的一些给药方法。

较常见的给药方法有：摄入法给药、注射法给药、涂布法给药和吸入法给药。其中，前两种方法较为常用。

1．摄入法给药　是经消化道给药，有自动口服给药、强制灌胃给药和经直肠给药 3 种方式。

（1）自动口服给药：将药物放入饲料或溶于饮用水中，由动物自动摄入体内。此法的优点是：操作简便，不会因操作失误而致动物死亡。缺点是：由于动物状态和饮食嗜好的不同，饮水和摄取食量不同，不能保证用药后的药效分析的准确性。同时，放入饲料或溶于水中的药物容易分解，难以做到平均添加。因此，该方法适用于动物疾病的防治、药物毒性观测、某些与食物有关的人类疾病动物模型的复制等。

（2）强制灌胃给药：能准确掌握给药量、掌握给药时间、发现和记录症状出现时间及经过。但每天强制性操作定时给药会对动物造成一定程度的机械损伤和心理影响。为减少不良影响，必须充分掌握灌胃技术。方法如下。

操作前，将胃管接在注射器上，大致测试一下从口腔至胃（最后一根肋骨后缘）的长度，以估计胃管插入深度。成年动物插管深度：小鼠为 3 cm，大鼠为 3.5～5.5 cm。

操作时，动物取直立或平卧体位，固定动物头部，强迫张口，胃管压在舌根部，顺上腭缓缓插入至所需深度。插管时注意动物的反应，若动物反应强烈，应拔出胃管，检查食管是否有损伤，并重新操作。插管完成后，应注意检查胃管是否准确插入食管内，以防将药物注入气管。给家兔、犬等中型动物灌胃时，应配合使用开口器，以免动物咬坏胃管。

除使用胃管外，有时还可以让动物在人工辅助下自行吞咽药物，如实验者把药物放在豚鼠舌根部，让其闭嘴咽下。

2．注射法给药

（1）皮下注射：对大多数实验动物来说，皮下注射最适宜的部位是颈背、腋下、侧腹或后腿肢体、臀部等。一般用手将小鼠、大鼠和豚鼠固定于实验台上。不同实验动物的注射部位有所不同，犬、猫多在大腿外侧，豚鼠在后腿内侧或小腹部，大鼠可在左侧下腹部注射。操作方法：用左手轻轻抓起皮肤，右手把注射器针头插入皮肤褶皱的基底部，沿身体纵向将注射器推进 5～10 mm，并将针头轻轻摆动，易于摆动表明已刺入皮下。再轻轻抽吸，若无回流液体或血液时即可缓慢注入药液。注射完毕拔出针头，用手指轻压注射部位，以免药液外漏。

（2）皮内注射：是将药液注入皮肤的表皮和真皮之间。可用于观察皮肤血管通透性变化或皮内反应，多用于接种、过敏试验等。操作时，先剪去注射部位的被毛，消毒局部，然后用左手将皮肤捏成皱襞，右手持针头，将针头与皮肤呈 30°，沿表层刺入皮内，缓慢注入一定量的药液。此时会感到有很大的阻力，并且注射部位皮肤表面马上呈小丘疹状隆起，皮肤表面上的毛孔极明显。如无以上表现，则可能为注入皮下，应更换部位重新注射。注射后 5 分钟再拔针，以免药液从针孔漏出。

（3）肌内注射：主要用于注射溶液剂、混悬剂、乳剂。肌内注射应选择肌肉发达、血管丰富的部位，如大鼠、小鼠和豚鼠后肢的外侧；家兔、猫、犬的臀部或股部。注射时固定动物，剪去注射部位的被毛，与肌肉层组织接触面呈 60° 刺入注射器针头，回抽注射器针栓，无回血后注入药液（小动物可免回抽针栓）。注射完毕后用手轻轻按摩注射部位，促进药液吸收。

（4）腹腔注射：此注射方法是啮类动物常用的给药方法。注射部位应是腹部的左、右下侧外 1/4 的部位，因为此处无重要器官。其中，家兔在腹白线约 1 cm 处，犬在脐后腹白线侧缘 1 ~ 2 cm 处注射。给大鼠、小鼠注射时，左手捉拿动物，使腹部向上，头部略低于尾部，右手持注射器将针头平行刺入皮下，再向前进针 3 ~ 5 mm，针头能自由活动则说明刺到皮下。然后注射器呈 45° 斜刺入腹肌，进入腹腔。进入腹腔时可有落空感，回抽注射器，若无血液或尿液回流则表示未伤及肝和膀胱，可以按一定速度缓慢注入药液。

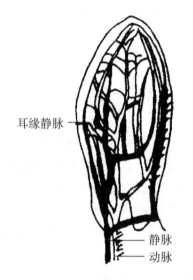

图 2-6　兔耳血管分布

耳缘静脉

静脉
动脉

（5）静脉注射：应根据动物的种类选择注射的血管。大鼠和小鼠多选用尾静脉，家兔多选用耳缘静脉，犬多选用前肢静脉，豚鼠多选用耳缘静脉或小隐静脉注射。因为静脉注射是通过血管给药，所以只限于液体药物。如果是混悬液，可能会因悬浮粒子较大而引起血管栓塞。

耳缘静脉注射：一般采用耳郭外缘静脉注射（家兔耳郭两侧血管为静脉血管，中央为动脉血管），兔耳血管分布如图 2-6 所示。首次注射应选择耳缘静脉远端，拔去局部被毛，用手指轻弹或用乙醇棉球涂擦注射处皮肤，使局部血管扩张，左手拇指和中指捏住兔耳尖部，示指垫在注射部位下，右手持注射器（选用 5 ~ 6 号针头）刺入血管，回抽有回血，注射无阻力，即可将药液注入血管。注射完毕抽出针头，用棉球压迫注射部位数分钟，以免出血。此方法适用于体型较大的动物。

尾静脉注射：主要用于大鼠和小鼠。鼠有 3 根尾静脉，两侧及背侧各一根，左、右两侧尾静脉较易固定，应优先选择。注射时，先将鼠固定在鼠筒内或扣在烧杯中，露出尾部组织，用 45 ~ 50 ℃温水浸泡鼠尾，固定好，不要晃动，缓缓将药液推入。注射完毕，用棉球在注射部位轻轻揉压，使血及药液不致回流而漏出。

前肢内侧头静脉或后肢小静脉注射：注射时应先剪去注射部位的被毛，用碘酊和乙醇消毒皮肤，用橡皮胶带绑紧或用手捏紧静脉近心端，使血管充盈。针头自远心端向心刺入血管，待回抽有血后，放松静脉近心端，尽量缓慢地注入药液。

股静脉或颈外静脉注射：有时用于大鼠和犬，但必须在麻醉状态下进行。方法是切开皮肤，使用注射器、血管插管等技术，直接对动物实施股静脉或颈外静脉的注射给药。

（四）常用实验动物的麻醉方法

形态学实验的一些动物实验，特别是需要手术的实验，为减轻疼痛、减轻动物的挣扎、保持其安静并便于操作，通常对动物采取必要的麻醉。针对实验目的、手术方法、手术部位，以及动物种类的不同采用不同的麻醉剂和麻醉方法。

1. 麻醉剂分类

（1）挥发性麻醉剂：如乙醚、氯仿等。乙醚吸入麻醉比较常用，适用于各种动物。由于其麻醉量和致死量差距大，所以比较安全，而且麻醉后苏醒较快。但是它的局部刺激作用大，可引起上呼吸道黏液分泌增多，并影响呼吸、血压和心脏活动。

（2）非挥发性麻醉剂：如苯巴比妥钠、戊巴比妥钠、乌拉坦（氨基甲酸乙酯）等。这些麻醉剂使用方便，一次给药可维持较长的麻醉时间，麻醉过程平稳，但缺点是动物苏醒较慢。

2．麻醉方法

（1）局部麻醉：常用于表层手术，如颈部、股部手术的麻醉。一般用 1% 普鲁卡因溶液沿手术切口做浸润性注射。首先沿切口方向将针头刺入皮下（注意不能刺得太深，以免药物进入肌肉组织），回抽针芯无回血后，注入少量药物使之形成一皮丘，然后边进针边注药，直至整个手术区域均被浸润，最后在注药部位轻轻揉压以使药物浸润速度加快。局麻药的剂量没有严格要求，兔颈部需 3 ml 左右，股部需 2 ml 左右。在手术过程中可根据需要追加局麻药。

（2）全身麻醉：常用于手术部位较深或手术范围较广的情况，如心脏手术等。动物完全麻醉的标准是：角膜反射迟钝，呼吸变深、变慢，四肢松弛无力，腹松软、无紧张。全身麻醉分为注射麻醉和吸入麻醉两种。

注射麻醉：多采用腹腔注射或静脉注射给药。腹腔注射操作简便易行，但起效慢，麻醉深度不易控制；静脉注射麻醉作用发生快，但操作有一定难度。由于不同麻醉剂作用时间长短及毒性有差别，在进行注射麻醉时要严格控制药物浓度、注射速度和用药剂量（表 2-8）。

表 2-8　常用注射麻醉剂的用法和用量

麻醉剂	动物	给药方法	剂量（mg/kg）	常用浓度	维持时间
戊巴比妥钠	家兔	静脉	20～30	3%	2～4 小时，中途追加 1/5 的量。可维持 1 小时以上，麻醉力强
		腹腔	25	3%	
	大鼠	腹腔	40～50	3%	
	小鼠	腹腔	60		
乌拉坦	家兔	静脉	750～1000	10%～25%	2～4 小时，毒性小
	大鼠	腹腔	800～1000	10%～25%	
氯醛糖	大鼠	腹腔	50	8%	3～4 小时
	家兔	静脉	80～100	8%	

吸入麻醉：多用于大鼠和小鼠。将动物放入一个事先置有浸蘸乙醚棉球的干燥器内，待动物吸入乙醚倒下后立即取出。由于乙醚的作用时间短，可准备一个内放浸有乙醚棉球的小烧杯，在动物麻醉变浅时扣在其鼻部补吸乙醚以维持麻醉。要特别注意的是，乙醚易挥发，燃点很低，遇火容易燃烧，故操作过程中严禁明火。

（五）常用实验动物的采血方法

1．家兔

（1）耳缘静脉取血：拔去血管表面皮肤被毛，用小血管夹夹住耳根部，轻弹耳郭或以二甲苯涂擦局部使血管扩张，然后用乙醇擦净。用注射器在血管末梢端刺破血管取血或将针头逆血流方向刺入血管内取血，取血完毕后用棉球压迫止血。

（2）耳中央动脉取血：采血前先将 1% 普鲁卡因溶液 2 ml 注入耳根部后下方的冠状窦与侧窦间隙的深层组织以阻滞耳神经，待耳动脉充血后即可穿刺取血。按此法使动脉扩张约 5 分钟，采血量可达 10 ml 以上。

（3）颈外静脉或颈总动脉取血：动物麻醉固定后做颈部手术，分离出颈外静脉或颈总动脉。用注射器针头向颈外静脉的远心端刺入或以颈总动脉的向心方向刺入取血。也可放置血管插管以供反复取血使用。

（4）股动脉或股静脉取血：先分离出股动脉或股静脉，用注射针头向股静脉远心端方向或以股动脉的向心方向刺入取血。也可分别插管，供反复取血使用。

（5）心脏取血：使家兔以仰卧位固定，手持注射器在第 3、4 肋间胸骨左缘 3 mm 处垂直刺入心脏，血液借心脏搏动进入注射器，一次可取血 20 ～ 25 ml，6 ～ 7 天后可以重复进行心脏穿刺。穿刺时动作应迅速，注意针头不要在胸腔内左右摆动，以防伤及心肺。

2. 大鼠和小鼠

（1）尾静脉取血：可反复少量取血。固定动物后，把鼠尾放入 45 ～ 50 ℃ 的温水中或擦拭二甲苯使尾部血管扩张，剪去鼠尾尖 0.3 ～ 0.5 cm，让血流入容器或用毛细吸管吸取，必要时用手轻轻从尾根部向尾尖部挤压，取血后用胶布压迫止血或电烙止血。

（2）眼球后静脉丛取血：取 10 cm 长的玻璃管，将一端烧制拉成 1 ～ 1.5 mm 的毛细管（吸管头呈斜角），把玻璃管浸入 1% 的肝素溶液，干燥后使用。用乙醚吸入麻醉小鼠或大鼠，使其侧卧。左手拉紧眼眶周围皮肤，并轻轻向下压迫颈部以阻碍静脉回流，并使眼球外突，右手持毛细吸管，由眼内眦部刺入，使毛细吸管沿眶壁推进并不断向下捻动，插入 4 ～ 5 mm 即达球后静脉丛，血液自毛细吸管口流出。拔出毛细吸管，放松左手，出血即停止。数分钟后可重复穿刺取血。小鼠一次可取血 0.2 ml，大鼠一次可取血 0.5 ml。

（3）腹主动脉取血：向大鼠腹腔注射 10% 水合氯醛溶液，以 0.03 ml/kg 麻醉，也可用 3% 戊巴比妥钠溶液，以 0.2 ml/100 g 麻醉。注射麻醉剂后，直到身体全身变软，方可把大鼠以仰卧位固定在手术台上，背部可以放置一粗试管以充分暴露腹主动脉，常规消毒后用手术剪刀沿腹正中线剪开腹腔，用小镊子轻轻扒开血管周围脂肪，再用棉球把覆盖在血管的多余脂肪擦去，直到能清晰看清血管为止（用棉球可以尽量减少小血管破裂出血，影响接下来进针时的视线）。腹主动脉在脊柱上方、腹腔静脉血管（比腹主动脉粗、黑）旁。找到后，术者先固定血管，尽可能避免血管移位，左手拇指和示指固定住血管两旁的脂肪及其他脏器，环指按住血管进针点的上端，降低血压，可以避免喷血，右手持穿刺针，针尖斜面朝下，入针角度约 30°，朝向心端方向刺入，深度以 5 mm 左右为宜。进针后可以用止血夹夹住针头，以避免麻醉不够，动物挣扎而导致血管被针头戳破。可以反复采集多管血样进行不同项目的测试，一般体重 200 ～ 300 g 的大鼠用真空管可采血液 8 ～ 10 ml，同周龄的鼠，雄鼠可采的血量多于雌鼠。此方法特点是采血量多，但是只能采一次血，需要技巧，需要多次练习方可熟练操作。

颈外静脉、颈总动脉、股动脉、股静脉取血方法同家兔。

（4）心脏取血：方法基本同家兔，但此法采血比较困难，少用。

（5）断头取血：用粗剪刀剪掉鼠头，提起动物，将鼠颈向下，使鼠血流入已备有抗凝剂的容器内。

（六）实验动物的处死方法

实验结束后，常须将动物处死，常用的方法有以下几种。

（1）颈椎脱臼法：常用于小鼠。用镊子或手指压住小鼠的头后部，另一只手抓住鼠尾用力向后上方拉，颈椎脱臼后动物即死亡。

（2）断头法：常用于小鼠、大鼠和蛙类。在动物颈部用粗剪刀将头剪掉，动物因断头和大出血而死。

（3）打击法：常用于鼠。右手抓住鼠尾将其提起，用力摔击鼠头（也可用木锤用力打击鼠头）使其死亡。

（4）空气栓塞法：用注射器将一定量的空气快速注入静脉，使动物发生空气栓塞而死亡。家兔须注入的空气量为 20 ～ 40 ml。

（5）大量放血法：各种动物均可采用。自颈总动脉、股动脉等大量快速放血，使动物迅速死亡。

（6）化学药物致死法：适用于各种动物。常采用过量氯化钾，使心脏骤停在舒张期而死亡。如每只大鼠静脉注射 25% 氯化钾溶液 0.6 ml。

（7）其他方法：如可用探针经蛙类枕骨大孔破坏脑和脊髓致死，静脉内注入过量麻醉药使动物死亡等。

三、常用器械的使用

常用的手术器械见图 2-7。

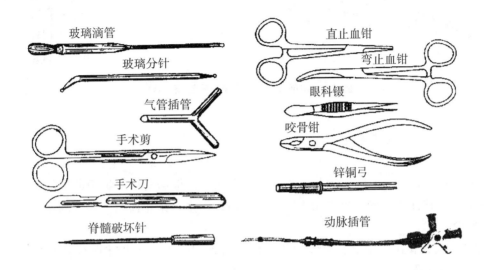

图 2-7　常用的手术器械

1. 手术刀　用于切开皮肤。用力应均匀、适度，不可伤及皮下的肌肉组织，使用时注意刀刃不要碰撞其他坚硬物品，用毕须单独存放，刀刃必须保持清洁、干燥。手术刀的握持方法见图 2-8。

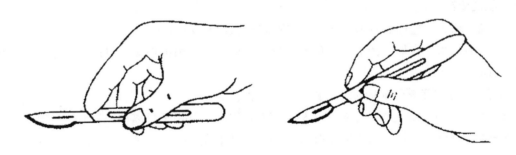

图 2-8　手术刀的握持方法

2. 剪刀

（1）粗剪刀：用以剪毛或骨。

（2）手术剪：常用来剪皮肤、皮下组织及气管软骨环等。剪时要注意将手术剪的钝端接触皮肤、组织或伸入腹腔内，而尖端留在外面，以免无意中损伤内部的组织或脏器。剪动物的毛或骨不得使用手术剪。手术剪的握持方法见图 2-9A。

（3）眼科剪：精细易损，只限用于剪断神经、血管和薄膜等细软组织。不得用其来剪皮肤、肌肉或其他粗硬物，更不能用来剪毛。

3. 镊子

（1）解剖镊：前端有齿，适用于夹捏粗厚的组织及提拉切口处的皮肤。

（2）外科镊：前端无齿，不易造成组织损伤。外科镊的握持方法见图 2-9B。

（3）眼科镊：只用于夹捏细小的组织，如动静脉插管时夹住血管的切口，也可以用于进行血管和神

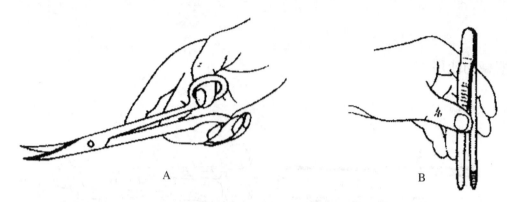

图 2-9 执剪姿势 （A）及执镊姿势 （B）

经的游离。不得用眼科镊夹皮肤等粗硬物。

4．钳子

（1）止血钳：有大、小，有齿、无齿，直形、弯形之分，根据所钳夹组织的解剖特点、部位深浅，以及需要保持组织完整性的不同，可选用不同的止血钳。用止血钳止血时，要求动作迅速、位点准确、所钳夹组织尽量少。

1）直止血钳和无齿止血钳用于手术部位的浅部止血和组织分离，有齿止血钳主要用于强韧组织的止血、提拉切口处的部分等。

2）弯止血钳用于手术深部组织或内脏的止血，有齿止血钳不宜夹持血管、神经等组织。

3）蚊式止血钳较细小，适用于分离小血管及神经周围的结缔组织，用于小血管的止血，不适宜夹持大块或较硬的组织。

（2）骨钳：咬切骨头，多用于开颅及剪断肋骨等。

5．持针器及缝针

（1）持针器：钳夹在缝针的后 1/3 处，事先穿线以备缝合。

（2）缝针：有弯形、直形、圆形、三角形之分，三角针对组织损伤大，只用于皮肤缝合，弯形针适用于较深层组织的缝合。

6．锌铜弓 用于刺激神经肌肉标本，检查其兴奋性。

7．玻璃分针 因其表面光滑，不易损坏神经和血管组织，常用于分离神经和血管等组织。

8．金属探针 / 脊髓破坏针 用于破坏蟾蜍或蛙的脑和脊髓。

第五节 显微数码互动系统

显微数码互动系统又称数字化网络显微互动教室系统，显微数码互动系统就是显微镜、数码摄像和计算机网络的组合体，通过显微镜内的数码相机将显微镜下观察到的图像传输到计算机上，由显微图像分析软件进行处理，将显微镜下观察到的图像及时、准确和完整地在计算机显示屏上显示出来，并且通过网络教学系统，将显微镜下观察到的图像发送到网络覆盖的有选择的计算机显示屏上；加上语音软件系统和多媒体的整合，能有效地在教师和学生之间进行互动教学。

目前，显微数码互动实验系统在医学形态学实验教学中应用较广泛，将现代计算机和多媒体技术相融合，是现今高校使用率很高的多媒体教学系统之一，其能有效地进行师生互动教学，方便各种多媒体课件的使用，具有开放性和可扩展性，能提高医学形态学科的实验教学效率，是形态学实验教学的重要手段。显微数码互动实验系统应用于形态学实验教学，在师生共享图像的同时，还可利用交互语音系统进行交流，能有效地提高教学互动性。

显微数码互动系统主要由以下部分组成：数码一体化显微镜系统、图像处理系统、语音系统等，以及软件系统（以国内常用品牌为例）。

一、显微数码互动系统的组成

（一）硬件系统

1．数码一体化显微镜系统。

2．计算机系统。

3．网络系统（局域网）。

（二）软件系统

1．系统控制软件。

2．师、生高级图像处理软件系统。

3．考试软件系统。

二、显微数码互动系统的特点

1．教师端可以控制学生端每台计算机及显微镜图像。

2．教师端可以把某一个学生的图像传送给所有学生。

3．教师端可以把教师端图像传送给所有学生，并可实时播放 DVD、VCD、Flash 等课件到学生端。

4．学生可与教师进行显微图像和文字的动态实时沟通或讨论。

5．教师端可以实时监控所有学生端的屏幕，便于教师掌握学生的学习情况，同时加强教学管理。

6．每个学生端都有独立的图像处理平台，学生端拥有独立的图像处理分析软件包，能有效提高学生的自主分析能力。

7．显微数码互动系统带有考试系统，能实现考试无纸化并对考试情况进行统计自动分析。考试系统便于教师了解学生的学习情况。学生可通过网页形式参与考试。

三、显微数码互动系统操作步骤

（一）上课前的准备

首先打开电源开关，然后打开教师计算机，双击计算机桌面图标，点击登录打开软件，点击屏幕软件右侧菜单栏中下方的下拉菜单，选择启动学生端计算机，点击发送命令，使学生计算机自动启动。

注意：①启动计算机命令不适用于移动终端设备。②如果是手机互动，教师端登录时需要一并输入实验名称方可登录。

（二）显微镜计算机图像的调节

1．打开显微镜电源开关，调节转换器到 10× 物镜，调节显微镜聚光镜光阑大小到三分之一位置，调节显微镜调光手轮到合适亮度。

2．打开软件待自动曝光稳定后，点击屏幕软件右侧菜单栏上方白平衡按钮，再点击计算白平衡。

3．放标本切片，调节显微镜粗准焦螺旋调至图像清晰，移动载物台进行观察。

（三）教师图像的示教

1．打开软件、调好显微镜图像后，点击屏幕软件右侧菜单栏中间的教学示范按钮，学生计算机屏幕即显示教师计算机屏幕的图像，则可示教讲课。

2．示教讲课时可单击右键点击画笔，选择需要的图标箭头及各种线行和文字进行标注讲解。

3．示教讲课时可点击屏幕软件上方菜单栏动态测量按钮，选择各种线行图标，以实时测量标本细胞大小进行讲解（注意：选择的物镜倍数应与显微镜物镜倍数一致测量才能准确）。

4．示教讲课时可点击屏幕左下侧四角箭头图标，将内容放大到全屏幕示教讲解。

5．**教师 PPT 示教**   先点击屏幕软件右侧菜单栏中间的教学示范按钮，再点击屏幕右上角最小化按钮使软件最小化，打开 PPT 可进行示教讲解。

6．**录像示教**   打开软件，先点击屏幕软件右侧菜单栏中间的教学示范按钮，再点击屏幕右上角最小化按钮使软件最小化。找到要示教的录像，点击打开可开始播放录像进行示教。

（四）学生图像的观察

1．示教讲解完毕后，点击屏幕软件右侧菜单栏中间的取消示范按钮，学生就可以观察自己显微镜的图像了。

2．点击屏幕软件图像显示框左上侧的学生图像，可以观察学生观察显微镜的情况（选择并点击屏幕软件右侧菜单栏下方分组管理中的"2×2""3×3""ALL"图标，可改变显示学生显微镜图像的数量；点击屏幕软件图像显示框右上侧的数字按钮可分组观察学生显微镜的图像）。

3．双击学生屏幕图像左上侧的学生姓名，可放大观察学生屏幕图像，并可操控学生计算机，再次双击回到多画面。

（五）学生图像的示教

1．在图像显示框找到学生图像，双击学生图像左上侧的学生姓名放大图像，即可单独给学生讲解。

2．如遇典型问题，可点击屏幕软件右侧菜单栏中间的教学示范按钮，则所有学生计算机屏幕都显示提问学生图像，教师即可对该学生的图像进行示教讲解。

3．学生图像示教完毕，点击屏幕软件右侧菜单栏中间的取消示范按钮让学生再继续观察，再次双击学生图像左上侧的学生姓名回到多画面观察学生显微镜图像的情况。

（六）师生相互之间的讨论交流

教师点击教学求助，选择任何一个学生窗口双击，弹出教学求助聊天窗口，可以在输入框输入文本，或者选择图片发送给该学生。学生端接收到消息时，教学求助标签会闪烁提醒，点击教学求助可以看到教师发送的文字和图片，可以在输入框给予回复文字或图片。

（七）课堂实验

1．教师点击课堂交互，输入实验名称，选择实验所需步骤数目并填写每一个步骤的简易说明，点击确定即可将实验下发到每一个学生端。

2．此时，软件界面会增加一个以实验名称命名的标签，下方又按照每个步骤添加了子标签，每一个步骤标签下可以看到所有学生的实验完成情况。

3．当学生成功提交实验照片后，步骤标签对应的该学生窗口会同步显示提交上来的图片。教师可以双击放大该图片进行查看，评估该步骤的得分情况，可以直接进行星级评分（1～5星），或者直接点击红色"×"按钮发回重做，所有评分情况能够实时同步到学生软件的界面中显示。

4．教师给所有学生打完分后，还可以选择任何一个学生的实验步骤窗口点击右键，选择导出实验，也可以将所有学生的得分情况导出到 excel 中，方便教师对学生实验课掌握情况进行分析及存档。

（八）作业下发及提交批改

1．教师用 word 编辑好作业后，点击屏幕软件上侧菜单栏中的作业下发按钮，点击添加按钮，找到需要下发的作业并点击打开，选择需要接收作业的学生，点击发送按钮，学生计算机就会接收到下发的作业。

2．学生点击屏幕软件上侧菜单栏学习按钮选择家庭作业点击打开可进行编辑。

3．学生编辑完作业后，点击屏幕软件上侧菜单栏作业提交按钮，点击添加，找到编辑好的作业并打开，点击发送，教师端计算机就会收到学生的作业。

4．教师收到学生的作业后，点击屏幕软件上侧菜单栏中作业批改按钮，可选择学生作业批改，批改完成后保存，再一对一下发至学生。

（九）下课时操作步骤

1．课程结束后学生关闭计算机，或者由教师点击屏幕软件右侧菜单栏中下方的下拉菜单，选择关闭学生端计算机，点击发送命令，学生计算机自动关闭。

2．学生关闭显微镜电源开关，清洁显微镜，整理桌面，罩上显微镜防尘罩。

3．关闭教师端软件、计算机。

4．关闭总电源。

第二篇　医学生物学

第三章

细胞的形态与结构

实验一　动、植物细胞的基本结构观察

【实验目的】

1. 了解动、植物细胞的形态结构。
2. 了解细胞是生命的基本单位。
3. 初步了解临时制片的方法。
4. 熟悉显微镜的正确使用方法。
5. 初步训练在显微镜下绘图的能力。

【实验准备】

1. 显微镜、载玻片、盖玻片、解剖镊、解剖剪、解剖刀、解剖针、培养皿、消毒牙签、白绸布、蒸馏水、乙醇溶液、二甲苯、擦镜纸、吸水纸、甲基蓝或甲基绿染液、洋葱鳞叶。
2. 绘图用具。

【实验内容】

1. 洋葱鳞叶表皮细胞的观察。
2. 人口腔黏膜上皮细胞的观察。

【方法与步骤】

洋葱鳞叶表皮细胞的观察：取一载玻片，左手拇指和示指夹住载玻片的两侧，用白绸布来回擦拭。将擦净的载玻片放于桌上，再取一盖玻片，用白绸布轻轻擦拭，盖玻片很薄，极易损坏，故擦拭时应特别小心。若盖玻片上有污斑，可滴少量乙醇溶液于其上再擦，擦好后放于载玻片之一端。取甲基蓝或甲基绿染液 1 滴于载玻片中央，用解剖镊在洋葱鳞叶内侧撕下 2～3 mm^2 的表皮（越薄越好），放于载玻片中央液滴内。若产生皱褶，可用解剖针展平。然后加盖盖玻片（注意：不要产生气泡）做成临时制片。

将制作好的临时制片置低倍镜下观察，可见洋葱鳞叶由许多略呈长方形的细胞（cell）组成。每个细胞的外面均有一层较厚的、由纤维素等构成的细胞壁（cell wall），这是植物细胞的特征之一。细胞核（nucleus）呈圆形或卵圆形，位于细胞中央或靠近细胞边缘。换高倍镜观察，在细胞核内可以看见1～2 个折光率较强的核仁（nucleolus）。细胞膜（cell membrane）位于细胞壁的内侧，但二者紧密相贴，在一般光镜下不易辨认。细胞膜与细胞核之间是细胞质（cytoplasm）。细胞质内还可见到数个液泡（vacuole），其内充满清澈明亮的细胞液（cell sap）（图 3-1）。

人口腔黏膜上皮细胞的观察：取载玻片、盖玻片各一张，擦拭干净，滴 1 滴甲基蓝或甲基绿染液于载玻片中央。取消毒牙签一根，轻轻刮取颊部任何一侧的上皮细胞（下唇内侧亦可）。然后将取得的标本置于载玻片中央的水滴内，搅动几下制成细胞悬液，置低倍镜下观察。可见呈不规则形状的细胞，一个或多个连在一起，即黏膜上皮细胞。选择清楚而没有重叠的细胞，移至视野中央，换高倍镜观察。在高倍镜下，可见细胞中央有一卵圆形的细胞核，细胞膜极薄，且胞质均匀一致（图 3-2）。

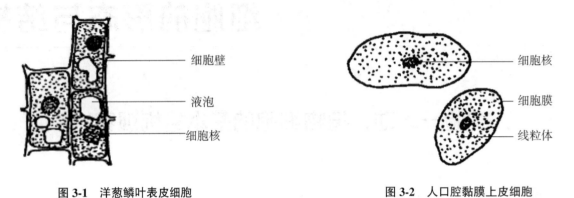

图 3-1　洋葱鳞叶表皮细胞　　　　　　图 3-2　人口腔黏膜上皮细胞

实验二　细胞的显微测量

【实验目的】

掌握显微测量计的基本原理及使用方法。

【实验原理】

细胞长度、面积、体积的测量是研究正常或病理组织细胞的基本方法之一。在显微镜下用于测量细胞长度的工具称显微测量计，由目镜测微尺（ocular micrometer）和镜台测微尺（stage micrometer）组成，两尺要配合使用。

目镜测微尺是放在目镜内的一直径为 2 cm 的圆形玻片，其上有 100 等分格的刻度尺。每一小格表示的实际长度随显微镜和物镜放大倍数的不同而不同。镜台测微尺是一块特制的载玻片，在它的中央由一片圆形盖片封固着一具有精细刻度的标尺，标尺全长为 1 mm，分为 100 等份的小格，每小格的长度 0.01 mm（10 μm），标尺的外围有一小黑环，便于找到标尺的位置。显微测量时，先用镜台测微尺标定目镜测微尺每小格所表示的实际长度。在测量细胞时，移去镜台测微尺，换上被测标本，用目镜测微尺即可测得观察标本的实际长度（图 3-3）。

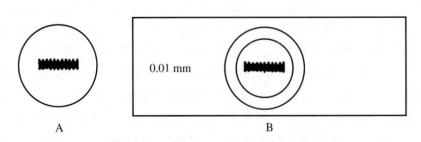

图 3-3　目镜测微尺（A）和镜台测微尺（B）外观形态

【实验准备】

1．器材　显微镜、目镜测微尺、镜台测微尺、解剖剪、解剖镊、注射器、载玻片、盖玻片、试管、无菌采血针。

2．试剂　生理盐水、瑞特（Wright）染色液。

3．标本　血涂片。

【方法与步骤】

1．制片

（1）人血涂片：用采血针刺取耳垂血，制成薄血涂片，晾干后进行瑞特染色。

（2）蟾蜍血装片：用注射器直接取蟾蜍心脏血，用生理盐水稀释后制成细胞悬液，制成装片。

2．长度测量

（1）取下目镜，将目镜测微尺的刻度面朝下放入目镜内的视场光阑上，再旋上上透镜。

（2）将镜台测微尺盖片面朝上放在载物台上，用低倍镜观察，调节焦距以看清镜台测微尺的刻度。

（3）移动镜台测微尺，同时转动目镜，使目镜测微尺与镜台测微尺平行靠近，并将两尺的"0"点刻度线或某刻度线对齐。然后从左向右查看两尺刻度线另一重合处，记录重合线间目镜测微尺和镜台测微尺的格数（图3-4）。用以下公式计算目镜测微尺每小格表示的实际长度：

目镜测微尺每小格实际长度 = 镜台测微尺格数 ×10 μm / 目镜测微尺格数

（4）移去镜台测微尺，换血涂片，用目镜测微尺测量细胞所占小格数并乘以目镜测微尺每小格代表的实际长度，即为被测细胞的实际长度。

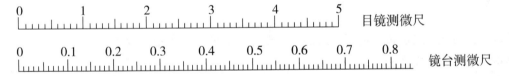

图 3-4　显微测量原理图

注意事项：

（1）如果须换高倍镜或油镜测量时，要用同样的方法重新计算高倍镜或油镜下目镜测微尺每小格的实际长度。

（2）在测量时要注意将被测物体放在视野中央，因为这个位置镜像最清晰，测量值和实际值相差最小。

（3）每一种被测物体（细胞）应反复测量数个或数十个，并取其平均值。

3．厚度测量法　最简便的方法是利用显微镜微调焦轮上的标尺对细胞厚度进行测量。先将焦点面与被测物体的上端对齐一致，记下轮上的度数，然后旋转微调焦轮，使焦点面与下端对齐一致，再记下度数，两次度数之差便是所测物体的厚度。此法简单但不精确。

【作业】

测量 10 个红细胞长径，求其平均值。

【附录一】　根据长度测量结果计算细胞、细胞核的体积及核质比

椭圆形 V：$4/3 \pi ab^2$（a、b 分别为长、短半径）

圆球形 V：$4/3 \pi R^3$（R 为半径）

核质比 $NP = V_n/(V_c - V_n)$（V_n 为细胞核体积，V_c 为细胞体积）

【附录二】 镜台移动尺的使用

一些较精细的显微镜的镜台上装有标本推进器，它有纵横可移动的游标尺，既可测量长度，又可确定标本的位置。游标尺由主标尺和副标尺组成，主标尺刻有 1 mm 的刻度，副标尺刻有 9/10 刻度，读数精度为 0.1 mm。读数时先看副标尺的位置，再看副标尺和主标尺的重合点即可读出。

实验三 动物细胞线粒体形态观察

【实验目的】

1．掌握詹纳斯绿 B 染色的作用原理。
2．掌握观察线粒体形态的基本操作方法。
3．了解细胞器观察的基本操作流程。

【实验原理】

詹纳斯绿 B 是毒性较小的碱性染料，可专一地对线粒体进行染色。线粒体内的细胞色素氧化酶系的作用，使染料始终保持氧化状态（有色状态），进而使线粒体呈现蓝绿色。在线粒体周围的细胞质中，染料被还原为无色的色基（无色状态）。

【实验准备】

1．器材 普通光学显微镜、恒温水浴锅、载玻片、盖玻片、牙签、吸水纸。
2．标本 人口腔上皮细胞。
3．试剂
（1）林格液（Ringer solution）：氯化钠 0.85 g、氯化钾 0.25 g、氯化钙 0.03 g、蒸馏水 10 ml。
（2）1%、1/5000 詹纳斯绿 B 溶液：称取 50 mg 詹纳斯绿 B 溶于 5 ml 的林格液中，稍加热至 30 ～ 40℃，使之溶解，用滤纸过滤后，即为 1% 原液。取 1% 原液 1 ml 加入 49 ml 的林格液中，即成 1/5000 的工作液，放入瓶中备用。现用现配。

【方法与步骤】

1．人口腔黏膜上皮细胞线粒体染色。
2．人口腔黏膜上皮细胞线粒体观察。
3．绘图。

【作业】

绘制镜下观察到的人口腔黏膜上皮细胞线粒体。

第四章

细胞增殖

实验一　动、植物细胞有丝分裂观察

【实验目的】

1. 了解动、植物细胞有丝分裂的基本过程及分裂各期的形态特征。
2. 进一步掌握显微镜的使用方法和绘图方法。

【实验准备】

1. 洋葱根尖纵切片及马蛔虫子宫横切片。
2. 动、植物细胞有丝分裂各期模型及植物根尖纵切模型。
3. 显微镜、二甲苯、擦镜纸。

【实验内容】

1. 洋葱根尖细胞有丝分裂各期的观察。
2. 马蛔虫受精卵细胞有丝分裂各期的观察。

【方法与步骤】

洋葱根尖细胞有丝分裂各期的观察：观察植物根尖纵切模型，最前端为帽状根冠，其上依次为生长点、延长区和具有纤细根毛的根毛区。生长点是根部的生长中心，具有旺盛的分裂能力，细胞略呈正方形，彼此排列紧密（图 4-1）。

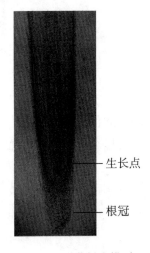

图 4-1　洋葱根尖模型

取洋葱根尖纵切片，在低倍镜下找到生长点，这里有许多处于不同发育时期的细胞。结合植物细胞有丝分裂（mitosis）模型进行观察，并注意有丝分裂各期的特点，选择较典型的细胞换高倍镜观察。

（1）间期（interphase）：细胞具有细胞壁、细胞质和细胞核，核内有 1 ~ 2 个被染成深蓝色的核仁。核内染色质分布均匀，交织成网状结构。

（2）前期（prophase）：核膨大，核内染色质浓缩，形成纤细而弯曲的染色丝（chromonema），染色丝逐渐缩短变粗，形成具有一定形态的染色体。前期末，核膜破裂，核仁缩小并消失于细胞质中。

（3）中期（metaphase）：每条染色体纵裂成两条染色单体（chromatid）排列于细胞的赤道面（equatorial plane）上，形成赤道板（equatorial plate）和纺锤体（spindle）。纺锤体由许多微管组成。连接动粒的纤维称为纺锤体纤维。

（4）后期（anaphase）：染色体纤维将染色体拉向两极。故染色体开始向两极移动，形成两组子染色体（daughter ehmmosome）。每组子染色体的数目，与细胞原有的数目一致，这就保证了亲代细胞与子细胞之间染色体数目的恒定。后期末，子染色体已移到两极。

（5）末期（telophase）：移到细胞两极的子染色体开始解旋、伸长、变细，成为染色丝。晚末期的细胞，染色丝逐步恢复成染色质，染色质逐渐集合在一起，成为若干块状，并由不连续的核膜片段包围着，然后再愈合形成两个细胞核的完整核膜，核仁也重新出现。细胞中央的纺锤体微管等形成膜体（phrgmoplast），膜体再融合成细胞板（cell plate，是植物细胞有丝分裂的一个特点），进而形成细胞壁，成为两个子细胞。

马蛔虫受精卵细胞有丝分裂各期的观察：取马蛔虫子宫横切片，肉眼下可见圆形子宫壁，在子宫壁内有许多受精卵细胞。然后置低倍镜下观察，可见马蛔虫子宫腔内有许多圆形的、处于不同分裂时期的受精卵细胞。每一受精卵细胞外面有一较厚的卵壳，卵壳与细胞之间的空间是围卵腔（切勿将受精卵细胞外、厚的卵壳错误地认为是细胞膜）。结合动物细胞有丝分裂模型和细胞有丝分裂各期的特点，在切片上找出前期、中期、后期和末期（图4-2），换高倍镜仔细观察。

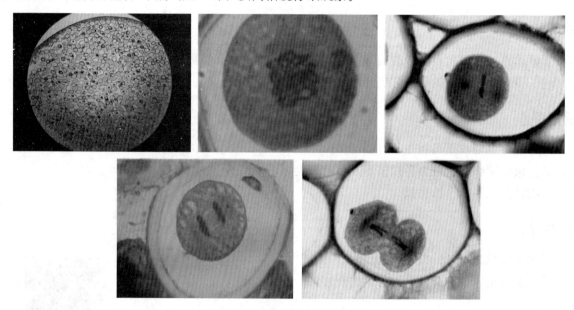

图 4-2　马蛔虫受精卵有丝分裂过程

（1）前期：中心体的两中心粒彼此分开，中心粒周围有辐射状细丝为星体纤维（aster fibers），仅在动物和低等植物细胞中出现。核膨大，核中染色质逐渐浓缩形成染色丝，染色丝又缩短变粗，形成具有一定形态的染色体。晚前期，核仁、核膜消失（图4-3）。

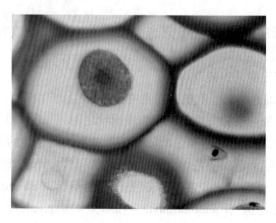

图 4-3　动物细胞有丝分裂前期

（2）中期：中心粒到达两极，可清晰地看到中心粒及其周围的星体纤维。染色体位于纺锤体中央。若从正面观，可见染色体排列如菊花样；从侧面观，染色体呈横线状（图4-4、图4-5）。

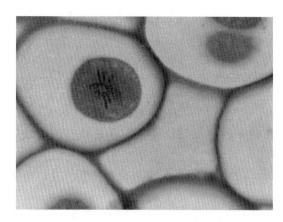

图4-4 动物细胞有丝分裂中期正面观

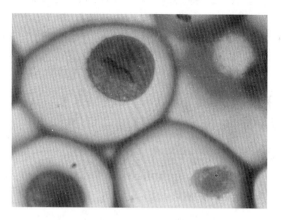

图4-5 动物细胞有丝分裂中期侧面观

（3）后期：染色体纤维收缩，成对的染色单体彼此分离，向细胞的两极移动。细胞质在赤道板的质膜下产生缢缩环，细胞中部表面在赤道部位向内缢缩凹陷，出现横缢（图4-6）。

（4）末期：两极的染色体逐渐解旋，伸长形成染色丝。晚末期，染色丝逐渐形成染色质，核仁核膜重新出现，形成核。同时，细胞膜的横缢逐渐加深，最后细胞完全分离，形成两个细胞（图4-7）。

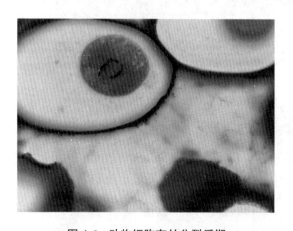

图4-6 动物细胞有丝分裂后期

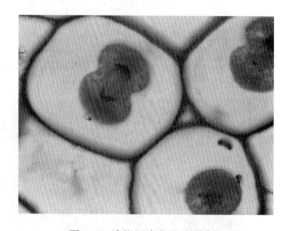

图4-7 动物细胞有丝分裂末期

由此可见，动、植物细胞有丝分裂的过程基本相同，但有两点不同：一是植物细胞没有中心粒，故没有动物细胞分裂时中心粒的一系列变化；二是植物细胞分裂末期，在细胞中央形成细胞板，在其两侧有多糖类物质积累成细胞壁，最后形成两个新细胞，而动物细胞则是细胞膜在细胞中部以横缢的方式形成两个新细胞。

实验二 动物生殖细胞的减数分裂

【实验目的】

1. 了解动物精子在形成过程中的减数分裂。

2. 进一步熟练显微镜的使用。

【实验准备】

显微镜、擦镜纸、蝗虫精巢固定标本。

【实验内容】

蝗虫精子形成中减数分裂的观察。

【方法与步骤】

观察标本：先在低倍镜下找到分裂图像，转换高倍镜观察减数分裂各期特征。各分裂时期的观察要点如下。

1. 前期Ⅰ（prophase Ⅰ） 即第一次成熟分裂的前期。这一时期特别长，而且变化复杂，又可分为下列五个时期（图 4-8 ～图 4-12）。

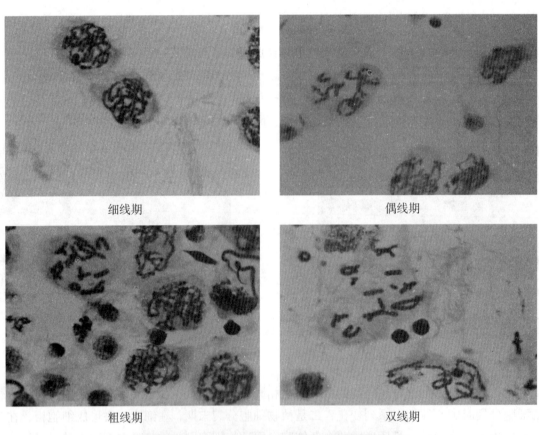

细线期　　　　　　　　　　　偶线期

粗线期　　　　　　　　　　　双线期

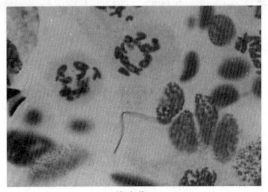

终变期

图 4-8　减数分裂前期Ⅰ分期

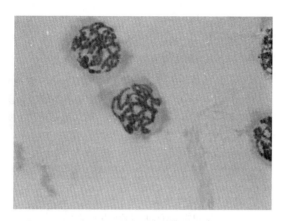

图 4-9　减数分裂前期Ⅰ细线期、偶线期（高倍镜）
蝗虫精细管压片（苯酚品红染色）

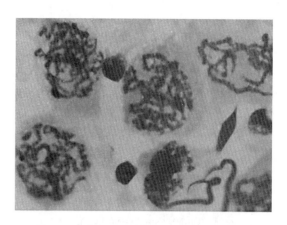

图 4-10　减数分裂前期Ⅰ粗线期（高倍镜）
蝗虫精细管压片（苯酚品红染色）

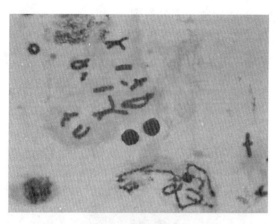

图 4-11　减数分裂前期Ⅰ双线期（高倍镜）
蝗虫精细管压片（苯酚品红染色）

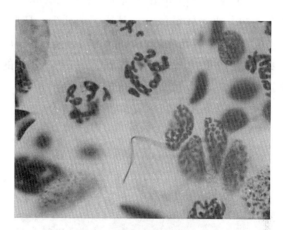

图 4-12　减数分裂前期Ⅰ终变期（高倍镜）
蝗虫精细管压片（苯酚品红染色）

（1）细线期（leptotene）：这是减数分裂的开始时期，染色体呈丝状，首尾不分绕成一团，核仁明显。

（2）偶线期（zygotene）：同源染色体（homologous-chromosomes）的配对（联会）发生在这一时期。

（3）粗线期（pachytene）：配对后的染色体逐渐变短变粗，染色体的个体性也较鲜明。

（4）双线期（diplotene）：染色体浓缩得较短较粗，同源染色体开始互相排斥，但不是完全分开。同源染色体间发生局部交换，因此在一定距离间出现了交叉结，使染色体在形态上呈"X"形、"O"形和"∞"形。

（5）终变期（diakinesis）：染色体浓缩变得更为粗短，交叉结向端部移动（称交叉端化），核仁仍存在。这时观察染色体最为清楚，便于计数。

2．中期Ⅰ（metaphase Ⅰ）　核仁和核膜已消失，每个二价体排列在赤道板上，纺锤体形成，纺锤丝把着丝粒拉向两极。交叉点进一步端化，但交叉数大为减少（图 4-13）。

3．后期Ⅰ（anaphase Ⅰ）　二价体中的两条同源染色体由于纺锤丝的牵引而分开，并向两极移动，每条染色体的两条染色单体仍有一着丝粒连着，由于着丝粒位置的不同，后期染色体呈各种不同的形状（"J"形、"C"形及棒形等）。由于着丝粒未分开，每一极只得到10条染色体，染色体数目减半（图 4-14）。

4．末期Ⅰ（telophase Ⅰ）　染色体到达两极后，核膜重建，核仁重新形成，接着进行胞质分裂，形成两个子细胞，并经过一个短暂的间期后进入第二次成熟分裂。有些生物末期Ⅰ结束后并不进入间期，而可立即进入第二次成熟分裂的前期。

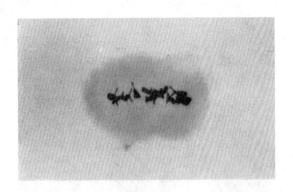

图 4-13　减数分裂中期 I（高倍镜）
蝗虫精细管压片（苯酚品红染色）

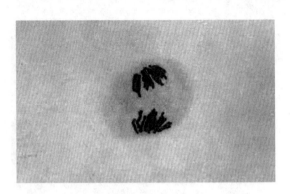

图 4-14　减数分裂后期 I 侧面观（高倍镜）
蝗虫精细管压片（苯酚品红染色）

5. 前期 II（prophase II）　即第二次成熟分裂的前期。每一个二分体又开始明显缩短，但着丝粒仍连在一起，染色体臂张开，基质逐渐减少，核膜消失。这一期较短暂，不易看到。

6. 中期 II（metaphase II）　可以看到缩短了的二分体又整齐地排列于赤道板上（图 4-15）。

7. 后期 II（anaphase II）　每一个二分体的着丝粒分开，姐妹染色单体（此时每一单体各具一着丝粒，故可称为染色体）开始分向两极（图 4-16）。

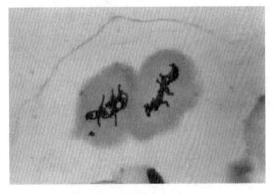

图 4-15　减数分裂中期 II（高倍镜）
蝗虫精细管压片（苯酚品红染色）

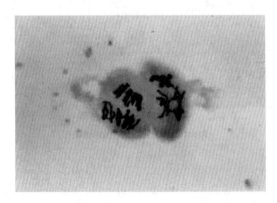

图 4-16　减数分裂后期 II（高倍镜）
蝗虫精细管压片（苯酚品红染色）

【附录】　减数分裂实验有关试剂、染液的配制方法

1. Carnoy 固定液　由 100% 乙醇溶液 3 份、冰醋酸 1 份配制而成。

2. 醋酸洋红染液　45% 醋酸溶液 100 ml 加洋红粉（carmine）1 g，煮沸（时间不超过 30 秒），冷却后过滤即成。也可再加 1%～2% 铁明矾水溶液 5～10 滴。

3. 改良苯酚品红染液

（1）取碱性品红 3 g，溶解在 100 ml 的 70% 乙醇溶液中配成母液 A（可长期保存）。

（2）取母液 A 10 ml 加入 90 ml 的 5% 苯酚水溶液，配成母液 B。

（3）取母液 B 45 ml，加入冰醋酸 6 ml、37% 甲醛（福尔马林）溶液 6 ml，此液即为苯酚品红染色液。

（4）取 10 ml 苯酚品红染色液，加入 45% 冰醋酸 90 ml、山梨醇 1 g，此液即为改良苯酚品红染色液。

4. 吉姆萨染液 取吉姆萨粉 1 g、甘油（AR）66 ml、甲醇（AR）66 ml，将三者混合。先将吉姆萨粉溶于少量甘油中，在研钵内研磨，直至无颗粒为止，再将全部甘油倒入，放入 56 ℃ 恒温箱中 2 小时，再加入甲醇配成原液，密封保存于棕色瓶中。使用时，用 pH 6.8 的磷酸缓冲液配成 10 % 的作用液。

5. pH 6.8 的磷酸缓冲液

（1）1/15 mol/L Na_2HPO_4：称取 9.41 g Na_2HPO_4 溶于 1000 ml 蒸馏水中。

（2）1/15 mol/L KH_2PO_4：称取 9.08 g KH_2PO_4 溶于 1000 ml 蒸馏水中。

（3）取 1/15 mol/L Na_2HPO_4、1/15 mol/L KH_2PO_4 各一半，即为 pH 6.8 的磷酸缓冲液。

第五章

染色质与染色体

实验一　人类染色体的形态观察与非显带染色体核型分析

【实验目的】

1. 掌握人类染色体的形态、数目和分组特征。
2. 掌握染色体计数和性别鉴定方法。
3. 掌握正常人体细胞染色体非显带染色体核型分析方法。

【实验原理】

　　人类非显带染色体核型分析是染色体研究中的基本方法。它可根据染色体的数目、结构进行核型分析，而对染色体病患者给出初步的诊断。可在显微镜下直接做出判断，也可进行显微照相，经冲洗、放大后，根据照片进行分析。人类染色体的命名是根据丹佛（Denver）及伦敦会议提出的标准，按照染色体的长度和着丝粒的位置，将染色体配对并按长度依次排列、分组、编号。人体细胞含有 46 条染色体，即 23 对。其中，22 对为常染色体，男、女相同，编为 1 ～ 22 号；另一对为性染色体，男女有别，男性为 XY，女性为 XX。根据着丝粒的位置及其相对长度可将 22 对常染色体分为 A、B、C、D、E、F、G 七组。性染色体可根据其形态、大小编入不同组内，X 染色体编入 C 组，Y 染色体编入 G 组。在剪接配对制备核型图时，性染色体可单独排列。将照片上的染色体按其轮廓剪下，并根据它们的大小和着丝粒的位置，进行配对、分组、排列，并贴在报告纸上，而构成染色体核型图。根据每个染色体的正常形态特征，检查分析染色体核型正常与否，即为核型分析。经核型分析后，将其分析结果按国际标准进行描述。

【实验准备】

1. **器材与用品**　剪刀、镊子、剪贴纸、尺子、胶水、铅笔、橡皮、报告纸。
2. **实验材料**　正常人外周血淋巴细胞非显带中期分裂象照片。

【方法与步骤】

　　正常人体细胞染色体的观察与计数：每人发一张正常人外周血淋巴细胞非显带（中期分裂象）染色体照片，进行染色体观察和计数。染色体在细胞周期中经历着凝缩和舒展的周期性变化。在细胞分裂中期，染色体高度凝缩，从而轮廓、结构清晰且典型，易于观察分析。每一中期染色体由两条染色单体组成，借着丝粒而彼此相连。由着丝粒将每条染色单体分为两个染色体臂，分别称为长臂（q）和短臂（p）。染色体臂上有较狭窄而浅染的区域，称为次缢痕（又称副缢痕），D、C 组染色体短臂末端连有一个球形小体，即随体。短臂和随体相连处为次缢痕。

染色体大小及着丝粒位置判断：从原则上讲，染色体的大小从 A 到 G 组，依次递减。A 组染色体最大，B、C、D、E、F 组染色体逐渐减小，G 组染色体最小。着丝粒是分辨非显带染色体的一个重要指标。正常人每一个体细胞都含有 46 条染色体，可根据照片上染色体的自然分布，划分为几个区域，便于染色体计数。将各区域的染色体计数总合起来，即为该分裂象的染色体总数。

A 组（1 ~ 3 号）

1 号：是 23 对染色体中最大的中着丝粒染色体，位于长臂近着丝粒处，常见次缢痕。

2 号：比第 1 对短，是最大的亚中着丝粒染色体。

3 号：是 23 对染色体中第二大的中着丝粒染色体。

B 组（4 ~ 5 号）　次大，均为亚中着丝粒染色体，两对染色体不易区分。

C 组（6 ~ 12 号和 X）　本组为染色体最多的一组，且均为亚中着丝粒染色体。各对染色体间在形态上差别较小，故不易区分。但 6、7、9 和 11 号为偏中部的亚中着丝粒染色体，其余更偏亚中。X 染色体的大小在 7、8 号之间，有时常不等大。9 号长臂近着丝粒处常出现次缢痕。由于这组染色体不易区分，故准确的鉴别往往依赖于显带染色技术。

D 组（13 ~ 15 号）　中等大小，为七组中最大的近端着丝粒染色体。此组染色体的短臂常见随体。染色体大小依次递减，较难准确鉴别。

E 组（16 ~ 18 号）

16 号：为本组中最大的染色体，中着丝粒，长臂常见次缢痕。

17 号：是较小的亚中着丝粒染色体。

18 号：是亚中着丝粒染色体中最小的一对，短臂比 17 号短。

F 组（19 ~ 20 号）　为七组中最小的 2 对中着丝粒染色体。易与其他组区分，但组内两对染色体不易区分。

G 组（21 ~ 22 号和 Y）　此组染色体为七组中最小的近端着丝粒染色体，短臂常有随体。21 号常比 X 小。Y 染色体也为近端着丝粒染色体，但无随体，并常比 21、22 号染色体大，但其长度变异甚大。Y 染色体长臂常平行靠拢，此点为 Y 染色体与 21、22 号染色体鉴别的重要标志。

非显带染色体核型分析：通过染色体照片观察、计数，并进行性别判断后，将照片上的染色体按其轮廓，逐个全部剪下（可按染色体轮廓剪成长方形，以便配对和粘贴）。并将剪下的染色体摆放在已画线的报告纸上。按照非显带染色体的识别特点，配对、分组、排列。摆放时，短臂向上、长臂向下，着丝粒位于铅笔画的横线上，分组排列摆放好，经分析无误后，方可涂上胶水贴在报告纸上，并按国际标准描述所分析的核型。

【注意事项】

1．实验操作时，不宜面对剪下的染色体大声说话、咳嗽和打喷嚏，以免染色体被吹跑或遗失。

2．剪贴时应注意一对染色体要排列紧密，不要有间隔，而每对之间要有间隔，组间也要有间隔。着丝粒都要排列在横线上。上、下线的染色体要求对齐排列。

3．将性染色体排列在 G 组旁。

4．按染色体轮廓剪成长方形，以便排列、配对和粘贴。

【附录】　正常人染色体核型图版

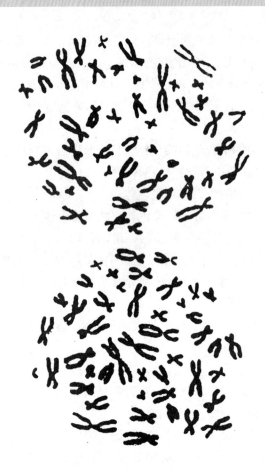

实验二　小鼠骨髓细胞染色体的标本制备

【实验目的】

1. 初步掌握实验动物骨髓细胞染色体标本的一般制备方法（直接法）。
2. 了解小白鼠染色体的形态特征。

【实验原理】

骨髓细胞具有旺盛的分裂增殖能力。在骨髓细胞中，有丝分裂细胞所占的比例比一般细胞大。为了积累更多的有丝分裂中期细胞，可在收集细胞前进行秋水仙碱（秋水仙素）处理。制备的骨髓染色体标本可以用于观察毒性物质在小鼠体内对细胞染色体的影响。同时，该方法在检测环境致突剂方面，也有其独特的优点。该方法简单、便捷、直接、易于掌握，一般实验室均可进行。因此，此法也是在动物实验中检测有害物质对机体遗传物质损害的方法之一。

【实验准备】

1. **试剂**　0.04% 秋水仙碱溶液、0.075 mol/L KCl、甲醇、冰醋酸、Giemsa 染液、香柏油、二甲苯等。
2. **器材**　光学显微镜、恒温培养箱、离心机、架盘天平、乙醇溶液纱布及其他一般用品。
3. **实验材料**　健康小白鼠（体重约 20 g）。

【方法与步骤】

1．取材和低渗　取材前 3 ~ 4 小时，于小鼠腹腔内注入 0.04 % 秋水仙碱溶液，按 0.1 ml/10 g 体重，以积累中期分裂象。以断颈髓法处死小鼠，取其股骨，用乙醇溶液纱布清除其上粘附的肌肉及结缔组织，并用剪刀剪去股骨两端少许骨骺及骨皮质，暴露骨髓质。用注射器抽取 0.075 mol/L KCl 5 ml 冲洗骨髓腔，将冲洗后的液体收集到 5 ml 离心管中，反复冲洗两次以上，至骨髓腔变白，将冲洗液吹打均匀后置 37 ℃恒温培养箱低渗处理 20 分钟。

2．预固定　取出低渗后的离心管，加入 2 ~ 3 滴预固定液（甲醇∶冰醋酸为 3∶1），立即吹打均匀，平衡后用离心机 2500 r/min 离心 5 分钟，去上清液留底物。

3．固定一　加固定液 5 ml 于离心管中，吹打均匀，室温固定 10 分钟后，以 2500 r/min 离心 5 分钟。去上清液，留底物。

4．固定二　再加固定液 5 ml 于离心管中，吹打均匀，室温固定 10 分钟后，以 12500 r/min 离心 5 分钟。倾去上清液，加入少许（约 0.5 ml）固定液（加入量视底物量而定）。

5．滴片　将沉淀物吹打均匀后吸于滴管内，在每片预冷的载玻片上滴 2 ~ 3 滴，酒精灯上烘烤一下，放在片盘上，晾干后装入片盒中。

6．染色和观察　1∶10 的 Giemsa 染液染色 15 分钟后，用自来水冲洗。待制片干燥后置于显微镜下观察。小鼠染色体形态、数目与人类染色体不同，小鼠全部为端着丝粒染色体。

【注意事项】

在用乙醇溶液纱布处理股骨上的软组织时，不要使组织块掉入离心管中。

实验三　人外周血淋巴细胞染色体制备

【实验目的】

了解人外周血淋巴细胞培养和染色体标本制备的方法。

【实验原理】

外周血淋巴细胞是不能增殖的分化细胞群。在体外培养条件下，若于培养基中加入植物凝集素（PHA）则可刺激处于 G_0 期的淋巴细胞转化为淋巴母细胞，使其重新获得有丝分裂的能力，经一段时间的培养即可获得大量分裂期细胞以供染色体分析。

秋水仙碱（或秋水酰胺）可通过干扰微管组装而抑制纺锤丝形成，使细胞分裂不能顺利进入后期而停滞于中期，从而可在短期内积累大量最适于进行染色体分析的中期分裂象。此外，秋水仙碱还能使染色单体缩短、分开，使染色体呈现明显的外形特点而利于辨认。

染色体标本在制备过程中有两个重要环节，其原理如下。

（1）低渗处理：目的是使水分通过细胞膜向细胞内渗入，导致转化的淋巴细胞膨胀，染色体进一步分散而利于分析。同时，低渗处理还可使红细胞质膜破裂，经离心后破裂红细胞浮于上清液中而更易被去除，此后的固定过程主要针对淋巴细胞，故改善了淋巴细胞的固定质量及标本质量。

（2）固定：目的在于尽快使细胞的结构固定于接近存活的状态，以便进行进一步处理，若不固定则可因细胞内蛋白质分解而导致细胞结构变化。染色体研究中常用的固定液为甲醇冰醋酸（3∶1）固定液。

冰醋酸渗透力强，固定迅速，但易使组织膨胀；而甲醇则可使组织收缩，两者混合使用能抵消各自的缺点，得到较好的固定效果。

【实验准备】

1. 器材   冰箱、恒温培养箱、恒温水浴箱、离心机、超净工作台、无菌培养瓶、10 ml 离心管、吸管。

2. 试剂   RPMI 1640 或 Eagle's MEM 培养液、胎牛血清（FCS）、PHA、秋水仙碱、85% NaCl 溶液、0.075 mol/L KCl、甲醇、冰醋酸、肝素、Giemsa 染液、pH 6.8 的磷酸盐缓冲液（PBS）。

试剂配制如下。

（1）外周血细胞培养液：RPMI 1640 液 16 ml、胎牛血清 4 ml、庆大霉素 5 μl，pH 7.2，分装于 4 个培养瓶中，每个培养瓶中 5 ml，置 4 ℃冰箱中保存，1 个月内使用有效。

（2）1% 秋水仙碱溶液：称量秋水仙碱 0.01 g 溶于 100 ml 85% NaCl 溶液，即为 1% 秋水仙碱溶液，高压灭菌后分装保存备用。

（3）0.2% 肝素液：称量 0.2 g 肝素，溶于 100 ml 85% NaCl 溶液，即为 0.2% 肝素液，高压灭菌后分装保存备用。

（4）75% KCl 溶液：称取 0.559 g KCl，溶于 100 ml 双蒸水中。

（5）甲醇 - 冰醋酸固定液：甲醇 3 份、冰醋酸 1 份，混匀后置于瓶中，现用现配。

3. 材料   人外周血。

【方法与步骤】

1. 采血   用肝素液（0.2 ml）湿润注射针筒后，常规取静脉血 1 ~ 2 ml，转动针筒混匀肝素。

2. 接种（在超净工作台中无菌操作）   在每个培养瓶中（含 20% 血清的 RPMI 1640 培养液 5 ml，pH 7.2）加入全血 0.25 ~ 0.30 ml（7 号针头 13 ~ 15 滴）、PHA 5 mg，盖紧胶塞，轻轻摇匀。

3. 培养   将培养瓶放在 37 ℃恒温培养箱内培养 72 小时。终止培养前 2 ~ 4 小时，加入 0.01% 秋水仙碱溶液 1 ~ 2 滴（用 7 号针头），使终浓度为 0.2 pg/ml 培养液。轻轻摇匀后，放回培养箱继续培养 2 ~ 4 小时。

4. 收集   将培养后的血细胞收集在离心管中，平衡后以 1000 r/min 离心 8 分钟，弃去上清液。

5. 低渗   向离心管中加入 37 ℃ 0.75 mol/L KCl 溶液至 8 ml，用吸管轻轻吹打混匀细胞，置于 37 ℃水浴箱温育 15 分钟。

6. 预固定   向离心管中滴加新配制的甲醇 - 冰醋酸固定液 1 ~ 2 ml，用吸管轻轻吹打混匀后以 1000 r/min 离心 8 分钟，弃去上清液。

7. 固定   加入新配制的固定液至 8 ml，室温静置 30 分钟。以 1000 r/min 离心 8 分钟，弃去上清液。可再重复固定 1 次。

8. 制片   根据沉淀细胞的多少，加入适量新鲜固定液（0.5 ~ 1 ml），轻轻吹打制成细胞悬液。用滴管吸取少量细胞悬液，滴至冰冷的载玻片上，立即用嘴吹散，酒精灯火焰过一下，冷风吹干或气干。

9. 染色   1 : 10 Giemsa 染液（pH 6.8）染色 10 ~ 20 分钟。用流水冲洗，晾干，镜检。

【注意事项】

1. PHA 是成败关键，如保存不善、效价低或数量不足，则作用差；若浓度过大，则导致红细胞凝块，这些都会影响细胞生长。

2. 秋水仙碱用量过大，染色体会过度收缩，乃至染色单体离散；用量过小则影响分裂象。

3. 低渗处理极为重要，低渗不够，则染色体聚在一起，分散不好；低渗太过，则造成细胞破碎，染色体丢失。

4．离心速度太高，细胞团块不易打散；离心速度太低，则会丢失细胞。

5．细胞太多或太少也会影响分裂象的多少及标本质量。

6．机械打散细胞团时，用力要适度。用力过猛，细胞易破碎，致染色体不完整。

7．固定液纯度要高，临用时新鲜配制，应沿管壁慢慢加入后打匀，固定液加入太快会使固定作用过强，致染色体扭转；固定液作用不足导致染色体出现毛刷状。

【附录】　人外周血淋巴细胞中期染色体

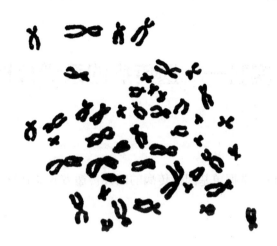

第六章

遗 传 病

实验一　遗传病的系谱分析

【实验目的】

通过对遗传病系谱的分析，掌握单基因遗传病的四种传递方式及其特点，初步掌握系谱分析的方法，并培养分析综合能力。

【实验内容】

分析视网膜母细胞瘤、遗传性肾炎、糖原贮积病 I 型（肝型）及血友病 A 的系谱。

系谱（pedigree）是在调查某种遗传病患者家族各成员的发病情况后，采用一定符号并按一定方式将调查结果绘成图谱。通过系谱分析（pedigree analysis）实验可了解该遗传病的遗传方式及规律。本实验要求掌握系谱并进行分析讨论，判断各系谱的传递方式及其特点，写出患者及其父母可能出现的基因型。

（一）视网膜母细胞瘤

视网膜母细胞瘤的系谱如图 6-1 所示。

思考：为什么 II_4 的家系中没有患者？请推测，III_{11} 与正常人结婚是否会出现患者？II_2 和 II_3 表型都正常，其后代中却出现了患者，这是为什么？

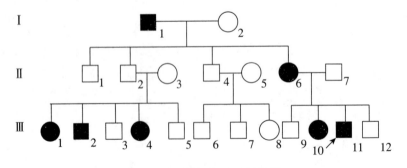

图 6-1　视网膜母细胞瘤的系谱

（二）遗传性肾炎

遗传性肾炎的系谱如图 6-2 所示。

思考：III_3 为什么没有患病？III_4 如果与正常人结婚，其后代患同样疾病的可能性如何？IV_1 若与一名正常女性结婚，他们的孩子发生同样疾病的可能性如何？

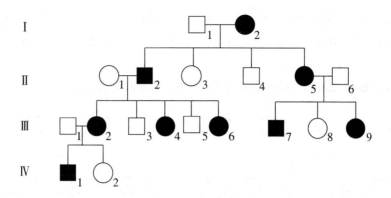

图 6-2 遗传性肾炎的系谱

(三) 糖原贮积病 I 型 (肝型)

糖原贮积病 I 型 (肝型) 的系谱如图 6-3 所示。

思考: 为什么在第三代突然出现患者? III₁ 的致病基因来自母亲还是父亲? 如果 III₁ 与一名患同样疾病的男性结婚, 其后代患病的可能性有多大?

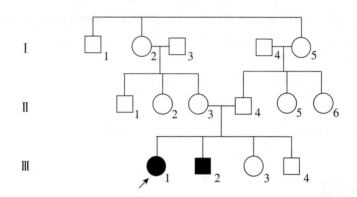

图 6-3 糖原贮积病 I 型 (肝型) 的系谱

(四) 血友病 A

血友病 A 的系谱如图 6-4 所示。

思考: 为什么男性患者众多? II₂ 的致病基因来自谁? 为什么? 推测 III₂ 与正常人结婚后所生孩子患此病的可能性。

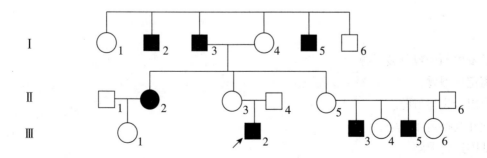

图 6-4 血友病 A 的系谱

【作业】

1. 有一对表型正常的夫妻, 生了一个患白化病的儿子和一个表型正常的女儿。其女与一正常男性

（该家族成员均正常）结婚，所生孩子中的第三胎是一个女性白化病患者。上述患白化病的儿子和一个双亲表型都正常的表妹结婚，其第二胎也是一个白化病患者。请绘出系谱图，并写出患者及其父母的基因型。

2．某家族 ABO 血型和红绿色盲的调查结果如下面的系谱图所示。

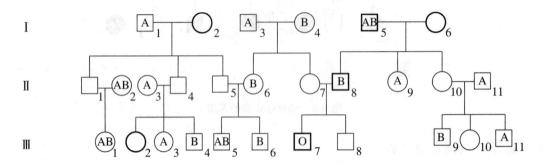

（1）Ⅲ$_7$ 的红绿色盲基因是从世代 Ⅰ 中的哪个个体传递来的？

（2）如果 Ⅲ$_2$ 和 Ⅲ$_7$ 结婚，他们生的男孩患红绿色盲的可能性有多大？

（3）如果 Ⅲ$_7$ 和 Ⅲ$_{10}$ 结婚，所生的女孩成为红绿色盲基因携带者的比例有多大？

（4）如果对这个家系的世代 Ⅰ、Ⅱ 血型的判断是正确的，那么世代 Ⅲ 中就有一个个体的血型记录是错误的。错误的是哪一个？

（5）如果对（4）中的那个孩子的母亲的血型判断是正确的，试根据该孩子的血型推断出他父亲的血型。

（6）从这个系谱图你能判断出红绿色盲的传递方式吗？判断依据是什么？

【附录】 遗传和变异习题

一、目的

1．进一步熟悉和掌握遗传学基本理论。

2．培养和训练科学思维方法，提高分析问题和解决问题的能力。

二、内容

1．配子发生与减数分裂习题。

2．分离定律习题。

3．自由组合定律习题。

4．连锁和互换定律习题。

5．多基因遗传习题。

6．染色体遗传习题。

7．群体遗传习题。

8．分子遗传习题。

三、习题

运用所学遗传学的基本理论和基本知识，回答以下各项问题。

1. 100个初级精母细胞和100个初级卵母细胞各能产生多少精子和卵子？

2. 人的受精卵、初级精（卵）母细胞、精（卵）细胞中各有多少条染色体？

3. 在一个成熟的精子或卵子中有36条染色体，其中有18条一定来自父方、18条一定来自母方。这个说法对吗？为什么？

4. 一对等位基因A、a在人群中可以形成哪些基因型的人？这些人随机婚配，都有什么婚配方式？各产生哪些基因型的后代？

5. 当后代中出现3∶1、1∶1或1∶2∶1的比例时，分析亲代的基因型和遗传方式。

6. 用表列出ABO血型中各种基因的人婚配所产生的后代的基因型与表现型。

7. 在一个医院里，同一夜晚出生了4个孩子，血型分别为A、B、AB、O型。4对父母的血型分别为O型和O型；AB型和O型；A型和AB型；B型和B型。请描述如何将4个孩子分送给各自的父母？

8. 一种黄皮豌豆，用什么方法可以知道它是纯合子还是杂合子？

9. 分析右图系谱（本病发病率为1/10000），请回答以下问题：

（1）IV₁、IV₂、IV₃患遗传病的可能性有多大？

（2）如果III₆与正常家庭的成员随机婚配，他们的子女患病的可能性有多大？

（3）如果IV₂为患者，III₃与III₄再生一个孩子患病的可能性有多大？

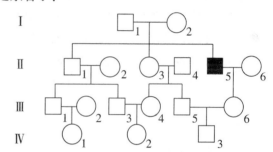

10. 遗传性舞蹈症是一种致死的神经系统显性遗传病，一般在中年以后才发病。一个青年20岁，其父亲为该病患者，请回答以下问题：

（1）该青年患本病的可能性有多大？

（2）如果这个青年未来不发病，他的子女患病的可能性有多大？

11. 一个先天性听力障碍患者的女儿与一位男性结婚，该男性的祖父是先天性听力障碍，请问他们的子女患先天性听力障碍的可能性有多大？如果这位男性的祖父正常，其叔父为先天性听力障碍，他们的子女患病的可能性又有多大？

12. 在体细胞中，有Aa、Bb、Cc三对等位基因分别位于不同的染色体上，在形成生殖细胞时，可产生哪些类型的生殖细胞？

13. 已知有Dd、Ee两对基因与人的听觉有关，当有两个显性基因D、E同时存在时，有正常听力。只要有一对基因是隐性纯合（ddEE、ddEe、DDee、Ddee）就表现为听力障碍。

（1）有一对夫妻都是先天性听力障碍，所生子女均正常，为什么？

（2）有一先天性听力障碍患者与正常人婚配，所生子女有的正常、有的听力障碍，请写出基因型并解释原因。

14. 5个母亲，每人生了一个孩子，他们的表现型如下表。

	1	2	3	4	5
母亲	A. M. Rh⁺	B. N. Rh⁻	O. M. Rh⁻	A. N. Rh⁺	AB. MN. Rh⁻
孩子	O. M. Rh⁺	O. N. Rh⁻	A. MN. Rh⁺	AB. MN. Rh⁺	AB. M. Rh⁻

从已知基因型的5个男性中选出每个孩子的父亲。五个男性的基因型分别为：$I^A i L^M L^N rr$、$I^B i L^M L^N RR$、

iiL^ML^Nrr、$I^AI^AL^ML^NRR$、iiL^NL^Nrr。

15．在同一体细胞中有 Aa、Bb 两对基因，为一个连锁群的基因；Cc、Dd 两对基因，为另一连锁群的基因。在形成生殖细胞时，该体细胞可以形成哪些类型的生殖细胞？

16．一个家庭中，父母正常，一个儿子为红绿色盲，一个儿子为先天性听力障碍。写出父母及两个儿子的基因型。这对父母所生的女儿可能是什么基因型？

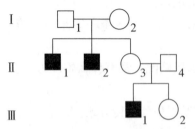

17．分析左图系谱（红绿色盲基因为 b、血友病基因为 a），请回答以下问题：

（1） I_1、I_2 的基因型是什么？

（2） I_1、I_2 可能有正常的或同时患红绿色盲和血友病的儿子吗？为什么？

（3） I_1、I_2 的女儿还可能有其他的基因型吗？

18．讨论多基因遗传病的遗传度、易患性阈值、亲缘关系与复发风险之间的关系。

19．比较单基因遗传与多基因遗传。

20．写出下列核型（常染色体数目正常）：

（1）X 染色质阳性（+），Y 染色质阴性（−）。

（2）X 染色质阴性（−），Y 染色质阳性（+）。

（3）X 染色质阳性（+），Y 染色质阳性（+）。

（4）X 染色质阴性（−），Y 染色质阴性（−）。

（5）X 染色质阳性（+），Y 染色质阴性（−）。

（6）X 染色质阳性（+），Y 染色质阳性（+）。

21．解释下列核型或带型：

（1）47，XY，+21

（2）46，XY/47，XXY

（3）46，XX，−14，+ t（14q2lq）

（4）45，XX，−14，−21，+ t（14q2lq）

（5）1p22

（6）3q26

22．根据下列各群体中的基因频率，计算各群体是否达到遗传平衡。

（1）AA = 40%；Aa = 30%；aa = 30%。

（2）AA = 70%；Aa = 0；aa = 30%。

（3）AA = 50%；Aa = 50%；aa = 0。

（4）AA = 25%；Aa = 50%；aa = 25 %。

（5）AA = 36%；Aa = 48%；aa = 16%。

23．某种隐性遗传病的发病率为 1/10000，计算在达到遗传平衡时，群体中这对等位基因所形成的各种基因型的频率。

24．一队群体中，某种隐性遗传病的发病率为 1/250000，请说出携带者的频率。

25．796 人中苯硫脲（PTC）尝味者占 75%，问 TT、Tt、tt 三种基因型的人在该群体中各占多少？

26．某群体中有一种显性遗传病，患者生育能力为 0.8，基因型频率 AA = 1/10000、Aa = 1/5000、aa = 9997/10000。经过一代以后，该群体中各种基因型的频率为多少？

27．一种隐性遗传病发病率为 1/10000，患者生育能力为 0.4。经过一代以后，该群体中各种基因型的频率是什么？

28．一种显性遗传病的发病率为 1/4500，患者生育能力为 0.2，求基因突变率。

29．一种隐性遗传病的发病率为 1/7600，患者生育能力为 0.6，求基因突变率。

30．群体中，一种隐性遗传病的发病率为 1/40000，基因 A → a 的突变率为 10×10^{-6}/代，此时 a → A 的回复突变率应为多少？

31．在基因调节系统中及蛋白质合成过程中，哪些环节的改变能引起突变？

32．根据转录与翻译的原理，在下表空白处填入适当的答案（碱基或氨基酸）。

DNA	AG			T
	C			
mRNA		GCU		
ACU	tRNA			
氨基酸			酪氨酸	

33．讨论减数分裂与分离定律、自由组合定律、连锁与互换定律之间的关系。

34．用你所学习过的有关知识总结，什么是基因？

35．讨论在哪些情况下可能产生突变。

实验二　PTC 尝味试验和人类性别鉴定方法

【实验目的】

1．通过对人类尝味能力的分析，能初步运用遗传学的基本规律解释一些遗传现象。

2．了解人类性别鉴定方法，识别 X 染色质、鼓槌体的形态特征。

3．了解 K 染色质标本的制作方法。

【实验准备】

1．血涂片。

2．各种浓度的 PTC 溶液（1/24000、1/50000、1/400000、1/750000、1/3000000）、PTC 粉末结晶、醋酸地衣红（或冰醋酸甲紫）。

3．显微镜、洁净滴管、载玻片、盖玻片、吸水纸、拭镜纸、消毒牙签。

【实验内容】

1．PTC 尝味试验。

2．X 染色质标本的制作和观察。

3．鼓槌体的观察。

【方法与步骤】

PTC 尝味试验：苯硫脲（phenythiocamide，PTC）是一种白色结晶状药物，含有 N-C=S 基因，故有苦涩味。有的人能尝出其苦味，称为 PTC 尝味者，这决定于显性基因 T 的存在；有的人几乎不能尝出苦味，称为味盲，这决定于纯合的隐性基因 tt 的存在。这对基因位于人类的第 7 号染色体上。在我国汉族人群中，味盲者约占 10%。在 PTC 尝味者中，TT 的个体尝味能力较强，而杂合型 Tt 的个体尝味能力较弱。在味盲者中，tt 的个体尝味能力极弱，只有在 PTC 的浓度大于 1/24000 时，才能尝出其苦涩味，有的人甚至对 PTC 粉末结晶都尝不出苦涩味。人类对苯硫脲的尝味能力属于不完全显性遗传。

每人取从低浓度到高浓度的 PTC 溶液，分别滴 1~2 滴在舌上，进行尝味，以测出自己对 PTC 的尝味能力（如果各种浓度的 PTC 溶液均尝不出苦涩味，可取少许 PTC 粉末结晶放于舌上，测试是否能尝出苦味），并记录自己能尝出的 PTC 浓度，然后推算出自己属于哪种基因型（TT、Tt 或 tt）。最后，由组长统计全组尝味结果，计算出各种基因型的人数和比例，报告老师。

X 染色质的观察： 人类的性别，可以通过性染色体（sex chromosome）鉴别。另外，还可以通过体细胞（somatic cell）核内的 X 染色质（X chromatin）和中性粒细胞分叶核上的鼓槌体（drumstick）进行鉴别。

用消毒牙签从女性口腔两侧颊部轻轻刮取黏膜上皮细胞，涂抹于载玻片上（涂片时，只能从左到右或从右到左，切勿来回涂抹），涂抹范围为一张盖玻片大小。然后立即加醋酸地衣红染料 1 滴，静置 10~20 分钟（如用甲紫染色，应先加冰醋酸 1~2 滴后，再加甲紫 1 滴），立即盖上盖玻片，用手指轻轻加压（切勿移动盖玻片），再用吸水纸吸去盖玻片周围的余液。将已制作好的玻片标本置低倍镜下观察，找到铺展好的口腔黏膜上皮细胞后，移至视野中央，转换高倍镜观察。X 染色质紧贴在核膜内缘，形态为一结构致密而染色较深的、轮廓清楚的小体。其形状一般呈圆形、三角形或卵圆形等，直径为 1 μm 左右（图 6-5）。观察时应特别注意，凡位于细胞核中间，或者核中间及核膜内缘同时出现的类似 X 染色质的结构，均有可能是其他核质凝聚物，故不能认为是 X 染色质。

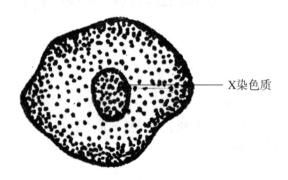

X染色质

图 6-5   人口腔黏膜上皮细胞（示 X 染色质）

正常女性的口腔黏膜上皮细胞中，X 染色质的出现率为 20%~40%（在不同的实验室中，计数有一定差别）。试观察 30 个女性口腔黏膜上皮细胞，同时观察 30 个男性的同类细胞，并分别计算有 X 染色质的细胞所占的百分比。

鼓槌体的观察： 鼓槌体（即核旁小体）为女性中性粒细胞分叶核上的圆球形突出物，直径约 1.5 μm，形似鼓槌。由一细丝将其与中性粒细胞分叶核相连。在低倍显微镜中，观察已制好的血涂片标本，找到分叶的白细胞后，即转换高倍镜观察，可见到分叶核上有一与细丝相连的、形似鼓槌的圆球形突出物，即鼓槌体。

正常女性鼓槌体出现率为 1.5%~6%，而正常男性的中性粒细胞分叶核上则无鼓槌体出现，鼓槌体仅见于 XXY 综合征患者。X 单体综合征的女性患者的中性粒细胞中没有鼓槌体。在多 X 染色体的女性患者中，一个细胞内的鼓槌体数目也可增多，如 X- 三体综合征患者，其中性粒细胞分叶核上有时也连有两个鼓槌体。可见鼓槌体与 X 染色质数目变化有关。因此，检查鼓槌体除有助于性别鉴定外，还有助于对性染色体数目异常所引起的遗传性疾病的诊断。

【附录】 醋酸地衣红染液的配制

地衣红	1.0 g
冰醋酸	25 ml
70% 乳酸溶液	20 ml
蒸馏水	5 ml

将冰醋酸放入三角瓶中，瓶口加一棉塞，在酒精灯上加热至微沸，缓慢加入地衣红，使其溶解，待冷却后加入蒸馏水，振荡 5 ~ 10 分钟，过滤到棕色试剂瓶中备用。在临用前，取等量的醋酸地衣红原液与 70% 乳酸溶液混合，过滤后即可使用。

实验三　人类的皮肤纹理

【实验目的】

1．学习人类皮纹的印取方法。
2．识别指纹类型、嵴线计数方法和各项掌纹的测定。
3．学习各项指纹、掌纹资料的分析。

【实验准备】

8 开白书写纸、红色印泥（或油墨）、泡沫塑料块、放大镜、量角器、直尺、铅笔。

【实验内容】

1．皮肤纹理概述。
2．皮纹资料的印取。
3．皮纹的观察和记录。
4．各项指纹、掌纹资料的整理和分析。

【方法与步骤】

一、皮肤纹理概述

皮肤纹理（dermatoglyph）简称皮纹，是指人体皮肤上一定的部位，如掌、手指、足趾出现的纹理图形。皮纹是由皮肤的真皮乳头（dermal papilla）向表皮突出形成的排列整齐的乳头线，是一道道凸起的嵴纹（ridge），上有汗腺开口，嵴纹之间则为凹下的沟（furrow），这些凸凹的嵴和沟形成了人的皮纹。

皮纹的形成与遗传有关，亲子代之间有一定的相关关系，每个人的皮纹在出生时即已定型，且终生不变。而每个人都有自己所特有的指（趾）、掌纹，没有指（趾）、掌纹完全相同的人。环境因素对皮纹的形成也有一定的影响，所以皮纹和人类的其他遗传性状一样，是遗传因素和环境因素共同作用的结果。其遗传方式随项目的不同而异。由于皮纹的上述特点，长期以来，皮纹被作为侦破案件的手段之一。

近年来，人们发现某些疾病，特别是一些染色体病，如 21- 三体综合征（先天愚型）、特纳综合征（先天性卵巢发育不全综合征）、克兰费尔特综合征（先天性睾丸发育不全综合征）等多种染色体畸变引起的疾病，常伴有皮纹异常，故已将皮纹的改变作为上述一些疾病的一种诊断手段。

近几年，我国开展了对全国各地、各民族的皮纹正常值的研究，同时也对几十种疾病进行了皮纹学研究。结果表明，皮纹不仅有种族差异（如白种人、黄种人和黑种人，都有各自的皮纹特点），而且在我国各民族间也有差异。不同的民族有自己的皮纹特点。所以，在应用某一项皮纹特点作为疾病的诊断指标时，应考虑皮纹的民族特异性，以该民族的皮纹正常值作为依据。

二、皮纹资料的印取

先将印取对象的双手（脚）洗净、擦干，用泡沫塑料块将印泥沾在印取对象的掌、指（趾）上（注意不要来回涂抹，所沾印泥不能过多），然后将手掌、指自然伸开，印在事先准备好的 8 开白书写纸上。在印的时候压一压手背，特别注意各手指基部及掌的近端至腕部，以免漏印这些部位。将左、右手图像印在一张纸上，然后在同一张纸上分别印取 10 根手指的指尖皮纹。印时，应将手指从一侧到另一侧在纸上滚动，以便将指尖的两侧都印上，记下 10 个指尖的顺序。如图像不清晰，则须将手洗净后，按上述方法重印，直至清晰为止。

三、皮纹的观察和记录

用放大镜仔细观察以下各项。

（一）指端纹型

指尖的皮肤花纹类型，称为指端纹型（finger tip pattern），可以分为三大类，即弓形纹（arch，A）、箕形纹（loop，L）和斗形纹（whorl，W）。指端纹型的界标为三叉点（triradial point）和纹心（core）。三叉点为三条嵴线的汇合处，彼此以 120° 相交之点，或者三条嵴线并未相交，则以它们可能以 120° 相交的一点为三叉点（图 6-6）。纹心为指纹中心的一点或线（图 6-7）。由于各个花纹的三叉点数目不同，可将指端花纹分为以下三大类。

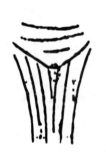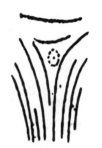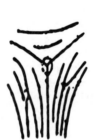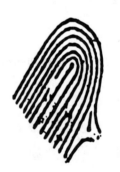

图 6-6　三叉点　　　　　　　　　　　　　　图 6-7　纹

1. 弓形纹　无三叉点，全部由平行的弓形纹组成，又可分为简单弓形纹（sim-piearch，As）（图 6-8，1）和弓的弯度较大的蓬状弓形纹（tentedareh，At）（图 6-8，2）。

2. 箕形纹　有一个三叉点，根据箕开口的方向不同，可分为：尺箕（ulnarloop，Lu）的箕口朝向尺侧（手的小指侧）（图 6-8，3）；挠箕（radialloop，Lr）的箕口朝向桡侧（手的拇指侧）（图 6-8，4）。

3. 斗形纹　有两个或更多的三叉点，按其嵴线形式的不同又可分为以下几种。

（1）简单斗（simple whorl，W^s）：嵴线呈同心圆状或螺旋状排列（图 6-8，5）。

（2）囊状斗（pocket whorl，W^p）：在 1 个箕内包含着 1 个很小的斗（图 6-8，6）。

（3）双箕斗（double loop whorl，W^d）：由两个箕形纹组成（图 6-8，7）。

（4）复合斗（accidentals whorl，W^a）：由两个或更多的图像组成，如 1 个箕和 1 个斗；3 个箕或其他特异的形式联合而成（图 6-8，8）。

逐一观察各自所取标本的 10 根手指，分辨每根手指的纹型，将观察结果记录在该指的旁边。

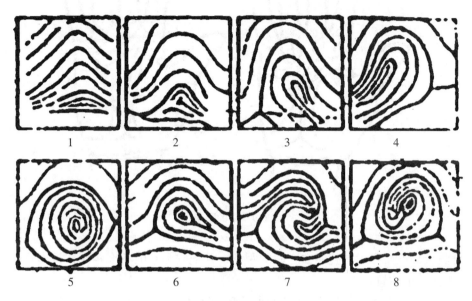

图 6-8　指端花纹类型

（二）指纹嵴线计数

弓形纹无三叉点，故指纹嵴线数为 0。

箕形纹嵴线计数：用铅笔从纹心到三叉点连一直线，数通过这一直线的嵴线数（连线两点不计），即为该纹型的嵴线数。

斗形纹嵴线计数：斗形纹有两个三叉点，将两个三叉点分别与纹心连线，数通过两条线上的嵴线数（方法同上），计算嵴线总数时只计较大的一个得数。双箕斗有两个纹心和两个三叉点，分别将纹心与各自的三叉点连线，得到两个数字，再将两个纹心连线，数通过该线的嵴线数（方法同上），将以上 3 个数相加除以 2，得数即为该指的嵴线数（双箕斗嵴线数的计算方法有多种，上述方法为中国遗传学会皮纹学研究协作组建议的统一计数方法）。

将左右手 10 根手指的嵴线数相加，其总和称为指纹嵴线总数（total finger ridge count，TFRC）。

按上述方法，分别数出 10 根手指的嵴线数，记录在各手指的旁边，然后将左手指纹嵴线数和右手指纹嵴线数算出，写在左、右手掌印纹之间的空隙处，相加得 TFRC。

（三）a-b 嵴线数

第 2 ～ 5 指（示指、中指、环指、小指）的基部近端各有一三叉点，分别称为 a、b、c、d 指三叉点。将 a 和 b 三叉点连线，计通过线上的嵴线数（方法同上），即为 a-b 嵴线数（a-b ridge count，a-b RC）。分别数出左、右手的 a-b RC，记在 a-b 线附近的空隙处（图 6-9，1）。

（四）轴三叉的位置

在手掌基部，鱼际、小鱼际区之间，在侧腕关节褶线附近有一三叉点，称为轴三叉（axial triradius，t）。轴三叉的位置与某些染色体病关系较密切。轴三叉位置测定常用以下两种方法。

1．atd 角　将第 2 指的指三叉 a 与 t 连线，第 5 指的 d 与 t 连线，得到的夹角称 atd 角。t 的位置越在手掌的远端则 atd 角越大，有时可能在手掌上出现两个或 3 个 t 点。测量 atd 角时以最远端的 t 点为准（图 6-9，2）。某些染色体病患者 atd 角较正常人大得多。

2．t 距比（t distance ratio）　为测定轴三叉位置的另一种常用的方法，用掌的长度和腕屈纹与轴三叉之间的距离的比例来表示轴三叉的位置。测量最远端腕屈纹和第 3 指的最近端屈纹之间的垂直距离，

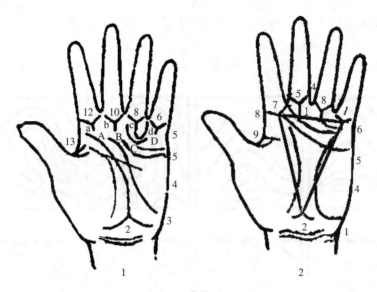

图 6-9 掌的图示

为掌的长度。再测量轴三叉和远端腕屈纹之间的距离，并把它和掌的长度相比，得出百分数。根据百分数的大小，可以比较 t 的位置。

用上述两种方法分别测出左、右手 atd 角的大小和 t 距比，记在掌附近的空隙处。

（五）主线式、主线指数和主线横向指数

a、b、c、d 每个指三叉近端辐射线走向掌的中央，经过掌的整个路线构成了一条掌的主线（main line）。按其发出的指三叉，主线相应的有 A、B、C、D 四条，为了表明主线的终止区，给每条主线的终止点指定一个数字，将掌的边缘分为 15 个区（图 6-9，1）。

1．主线式（main line formula） 主线的终止按 D、C、B、A 顺序记录，用句点分开数字，如：11·7·5·3·表示主线 D 的终点在 11 区，C 的终点在 7 区，B 的终点在 5 区，A 的终点在 3 区。有时也可将轴三叉的远端辐射线、主线 T 的终点也加到主线式里，写为 11·7·9·5·3·13，主线式可以表明掌上嵴线的走向。

2．主线指数（main line index） 为表明掌上嵴线走向的另一种方式，用主线 A 和 D 终点的两个数之和表示。按分区（图 6-9，2）计算，可以表明掌的横向性。

3．主线横向指数（main line index of transversality） 用主线 A、B、C、D 终点四个数之和表示（将图 6-9，1 中掌的 15 个区中的 5 与 5′ 合并、13 与 13′ 合并，形成 13 个区），也可表示掌的横向性。

用上述方法之一，分别写出左、右手的主线式、主线指数或主线横向指数。

（六）掌部真实花纹

手掌可以分为：鱼际（thenar，Th），位于拇指（第 1 指）下方；指间区（interdigital），有 $I_1 \sim I_4$，第 1、2 指之间为 I_1 区，第 2、3 指之间为 I_2 区，第 3、4 指之间为 I_3 区，第 4、5 指之间为 I_4 区，常将 I_1 区与鱼际合并写为了 Th/I_1；小鱼际（hypothenar，Hy），位于小指下方。

在上述各区中，所有的箕形纹和斗形纹皆为真实花纹。弓形纹和其他嵴线构型都不属真实花纹。

依上所述，分别将左、右手 Th/I_1、I_2、I_3、I_4 及 Hy 区的真实花纹用箭头标出。一个区出现两个真实花纹时，则用两个箭头表示。

（七）手掌褶纹

手掌有 3 条主要的褶纹，起于桡侧的，称为近侧横褶纹；起于尺侧的，称远侧横褶纹；沿鱼际向腕部延伸的，称为鱼际褶纹（图 6-10，1）。如果近侧横褶纹与远侧横褶纹连成一条直线，横贯手掌，则称为通贯型（simple crease）或猿线（simian crease）（图 6-10，2、4）。染色体病患者双手出现猿线的概率比正常人高 10 ~ 30 倍。

观察所取双手的掌纹是否出现通贯型，如有，用箭头指出。

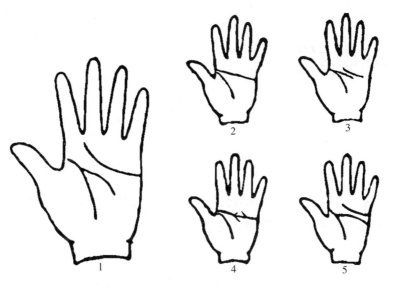

图 6-10　掌屈纹图示

【作业】

将本实验室每份皮纹图样的观察结果按以上 7 点（共 12 项）分别整理、登记，交指导老师。

第七章

动物界的类型

【实验目的】

1. 通过对各类代表动物的观察，了解动物界各门的主要特征及其进化的一般规律。
2. 了解动物与人类，特别是与医学的关系。

【实验准备】

1. 绿眼虫、变形虫、草履虫、活水螅及其横切片和纵切片，水母、海葵、海蜇、活涡虫及其横切片和整装片、华支睾吸虫、猪带绦虫、人蛔虫浸制标本及其横切片，蚯蚓及其横切片，水蛭、沙蚕、沼虾、蟹、剑水蚤、藤壶、蝗虫、蜜蜂、蚊、蝇、蚤、蜘蛛、钳蝎、硬蜱、马陆、蜈蚣、蚰蜒、田螺、河蚌、毛石鳖、乌贼、海盘车、海胆、刺参、柱头虫、海鞘、文昌鱼及其整切片。七鳃鳗、鲫或鲤、鲨、蛙、蟾蜍、大鲵、蝾螈、蜥蜴、龟、鳖、壁虎、蛇、家鸽、家兔、蝙蝠、鼠、猕猴等。
2. 碘液、亚甲蓝（次甲基兰）、蒸馏水。
3. 显微镜、放大镜、盖玻片、载玻片、吸管、解剖镊。

【实验内容】

1. 参观标本陈列室，对照"动物界进化系统树"，概览动物界的主要类群。
2. 观察动物界主要门类的代表动物。

【方法与步骤】

一、原生动物门

原生动物门（Protozoa）是最原始的单细胞独立有机体。

（一）绿眼虫

绿眼虫（Euglena viridis，图7-1）常见于富含有机物的静滞水池、缓流、积水或湿泥中，使水呈现绿色。用吸管吸取含绿眼虫的水1滴制成临时玻片。

在低倍镜下观察，绿眼虫系单细胞，呈纺锤状，前钝后尖。注意观察其运动方式。绿眼虫借鞭毛旋转做螺旋状向前运动。选择较大的个体换高倍镜观察，前端的红色小点称眼点（stigma），为原始的感光器官。眼点近旁凹陷处为胞口（cytostome），紧接为不易见到的胞咽（cytopharynx），胞咽下面有一透明的圆形储蓄泡（reservoir）和一个较小的伸缩泡（contractile vacuole）。细胞之内充满颗粒状的叶绿体及透明的类淀粉粒。后部有一明亮的细胞核。用1滴碘液杀死绿眼虫后，可见自胞咽基部伸出的一根鞭毛。

（二）大变形虫

大变形虫（Amoeba proteus，图 7-2）生活于静滞的、含有丰富有机物的污水或淤泥中。吸变形虫培养液 1 滴制成临时装片。先以低倍镜观察（光线宜较暗），如发现有半透明、呈淡蓝灰色、行动迟缓的变形虫，即可移至视野中央换高倍镜观察。注意：变形虫无一定体形，其原生质能不断伸出伪足（pseudopodium）做变形运动。细胞质可分为外质（ectoplasm）和内质（endoplasm），内质中有扁圆形的细胞核（通常在伪足的相对端）、透明的伸缩泡和较多的食物泡（food vacuoloe）。

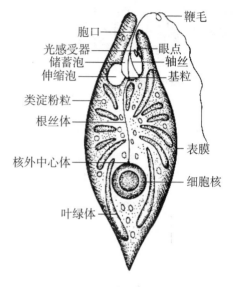

图 7-1 绿眼虫

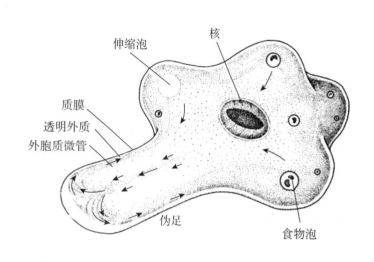

图 7-2 大变形虫

（三）大草履虫

大草履虫（Paramoecium caudatum，图 7-3）体形如倒置的草鞋底，体表密布纤毛，纤毛为运动器官。观察伸缩泡（一般有 2 个）、大核（macronucleus）、小核（micronucleus）、食物泡和口沟（oral groove）等。

二、刺胞动物门

刺胞动物门（Cnidaria）又称腔肠动物门（Coelenterata），是两胚层、辐射对称（radial symmetry），并有组织分化的动物。

（一）活水螅

活水螅（Hydra vulgaris）生活于洁净的淡水池沼、缓流或水田中，常附着在水生植物上，喜氧和阳光，以水蚤等为主要食物。

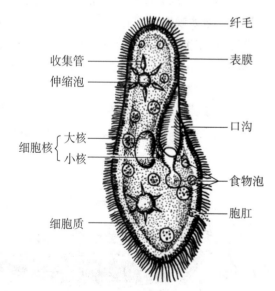

图 7-3 大草履虫

1. 活体观察（图 7-4） 用放大镜观察活水螅。注意：其身体呈圆柱状，附着端为基盘（basal disc），另一端有口，触手（tentacle）5 ~ 10 条，轮生于口周围。呈辐射对称体制。

2. 横切片观察（图 7-5） 取活水螅横切片置低倍镜下观察，其横切而呈环状。注意：其体壁由两层细胞组成，即外胚层（ectoderm）和内胚层（endoderm）。内、外胚层之间，为一薄层非细胞结构的中胶层（mesoglea）。内胚层围绕的腔是腔肠，兼有消化和循环的作用，故又名消化循环腔（gastrovascular cavity）。

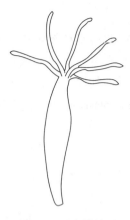

图 7-4　活水螅外形

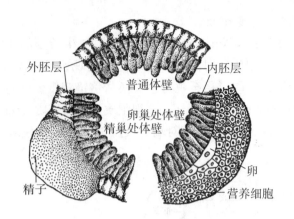

图 7-5　活水螅横切面

（二）其他代表动物

注意下列动物的外形反映出的共同特征：

沙氏桃花水母（Craspedacusta sowerbyi）；红海葵（Acyinia equina）；红珊瑚（Red coral）；海蜇（Rhopilema esculentum）等。

三、扁形动物门

扁形动物门（Platyhelminthes）是三胚层、两侧对称（bilaterality）、无体腔的动物。

（一）涡虫

涡虫（Planaria）生活于洁净的淡水溪流的石块或腐叶下。

1. 活体观察　用放大镜观察培养皿内的活涡虫。其外形呈叶片状，有前后、左右和背腹之分。身体柔软、背稍突、腹扁平，呈两侧对称体制。爬行时，可见前端两侧有耳状突（auricule），司感觉。其背方有 1 对眼，腹面后 1/3 处有口，位于长吻的末端。吻后有一不易见的生殖孔（genital pore, reproductive pore）。

2. 整装片观察（图 7-6）　用低倍镜观察涡虫的消化系统。咽头之后，肠分三支，前一后二，各支又分出若干侧支，末端为盲管，无肛门（anus）。

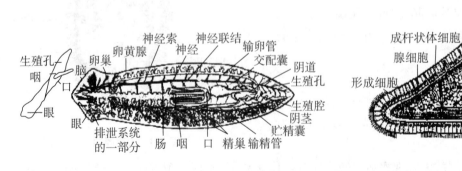

图 7-6　涡虫消化系统

3. 横切片观察　先用低倍镜、后用高倍镜观察。注意：涡虫已具备三胚层，但无体腔（coelom）。

（1）外胚层：为一单层上皮细胞，具纤毛（不易见）。

（2）中胚层（mesoderm）：①肌肉层。分三层，即表皮下的环肌、斜肌和纵肌。还有不易见的背腹肌。②柔软组织。为蜂窝状细胞组织，填满内、外胚层之间的空隙，故无体腔。③内胚层。为单层肠上皮细胞组成。

（二）其他代表动物

其他代表动物有华支睾吸虫（Clonorchiasis sinensis）和猪带绦虫（Taenia solium），注意其寄生特征。

四、线形动物门

线形动物门（Nemathelminthes）具假体腔（pseudocoel），首次出现肛门，系进化上的盲枝。

人蛔虫

人蛔虫（Ascaris lumbricoides）寄生于人体小肠内，以消化或半消化的食物为食。

1. 浸制标本观察（图7-7） 身体呈长柱状，两端略尖，不分节。雌雄异体。体表有厚的角质膜（cuticle）包绕。前端有口，周围有一片背唇和两片腹唇，后端有肛门。雌虫较大，后端直伸，雌性生殖孔在虫体前1/3处的腹面。雄虫较小，尾部弯曲如钩，有两根交合刺（常已脱落）。

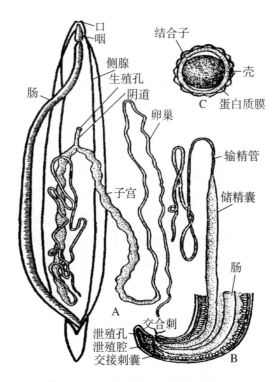

图 7-7　蛔虫外形及口、尾部分放大

2. 横切片观察（图7-8、图7-9） 先用低倍镜、后换高倍镜观察，注意观察三胚层、假体腔（原体腔）。

最外层是一层半透明的角质膜，其下为细胞界限不清的下皮层（hypodermis）（以上由外胚层发育而来）。下皮层内有来自中胚层的纵肌，肌肉层和外胚层构成体壁。在切面的近中央处，可见有大而扁的肠管，由一层来源于内胚层的柱状上皮细胞构成。体壁和肠壁之间的腔即假体腔，或称原体腔（primary coelom）。在假体腔内，雌性可见到车轮状卵巢（ovary，最细）和较粗的输卵管（oviduct），以及成对的子宫（uterrus）切面。

雄性则可见到密集呈点状的精巢（testis）和较粗的输精管（sperm duct）切面，有时还可见到贮精囊（seminal vesicle）。体壁的背、腹面分别有背线和腹线；两侧各有一侧线，内有排泄管（excretory canal）。

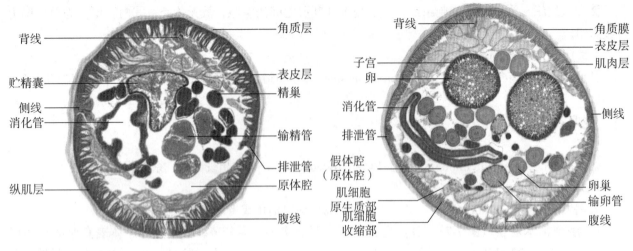

图 7-8　雄蛔虫横切面　　　　　　　　图 7-9　雌蛔虫横切面

五、环节动物门

环节动物门（Annelida）是同型体节、真体腔（true coelom）、首次出现循环系的动物。

（一）环毛蚯蚓

环毛蚯蚓（pheretima tschiliensis）生活于潮湿的土壤中，以腐烂的植物为食。

1. 浸制标本观察（图 7-10）　取一蚯蚓标本置于蜡盘中观察其外形。可见其身体呈圆筒形，由许多相似的体节组成，属同型体节。除首节和最后数节外，每个体节的中央有一圈刚毛（setae），借以运动。身体前端有口，后端有肛门，雌雄同体，在 6/7、7/8、8/9 节腹面两侧各有一对受精囊孔（spermathecal ori-fices）。第 14、15、16 三节在生殖季节有指环状的环带（clitellum，又称生殖带）。雌性生殖孔一个，位于第 14 节腹面中央。雄性生殖孔位于第 18 节腹面一对乳状突起的末端。

2. 横切片观察（图 7-11）　用低倍镜观察蚯蚓横切片，注意观察三胚层和真体腔。

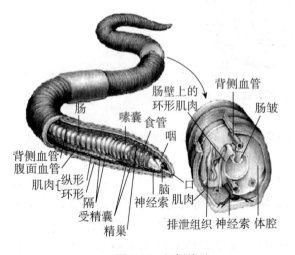

图 7-10　蚯蚓外形

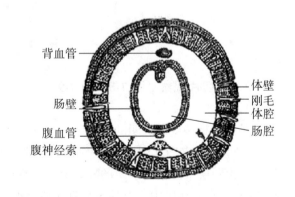

图 7-11　蚯蚓横切面图解（通过中部横切）

（1）外胚层：①角质膜为体壁最外一层非细胞组织的透明膜；②表皮层为单层柱状表皮细胞。

（2）中胚层：①体壁层。位于表皮层下方，包括环肌，纵肌及其内的体腔膜壁层（parietal

layer）；②脏壁层。位于肠管外面，包括不明显的环肌、纵肌、体腔膜脏层（splanchnic layer），含黄色细胞（chloragogen cells）。

（3）内胚层：脏壁最内层，为柱状上皮细胞组成的肠管，背方的凹陷为盲管（typhl-osole，又称盲道）。

（4）真体腔（后成体腔或次级体腔）：为体腔膜壁层和体腔膜脏层之间的腔，有肾管（nephridium），可通外界。腔中可见消化道背面的背血管（dorsal vessel），腹面的腹血管（ventral vessel）、腹神经索（ventral nerve cord）和神经下血管（subneural vessel）的切面。

（二）其他代表动物

其他代表动物包括金钱蛭（Whitmania）；沙蚕（Nereid）。

六、节肢动物门

节肢动物门（Arthro-poda）是无脊椎动物中最高级的一门。

（一）飞蝗

观察飞蝗（Locust migratoria）的浸制标本（图 7-12）。注意蝗虫的异型体节，即身体明显地分为头、胸、腹三部分。体表有几丁质的外骨骼（exoskeleton）。

头部：感觉器发达，前面观可见一对触角（antennae）、一对复眼（compound eyes）和三只单眼（ocelli）；腹侧面有咀嚼式口器。

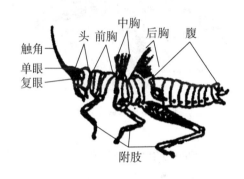

图 7-12　飞蝗（♀）

胸部：由前、中、后三胸节组成。每胸节腹面有附肢一对。附肢分五节，即基节（cox-a）、转节（trochanter）、腿节（femur）、胫节（tibia）和跗节（tarsus），末端具爪（claws）。中、后胸各具翅（wing）一对，前翅革质，后翅膜质。中、后胸的前缘各具气门（spiracul）一对。

腹部：由 11 个体节组成。各节背板、腹板和膜质间有节间膜。第一节两侧各有圆形鼓膜一个。前 8 节形态相似，两侧各有气门一对。9～11 节特化为外生殖器，在雄性中呈船尾状，即交配器；在雌性中则呈钳状，即产卵器的背、腹瓣。

（二）其他代表动物

1. 甲壳纲（Crustacea）　沼虾（Macrobrachium）或对虾（Penaeus orientalis）；中华绒毛蟹（Eriocheir sinensis）；藤壶（Barnacle）和剑水蚤（Cyclops）等。

2. 昆虫纲（Insecta）　蜜蜂（Apis indica）；家蝇（Musca）；中华按蚊（Anopheles sinensis）；人蚤（Pulex irritans）；东方蜚蠊（Blattella orientalis）。

3. 蛛形纲（Arachnoidea）　大腹圆网蛛（Aranea ventrico）；马氏钳蝎（Buthas martensii）；肩突硬蜱（Ixodes scapularis）等。

4. 多足纲（Myriapoda）　大马陆（Millipede）；球马陆（Glomeridae）等。

七、软体动物门

软体动物门（Mollusca）是身体柔软不分节，具有外套膜（mantle）的一类动物。

（一）田螺

田螺（Viviparus）生活于湖泊、池沼、水田等淡水水域中。取生活田螺或浸制标本观察。田螺系不对称、不分节、身体柔软的动物。体外有由外套膜分泌而成的石灰质介壳（shell），呈螺旋状，顶端为壳顶，基部的开口为壳口，有紧盖。细心敲碎螺壳，可见它分为头、足和内脏囊三部分，呈圆柱形，前端中央有吻，吻端有口。两侧有触角和眼。足位于头下方，肉质，能挖掘泥土。足背面为内脏囊（visceral sac），由体壁褶叠而成的外套膜覆盖着。

（二）其他代表动物

其他代表动物有毛石鳖（Acanthochitona）；河蚌（Anodonta woodi-ana）；乌贼（Sepiaesculenta）等。

八、棘皮动物门

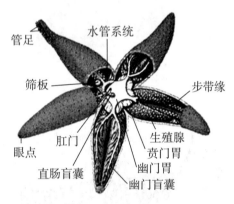

图 7-13　海盘车外形

棘皮动物门（Echinodermata）系无脊椎动物中的后口动物（deuterostome）。

（一）海盘车

观察海盘车（Asterias）浸制标本（图 7-13）。其体呈星状，作五辐对称。体表粗糙，有许多内骨骼突起形成的棘刺（spine）。口面（oral side）平坦，中央有口，自口缘向各腕伸出步带沟（ambula-cral furrow），内有管（tube feet）。反口面（aboral side）稍隆起，中央有肛门，其旁有筛板（madreporite），近白色。这一结构使海盘车身体又呈两侧对称。

（二）其他代表动物

其他代表动物有马粪海胆（Hemicentrotus pulcherrimus）；刺参（Stichopus japonicus）等。

九、半索动物门

半索动物门（Hemichordata）系原始的类脊索动物。

观察柱头虫（Balanoglossus）的浸制标本。柱头虫是栖身于浅海滩泥中的一种蠕虫状动物。体表遍生纤毛，身体分为吻（proboscis）、领（collar）和躯干（trunk）三部分。吻是一个囊状结构，能自由伸缩，口位于吻的基部。口通入躯干的咽，咽两侧有许多成对的鳃裂（gill slit）。在柱头虫内部口的背侧有前伸很短的口索（stomochord），故名半索动物。这是最早出现的脊索动物。

十、脊索动物门

脊索动物门（Chordata）包括原索动物亚门（Protochordata）和脊椎动物亚门（Vertebrata）。

（一）原索动物亚门

1. 海鞘（Ascidia）　成体在海滨的岩礁上，营固着生活，幼体营自由生活。观察成体浸制标本，体略呈壶状。体表有纤维质透明被囊，下端固着在岩礁上，上端有一水管孔。透过被囊可见水管孔后接咽壁上有许多成对的鳃裂。咽壁和被囊之间是围鳃腔（atrium）。海鞘成体已丧失脊索动物的典型特征，无脊索和神经管，但其幼体尾部仍有脊索和神经管，称被囊动物（tunicate），又称尾索动物（urochordate）。

2. 文昌鱼（Branchiostoma belcheri，图 7-14）　栖息于浅海粗松的沙滩里。我国青岛、厦门等地均可采到。

在低倍镜下观察文昌鱼整装片，身体前端腹面有围以触须（cirri）的口笠（or-alhood），口笠内为前庭（vestibulum），以垂直的缘膜（velum）与咽部分开，口位于缘膜的中央。咽后为肠，系一直管，末端开口于肛门。咽的两侧是多对鳃和鳃裂。注意：在消化道背面具一条纵贯全身的脊索（notochord），是原始的中轴骨骼，伸达身体前端，故称文昌鱼为头索动物（cephalochordate）。脊索上方有稍短于脊索的背神经管（dorsal nerve cord）。

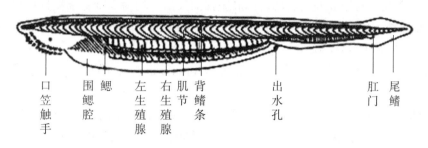

口笠触手　围鳃腔　左生殖腺　右生殖腺　肌节　背鳍条　出水孔　肛门　尾鳍

图 7-14　文昌鱼外形

（二）脊椎动物亚门

1．圆口纲（Cyclostomata）　为最原始的脊椎动物，无上、下颌和偶鳍，无真正的脊椎，鼻孔单个，皮肤光滑。

七鳃鳗（Lampetra mori）产于我国黑龙江、松花江一带的淡水江河内。常静伏于河底沙砾间，或者吸附在鱼类身体上，以寄主的肌肉为食。

观察浸制的标本：体呈长筒形，无鳞，背中线上的背鳍分前后两个，其后是尾鳍，无偶鳍。体分头（caput）、躯干（truncus）和尾（cauda）三部分。无上、下颌，故名无颌类。头部前端腹面有漏斗状吸盘，借以吸附鱼体或石块。头顶正中有单一鼻孔，两侧有眼一对，眼后有七对鳃孔。内经鳃囊（gill pouch）通咽部。

2．鱼纲（Pisces）　是适应水生生活的脊椎动物，其结构和生活方式都表现出适应水生的特征。

观察鲫（Carassius auratus）或鲤（Cyprinus carpio）的生活标本或浸制标本。其体侧扁，呈纺锤形，适于水中做迅速运动。身体分头（从前端到鳃盖后缘）、躯干（鳃盖后缘到肛门）和尾（肛门到尾鳍基部）三部分。身体背面呈褐绿色，两侧较淡，腹面呈黄白色。这种体色（鲫）具有保护、适应意义。口位于头前端，具上、下颌，有鼻孔一对、眼一对，但无眼睑。头的后方为鳃盖（operculum），掀起鳃盖可见片状的鳃及其间的鳃裂。躯的尾部覆以圆鳞（cycloid scale），呈覆瓦状排列。鳞外覆以一层薄表皮，内有若干黏液细胞，经常分泌黏液，保持润滑。体侧各有侧线一条，其内具感受器，能感觉水流的波动和压力。鳍有奇鳍和偶鳍：前者包括背鳍、尾鳍和臀鳍；后者包括胸鳍和腹鳍。

3．两栖纲（Amphibia）　是由水生过渡到陆生生活的脊椎动物。其形态结构还保留了一部分水栖祖先的特征。幼体发育至成体须经变态。成体能到陆地生活，是因形态结构发生了相应的变化。

（1）有尾两栖类代表——大鲵（Megalobatrachus davidianus）：大鲵俗称娃娃鱼，产于我国中南、西南的山溪水中。观察浸制（或剥制）标本。其体呈灰黑色；头大而扁，身体尾部侧扁。成体鳃裂消失，上、下颌无齿，前后肢短，前肢4指，后肢5趾，均无爪。

（2）无尾两栖类代表——大蟾蜍：观察大蟾蜍的生活标本或浸制标本。其皮肤粗糙，具病状突，黏滑。体分头、躯干和四肢三部分。头呈三角形，能上下活动，两侧有大而稍突的眼，具上、下眼睑和瞬膜（nictitating membrane）。鼓膜（tympanum）背侧的隆起为耳后腺。头部和躯干部没有明显的界线，前肢由上臂（brachium）、前臂（antebrachium）、腕（carpus）、掌（metacarpus）和指（digitimanus）构成。后肢由股（femur）、胫（crus）、跗（tarsus）、跖骨（metatarsus）和趾（digitus）构成。后肢比前肢长，利于跳跃。趾间具蹼（web）。雄性第1指基部有暗色椭圆形指瘤（婚垫）。后肢之间略靠背面有泄殖肛孔（cloacal opening）。

（3）其他代表动物：其他代表动物有黑斑蛙；东方蝾螈（Cynops orientalis）等。

4．爬行纲（Reptilia） 是真正的陆生脊椎动物，注意观察其适应陆生的特征。

（1）蜥蜴（reptilia）：生活于山野草丛中，取浸制标本观察，体表有角质鳞，兼有保护和防止水分蒸发的作用。体分头、颈、躯干和尾四部分。头部眼后有一对凹陷，为外耳道（external auditory meatus）的萌芽。颈部明显，头能向背腹和左右转动，四肢坚强而灵活。均为 5 趾，末端具爪利于爬行。

（2）其他代表动物：龟（Chinemys reevesii）；鳖（Trionyx sinesis），无蹼壁虎（Gekko swinhons）；眼镜蛇（Naja naja）；蝮蛇（Agkistrodon）等。

5．鸟纲（Aves） 观察鸟纲代表动物——家鸽（Columb-a livia）的外形。注意其适应空中飞行的特征。

家鸽体呈流线型，全身被羽，身体分头、颈和躯干。尖端有角质的喙（cul men），无齿，眼大，有透明的瞬膜。上喙基部有皮肤隆起，称为蜡膜（cere），具触角机能，蜡膜之下有外鼻孔开口，颈长而灵活。躯干坚实，前肢转化成翼，后肢发达，尾退化，但尾羽发达，飞行时能掌握方向。

6．哺乳纲（Mammalia） 是脊椎动物最高级的一纲，各种器官已高度发达。

观察家兔；鼩鼱（Sorex araneu，s）；蝙蝠（Pipist-rellus abramus）；小家鼠（Mus musculus）；黄胸鼠（Rattus flavipectus）；褐家鼠（Rattus norvegicus）；树鼩（Tupaia glis）；猕猴等。

【作业】

列表比较无脊椎动物各门体制、体层、体腔和体节的进化；概述无脊椎动物和脊索动物的主要区别。

【附录一】 临时制片的制备方法

临时性的标本片是指在进行实验观察时，临时制备的、不能长期保存的标本片。下面介绍临时制片的制备方法。

取一张载玻片，用左手拇指和示指夹持载玻片的两端，右手的拇指和示指夹着一块清洁而柔软的布，把载玻片放在两手指夹着的布间，然后均匀地前后移动并擦净载玻片的两面。盖玻片小而薄，擦时必须小心。把一张盖玻片平放在左手两手指夹着的布间，并轻轻捏住，右手指夹持盖玻片的边缘向一个方向转动进行擦拭，用力需轻而均匀。将擦净的载玻片平放在桌上，用吸管吸取要观察的标本悬液，滴一滴于载玻片的中央，然后用镊子轻轻夹住盖玻片的一端，将其对侧端先接触载玻片上的悬液，慢慢地倾斜盖下，防止产生气泡，再用吸水纸吸去多余的水分。如标本需要染色，可将染液滴在盖玻片的一侧（不要滴在盖玻片上），用吸水纸在盖玻片另一侧边缘吸水，染液就会流入盖玻片的下方使标本着色。

【附录二】 部分染液的配制及染色方法

（1）0.03% 詹纳斯绿染液：将 30 mg 詹纳斯绿溶于 100 ml 生理盐水中，混匀即可。

（2）0.25% 甲苯胺蓝染液：将 0.25 g 甲苯胺蓝溶于 100 ml 蒸馏水中，混匀。

尼氏体染色时，须将甲苯胺蓝染液预先加热至 50 ℃，置 50 ℃水浴中染 15 ～ 30 分钟。如需要，染色后可用 95% 乙醇溶液分化去除浮色。

（3）瑞特染液：瑞特染料（粉）0.1 g，纯甲醇 60 ml。

将瑞特染料放入研钵内，加少量甲醇研磨，使染料溶解，然后将溶解的染料倒入洁净的玻璃瓶内，剩下未溶解的染料再加入少量甲醇研磨，如此继续操作，直至染料全部溶解完。配制的染液保存于室温中 1 周后便可使用。新鲜配制的染料偏碱性，放置后可呈酸性。染液储存越久，染色效果越好，但要密封保存，以免吸收水分影响染色效果。

染色：将涂片平放在桌上或架上，滴加染液染 1 ～ 2 分钟，然后加入等量蒸馏水，染 1 ～ 3 分钟，晃动玻片，使沉渣浮起，血膜呈粉红色，用流水冲去染液。玻片直立晾干后封片或直接镜检。

【附录三】 用于描述染色体和染色体畸变的符号和简写术语

（可根据需要将这些简写术语配合使用）

符号术语	意义	符号术语	意义
AⅠ	第一次减数分裂后期	AⅡ	第二次减数分裂后期
Ace	无着丝粒片段	add	额外的未知起源的物质
b	断裂	＜＞（尖括号）	括号内为倍体水平
方括号 [ ]	括号内为细胞数目	c	结构异常
cen	着丝粒	chi	开米拉，异源嵌合体
chr	染色体	ct	染色单体
:（单冒号）	断裂，用于繁式命名体系	::（双冒号）	断裂和重接，用于繁式命名体系
,（逗号）	用于区分染色体数目、性染色体和染色体异常	cp	组合核型
cx	复杂的染色单体内互换	.（小数点）	表示亚带
del	缺失	denovo	非遗传性的染色体异常
der	衍生染色体	dia	浓缩期
dic	双着丝粒体	dip	双线期
dir	正位	dis	远侧端
dit	核网期	dmin	双微体
dup	重复	e	互换
end	核内复制	＝（等于号）	交叉数
fem	女性	fis	裂开，在着丝粒处
fra	脆性位点	g	裂隙
h	异染色质次缢痕	hsr	均质染色区
i	等臂染色体	idem	用于描述亚克隆中的干系核型
ider	等臂衍生染色体	idic	等臂双着丝粒染色体
inc	不完整核型	ins	插入
inv	倒位	lep	细线期
MⅠ	第一次减数分裂中期	MⅡ	第二次减数分裂中期
mal	男性	mar	标记染色体
mat	来自母方	med	中央
min	微小近中着丝粒片段	－（减号）	丢失
ml	主系	M	众数
mos	嵌合体	×（乘号）	重排染色体的多拷贝
oom	卵原细胞中期	or	畸变的其他描述方法
p	染色体短臂	PⅠ	第一次减数分裂前期
pac	粗线期		
pat	来自父方	pcc	成熟前染色体凝聚
pcd	成熟前着丝粒的分裂	ph	费城染色体
+（加号）	获得	prx	近侧端

续

符号术语	意义	符号术语	意义
psu	假	pvz	粉碎
q	染色体长臂	qdp	四倍复制
qr	四射体	？（问号）	对某一染色体或染色体结构有疑问的描述
r	环状染色体	rcp	互相易位
rea	重排	rec	重组染色体
rob	罗伯逊易位	Ⅰ～Ⅳ（罗马数字）	表示单体、双体、三体、四倍体结构
s	随体	sce	姐妹染色单体互换
sct	次缢痕	coll	旁系
；（分号）	涉及一条以上的染色体结构重排中，用来分开各有关染色体和断裂点	sl	干系
/（斜线）	用于分开各克隆细胞系	spm	精原细胞中期
stk	随体柄	t	易位
tan	串联易位	tas	端粒联合
tel	端粒	ter	末端（染色体末端）
tr	三射体	trc	三着丝粒染色体
trp	三倍复制	_（下划线）	用于区别同源染色体
upd	单亲双体	v	变异或可变区
xma	交叉（ta）	zyg	偶线期

第三篇 组织学与胚胎学

第八章

上皮组织

【目的与要求】

1. 掌握单层扁平上皮、单层柱状上皮、假复层纤毛柱状上皮和未角化复层扁平上皮的结构，并了解其分布的意义。

2. 熟悉单层立方上皮、未角化复层扁平上皮和变移上皮的结构，并了解其分布。

3. 了解复层柱状上皮的结构，并了解其分布。

【实验内容】

（一）单层扁平上皮

材料：肾　染色：HE 染色

1. **肉眼观察**　边缘部染色深的为皮质，深部染色淡的为髓质。

2. **低倍镜观察**　先找到肾被膜，再区分出周边的皮质和中央的髓质。在皮质部找到圆球形的肾小体。选择一个肾小体外围有明显空隙的区域，转换高倍镜观察。

3. **高倍镜观察**　肾小体外的空隙称为肾小囊腔，其外壁的一层扁平细胞为单层扁平上皮衬附，选择切面较好的地方，可见细胞呈扁平状，但细胞轮廓不是很清楚。细胞质较少，呈粉红色，隐约可见，细胞核多呈椭圆形，呈紫蓝色，居细胞中部，故含核部分略厚，不含核部分薄。

（二）单层柱状上皮

材料：胆囊或蛙肠　染色：HE 染色

1. **肉眼观察**　标本为圆环形，管腔内表面起伏不平、染色较深处为单层柱状上皮所在部位。

2. **低倍镜观察**　在镜下观察整个标本，然后把视野移动到腔面。在腔内，起伏不平的结构表面一层为单层柱状上皮，观察可见上皮细胞为柱状，细胞质染色浅红，细胞核呈紫蓝色，位于细胞的基底部。细胞紧密地排列成整齐的一层。柱状细胞之间可见到空泡状的杯状细胞。如切片较厚，有时可以同时看到几层柱状细胞核重叠现象。选择细胞核重叠现象不明显的区域，转换高倍镜观察。

3. **高倍镜观察**　可见单层柱状上皮细胞之间的红色线条，为细胞外基质。柱状细胞的轮廓不是很清楚，细胞核为椭圆形或长杆状，位于细胞的基底部，核的长轴与细胞的长轴一致，可以清楚地看到几层柱状细胞核重叠现象，可在游离面上隐约见到一层深红色的结构，是上皮表面的纹状缘（是电镜下的微绒毛）。细胞的基底端有一层极薄、粉红色的细线结构，为基膜，基膜下方为结缔组织。另在柱状细胞可见椭圆形空泡状的杯状细胞（其真实结构为上宽、下窄，形似高脚杯，核小，位于细胞基底部），杯状细胞的黏液被溶解，故胞质呈空泡状。

（三）未角化复层扁平上皮

材料：食管　染色：HE 染色

1. **肉眼观察**　标本为食管的横切面，管腔面不规则，管壁最内层呈紫红色，是未角化复层扁平上皮所在部位。

2. 低倍镜观察　在镜下观察整个标本，然后把视野移动到腔面。在腔内起伏不平的结构表面找到紫红色的区域即为未角化复层扁平上皮。游离面平坦，基底面起伏不一，细胞多层，上皮组织借基膜与深层的结缔组织相连。选择细胞结构清晰的区域，转换高倍镜观察。

3. 高倍镜观察　可见上皮细胞紧密排列且为多层。虽然有些标本细胞分界不太清楚，细胞形态难辨，但可依据核的形态变化及其与细胞形态的关系进行分辨。基底层细胞排列较整齐，为矮柱状细胞，核呈卵圆形，与基底面垂直排列；中间为数层多边形细胞，排列不规则，细胞核为圆形，到浅层逐渐变为梭形；最浅层为扁平上皮细胞。核呈扁圆或杆状，与表面平行。

（四）假复层纤毛柱状上皮

材料：气管　染色：HE 染色

1. 肉眼观察　标本为弧形，其弧形内侧面上染为紫蓝色的一面为管腔面，即假复层纤毛柱状上皮所在部位。

2. 低倍镜观察　在镜下观察整个标本，然后把视野移动到腔面。上皮游离面和基底面平坦，细胞界限不清，细胞核呈紫蓝色，有三层左右，在细胞之间可见到空泡状的杯状细胞。选择一处上皮层次较薄、结构较完整的视野，转至高倍镜观察。

3. 高倍镜观察　可看到三层细胞核。基部是一层近似圆形的小核，排列在同一平面上，这就是矮柱状细胞的核。第二层细胞核较大，呈卵圆形，表面一层的细胞核稍大，为椭圆形，是柱状纤毛细胞的核，这种细胞的游离面宽，且有一些排列整齐的纵纹，即纤毛。在柱状纤毛细胞之间，可看到杯状细胞。杯状细胞的黏液被溶解，故胞质呈空泡状。

（五）变移上皮

材料：膀胱　染色：HE 染色

1. 肉眼观察　标本为弧形、凹面起伏不一的结构（膀胱呈空虚状态时，膀胱黏膜形成许多不规则的皱襞），覆盖在皱襞表面上的、深紫色处的为变移上皮。

2. 低倍镜观察　在镜下观察整个标本，然后把视野移动到腔面，可见上皮随着膀胱黏膜巨大的皱襞上下起伏，细胞为多层。选择一处上皮结构较完整的视野，转至高倍镜观察。

3. 高倍镜观察　变移上皮的游离面和基底面平坦，浅层细胞体积大，内含 1 个细胞核，细胞质染色较深（又称盖细胞），中层细胞呈倒置的梨形或立方形，细胞质染色较浅，细胞界限清楚，基底膜不明显。当膀胱充盈时，变移上皮变薄，仅有几层细胞，细胞呈扁梭形，此种上皮称为变移上皮。

第九章

结缔组织

【目的与要求】

1. 掌握疏松结缔组织中几种基本细胞及纤维的形态结构特点。
2. 掌握致密结缔组织的结构特点。
3. 掌握脂肪组织中脂肪细胞的形态结构特点。
4. 了解网状组织的结构。

【实验内容】

（一）疏松结缔组织铺片

材料：动物皮下组织　染色：碱性复红

1. 肉眼观察　标本呈红色纤维丝状，边缘不规则。

2. 低倍镜观察　先在镜下观察整个标本，后选择较薄的区域观察。首先识别两种纤维：胶原纤维数量较多，有的较粗大，直径粗细不等，有的呈波浪状起伏，互相交织成网，被染为淡红色条带；弹性纤维数量较少，穿插走行于胶原纤维之间，直径较细，为紫蓝色，标本中呈细线状，末梢常有卷曲，还可见到该纤维分支现象。两种纤维之间可见到大小不等的红色的椭圆形处，主要为成纤维细胞核。选择标本中较薄的区域，视野转到高倍镜。

3. 高倍镜观察　主要辨认两种细胞，即成纤维细胞和组织细胞（巨噬细胞）。

（1）成纤维细胞：数量较多，多黏附于胶原纤维表面，胞体较大，但轮廓不甚清晰，形态不规则，胞质着色较浅，有时可见尖细的突起。核大，呈卵圆形，染色呈红色。

（2）组织细胞（巨噬细胞）：数量较少，常成群分布，细胞界限较清楚，胞体为圆形、卵圆形或不规则形。胞质呈弱碱性，可见到大小不等的紫蓝色的颗粒，颗粒分布在该细胞胞质中。组织细胞核一般较小，染色深，多为扁卵圆形。

（二）致密结缔组织

材料：皮肤　染色：HE 染色

1. 肉眼观察　标本中呈色淡的红色区域。

2. 低倍镜观察　在镜下观察整个标本。纤维排列杂乱，无方向，纤维之间可见到大小不等的红色的椭圆形处，主要为成纤维细胞核。选择标本中较薄的区域，视野转到高倍镜。

3. 高倍镜观察　其特点是纤维多，纤维粗大，排列紧密，而细胞较少。可见方向不一的粗大的胶原纤维彼此交织，纤维之间可见到成纤维细胞核。

（三）脂肪组织

材料：皮肤　染色：HE 染色

1. 肉眼观察　标本中呈色淡的区域。

2. 低倍镜观察　先在镜下观察整个标本，找到不规则的致密结缔组织。视野向深层移动，即为皮下组织，取标本中较薄的区域，视野转到高倍镜。

3. 高倍镜观察　可见脂肪组织由大量群集的脂肪细胞构成，脂肪细胞之间被疏松结缔组织分隔。脂肪细胞呈圆形或多边形，核呈扁平状，位于细胞一侧，靠近细胞膜，细胞质呈空泡状。脂滴在 HE 染色切片制作过程中被溶解。

第十章

软骨和骨

【目的与要求】

1. 掌握软骨的光镜结构特点。
2. 掌握骨组织的光镜结构特点及骨单位的结构特点。
3. 熟悉纤维软骨和弹性软骨的形态结构。
4. 了解软骨和骨发生的基本过程。

【实验内容】

（一）透明软骨

材料：气管　染色：HE 染色

1. 肉眼观察　标本为弧形，弧形内侧可见染色较深处，为上皮组织，中间染色较淡，其下方染成淡蓝色片带即为透明软骨。

2. 低倍镜观察　先在镜下观察整个标本，找到软骨组织，可见软骨边缘的致密结缔组织为软骨膜，软骨组织基质被染为淡蓝色，其间分散存在的细胞群即为软骨细胞。选择清晰区域，把视野转到高倍镜。

3. 高倍镜观察　覆盖在透明软骨组织表面的膜结构是软骨膜，为致密结缔组织。在切片制作过程中，由于软骨组织收缩，可见软骨膜与软骨组织分离而出现的裂隙。软骨膜外侧与疏松结缔组织相连。软骨膜内侧和软骨基质无明显界限。软骨边缘的基质呈淡粉红色，细胞已被围在纺锤形的小腔内，此腔为软骨陷窝。逐渐向软骨组织中部观察，可见基质逐渐变蓝，在软骨陷窝周围的基质因含硫酸软骨素较多，故呈深蓝色窄带，称为软骨囊。从软骨的边缘到中央，软骨陷窝由扁变圆。在活体状态下，软骨细胞是充满软骨陷窝的。标本固定后，由于软骨细胞收缩而出现空隙。在软骨组织中，位于边缘的软骨细胞数量少，位于中央的软骨细胞成群分布，有独立软骨陷窝，后者称为同源细胞群。

（二）骨组织

材料：长骨干磨片　染色：大力紫染色

1. 肉眼观察　标本中紫蓝色处即为长骨骨干磨片。

2. 低倍镜观察　先观察整个标本，观察此标本中有无内、外环骨板。

（1）外环骨板：位于骨干表面，是十多层与骨表面平行排列的骨板，骨板间有骨陷窝（陷窝内有骨细胞），多为紫色染料所填充。

（2）内环骨板：位于近骨髓腔面。内环骨板的层次较外环骨板少，排列也并不很规则，有时没有切到内环骨板，所以可能在标本中看不到。

（3）骨单位（哈弗斯系统）：位于外环、内环骨板之间，多呈同心圆排列，层次4 ~ 20层不等，该处骨板称哈弗斯骨板。骨板之间是分散存在的骨陷窝（陷窝内有骨细胞），多为紫色染料所填充。骨单位的中央是中央管（哈弗斯管），管内有血管和神经穿行。常可见两个中央管之间有穿通管相连。

（4）间骨板：位于骨单位间，为不完整的骨板。

3．高倍镜观察　骨陷窝为沿着骨板方向规则排列的不规则的窝，是骨细胞生存的空间。骨小管是由骨陷窝发出的许多呈放射状排列的小管，小管之间彼此有接触。骨小管是骨细胞从中央管吸取营养的运输管道。

第十一章

血 液

【目的与要求】

1. 掌握血液有形成分的组成及形态特点。
2. 了解血发生的基本过程。

【实验内容】

血液

材料：人血涂片　染色：Wright 染色

1. 肉眼观察　标本中红色区域即为要观察的血膜。血膜涂片并不完全均匀一致，起始端和边缘两侧都不宜观察，最好选取中央部位，此处细胞较均匀，且破坏较少。

2. 低倍镜观察　血细胞分散，布满视野。视野中针尖大的红色圆点是红细胞，其间散在分布的蓝色小点即为白细胞，请选择白细胞较集中的部位转换高倍油镜观察。

3. 高倍镜观察

（1）红细胞：小而圆，双面凹圆盘状，无核，着粉红色，中央染色较淡，周围染色深。

（2）白细胞：根据细胞质中有无特殊颗粒及核的形态，可分为以下几种。

中性粒细胞：占白细胞中的大多数。比红细胞略大，核多有分叶（2～5叶）。叶间有细丝相连。核一般着色较深，呈紫蓝色，胞质内含有大量的细小淡红色颗粒和少量浅紫色颗粒、分布较均匀。但不易看清。

嗜酸性粒细胞：数量较中性粒细胞少，胞体稍大。核分为两叶，染色较淡，偏位。胞质中充满粗大的分布均匀的红色球形颗粒。

嗜碱性粒细胞：数目最少，切片中不易找到。细胞大小与中性粒细胞相似，核分叶不明显，呈不规则形或"S"形，染色较淡，并易被胞质颗粒遮盖（故切片中看不见细胞核）。胞质中有大小不等、分布不均匀的紫蓝色颗粒。

淋巴细胞：周围血中常可看到中、小型淋巴细胞。中淋巴细胞最多，其大小与红细胞相近，核较大，圆形，染色质呈粗块状。胞质少，被染成天蓝色，并可看到数量较少的红色嗜天青颗粒。

单核细胞：其体积是血细胞中最大的，俗称"大单核细胞"。细胞核多呈马蹄或肾形，偏位，染色较淡；胞质较多，被染成灰蓝或淡蓝色。

（3）血小板：体积小，直径约是红细胞的1/4，光镜下呈圆形或呈不规则形。

第十二章

肌肉组织

【目的与要求】

1. 掌握骨骼肌及心肌的光镜结构特点。
2. 了解平滑肌的形态特点

【实验内容】

（一）骨骼肌

材料：骨骼肌切片　染色：HE 染色

纵切面观察

1. **肉眼观察**　标本中长方形断面为肌组织纵切。

2. **低倍镜观察**　纵切面观察，每根红色条状物即一条骨骼肌纤维的纵切。在每条肌纤维边缘有数个卵圆或杆状的细胞核，位于肌膜下，其长轴与肌膜平行。将光线调弱，可见肌纤维上有明暗相间的横纹，找一处明、暗带较清晰的肌纤维断面，再转至高倍镜下观察。

3. **高倍镜观察**　仔细观看，在明带中可见一细丝状的暗线（Z 线），它横贯肌纤维连于肌膜。两相邻 Z 线之间的一段肌原纤维为一个肌节。是肌纤维结构和收缩的基本单位。在暗带中还可见到 H 带，但不易看清。肌纤维之间借少量的疏松结缔组织（肌内膜）相连。

横切面观察

1. **肉眼观察**　标本中方块形断面为横切。

2. **低倍镜观察**　骨骼肌纤维呈圆形或多边形大小相近、形态相似的块状结构。

3. **高倍镜观察**　骨骼肌纤维横切面的周边是肌膜，椭圆形的细胞核贴于肌膜的内表面。胞质中充满许多红色的点状结构，为肌原纤维的横断面，这些点状的肌原纤维聚集成红色的多边形小块，小块间充以肌浆。在切片上还能看到肌内膜和包绕着若干肌纤维的薄层结缔组织（肌束膜）。

（二）心肌

材料：心脏切片　染色：HE 染色

肉眼观察：标本的边缘整齐、着色较浅的一侧为外膜，心内膜则位于其相对一侧，较薄且边缘不齐。两层膜之间的致密红色部分是心肌层，为本次实验要观察的部分。

纵切面观察

1. **低倍镜观察**　在镜下移动标本，找到红色条状结构，即是心肌纤维的纵切面，可见心肌纤维呈带状并有分支彼此相连。核呈卵圆形、染色较浅，位于肌纤维的中央。心肌纤维之间可见疏松结缔组织和丰富的毛细血管等。

2. **高倍镜观察**　将光线调暗，可见肌纤维上有明暗相间的横纹，但没有骨骼肌纤维的清晰。在肌纤维及其分支处，可见深暗的较粗的短线，呈直线或梯形，此结构为闰盘，是心肌纤维之间的连接结构。

横切面观察

1．低倍镜观察　找到红色块状的心肌纤维横切面，为大小不等、形态不一的块状结构。

2．高倍镜观察　肌膜清楚，核位于中央，核周由于肌浆丰富而着色浅淡，胞质中肌丝区的横断面呈红色点状，并以核为中心向四周呈放射状排列。

（三）平滑肌

材料：膀胱　染色：HE 染色

1．肉眼观察　标本周围较厚，着红色的一层是膀胱的平滑肌层，为本次实验所要观察的部分。

2．低倍镜观察　纵切的平滑肌纤维呈梭形，核呈卵圆形，位于肌纤维膨大的中央部位，染色较淡。细胞质嗜酸性、着红色，平滑肌纤维之间紧密相贴，互相嵌合地平行排列，组成肌束，其间的网状纤维和弹性纤维未着色，故不易看到。

3．高倍镜观察　平滑肌的横切面呈圆形或不规则的多边形，着红色，但大小差别很大。大者中央可见圆形的细胞核，有的断面就看不到核。另外，胞质中的肌丝用光镜不能看到。

第十三章

神经组织

【目的与要求】

1. 掌握神经元的形态结构；有髓神经纤维纵、横切面的形态结构特点；掌握突触的定义、分类及超微结构特点。

2. 了解几种神经末梢的形态特点。

【实验内容】

（一）神经元

材料：脊髓　染色：HE 染色

1. 肉眼观察　脊髓横切呈椭圆形，有裂隙的一边为前（腹侧）。中央有一孔为中央孔，中央孔周围呈"H"形或蝴蝶形着色较深的部位为脊髓灰质，周围着色较浅区域为白质。

2. 低倍镜观察　先在镜下准确找到灰质，可见其中有一些着紫红色、大而不规则的细胞（神经元）。在神经元的周围，有许多散在的圆形且体积较小、染成紫蓝色的核，这些就是神经胶质细胞的核。找一个结构清晰的神经元转高倍镜观察。

3. 高倍镜观察　神经元的胞体部较大，其中有一个大而圆的卵圆形核，核膜清楚，核内异染色质少，故着色浅，呈空泡状，内有一个明显的嗜酸性核仁（有的没切到）。胞质中含有大小不等的紫蓝色块状物（尼氏体），又称嗜染质。从胞体发出的突起，由于被切断而不易观察到其全貌，若突起的根端保留较长，可辨认出树突和轴突，有尼氏体的突起是树突，无尼氏体的突起是轴突。轴突起于胞体的部分称为轴丘。在切片中，常可看到每个神经元的树突，而轴突与轴丘却不易看到（因为一个神经元可以有多个树突，但轴突只有一个）。在高倍镜下观察还可看到三种类型的胶质细胞的细胞核，其中，体积最大、呈圆形或较小卵圆形染色质较少、被染色浅的是星形胶质细胞的细胞核。染色较深、呈圆形的是少突胶质细胞的细胞核。体积最小但染色最深、呈三角形或卵圆形的是小胶质细胞的细胞核。但神经胶质细胞的胞质在 HE 染色的标本中一般不被显示。

（二）有髓神经纤维纵切

材料：坐骨神经　染色：HE 染色

1. 肉眼观察　标本中的条状物即神经纤维纵切。

2. 低倍镜观察　可见许多平行排列的、粗细不等的紫色条状物，即神经纤维束。找一条单独分离的有髓神经纤维转高倍镜观察。

3. 高倍镜观察　中央着紫蓝色的条状物是轴突，两侧染成红色的为神经膜，轴突与神经膜之间的细网状结构为髓鞘。它是神经膜细胞的胞质反复包绕轴突而形成的。髓鞘网孔是其中的磷脂成分在制片过程中被溶解而形成。红色丝状主要是髓鞘中的蛋白质部分。施万细胞核（神经膜细胞核）位于神经膜的下方。神经膜可形成节段性凹陷，即郎飞结，该处无髓鞘存在，又称轴突裸部。相邻的两个郎飞结之间的一段神经纤维构成一个节间段，一个节间段是由一个施万细胞包绕轴突而成。

（三）触觉小体和环层小体

材料：人手指皮肤切片　染色：HE染色

1. 肉眼观察　染色较深、高低不平一面为手指掌侧表皮，另一面为真皮。

2. 低倍镜观察　表皮为复层扁平上皮，深部为真皮。真皮向表皮突入形成许多乳头，有的乳头内可见到椭圆形小体，即触觉小体。真皮深部的结缔组织内有体积较大、呈同心圆排列的圆形或椭圆形结构，即环层小体，该结构以横切面多见。

3. 高倍镜观察　触觉小体外包结缔组织被囊，内部有数个或更多横行排列的扁平细胞，环层小体中心有一根无结构的淡红色圆粒体，是轴突的横切面，在轴突的周围是同心圆排列的多层扁平细胞，其最外面为结缔组织被囊。

（四）运动终板

材料：骨骼肌压片　染色：氯化金染色

低倍镜观察：呈橘红色或蓝色的条状物是骨骼肌纤维。在肌纤维上找到黑色分支状结构，即神经纤维的分支。仔细观察一根神经纤维的末端，其末端在肌纤维表面形成葡萄状膨大，附于肌膜的表面，这个结构称为运动终板。

第十四章

循环系统

【目的与要求】

1. 掌握大、中、小动脉和毛细血管的结构特点。
2. 熟悉心脏壁的分层。
3. 了解心脏传导系统各类细胞的形态结构及分布。

【实验内容】

（一）中等动、静脉

材料：中等动、静脉　染色：HE 染色

1. 肉眼观察　切片中有两个以上的血管横断面，其中，管腔圆而规则、管壁相对较厚且有弹性者为中等动脉。而管腔不规则或塌陷、管壁较薄者为中等静脉。在血管周围的结缔组织内还有小动脉、小静脉和毛细血管等。先观察中等动脉，然后再观察中等静脉。

2. 低倍镜观察　中等动脉以内、外弹性膜为分界，血管壁可分成内膜、中膜、外膜三层。

（1）内膜：近管腔的一层，很薄，表面为一层扁平的内皮细胞，有的切片上可发生内皮脱落现象，内皮下层几乎看不到。与中膜交界处有一层折光性较强的波浪形染色较红透亮的结构为内弹性膜。

（2）中膜：最厚，是由平滑肌和少量弹性纤维和胶原纤维环行排列构成。

（3）外膜：为结缔组织构成，在中膜与外膜交界处可看到数层断续的外弹性膜，此膜由多层弹性纤维构成。另外，外膜中也能观察小的营养血管。

3. 高倍镜观察　仔细观察三层细微结构。

（1）内膜：内皮细胞轮廓不清，仅能看到紫蓝色的杆状或卵圆形核突入管腔内，内皮下层为极薄的细密结缔组织。内弹性膜呈波浪状、折光性强，是辨认中等动脉的重要特征。

（2）中膜：由 10～40 层环行平滑肌组成，肌细胞核呈长杆状，胞体呈长棱形，肌细胞之间有少量胶原纤维和少量弹性纤维。胶原纤维着色较浅，弹性纤维呈红色，折光性强。

（3）外膜：外弹性膜不及内弹性膜明显，为断续的数层结构，在外膜边缘由致密结缔组织逐渐过渡到疏松结缔组织。外膜的营养血管也是观察内容之一。

镜下管腔大而不规则的是中静脉，管壁薄，平滑肌与弹性纤维均较少，内皮下层较薄，内、外弹性膜不明显，中膜薄于外膜。

在中等血管外膜的结缔组织中，可以找到一些管径更小的血管，即小动、静脉和毛细血管。小动脉管径仍能分为三层。内膜较为完整，内皮下层消失，内弹性膜随管径变小而逐渐消失。中膜平滑肌有 2～3 层。外膜的结缔组织与周围结缔组织不能区分。小静脉较同级小动脉管腔大些，管壁更薄，管腔常塌陷而且不规则，一般只能看到薄的内膜，中膜和外膜均逐渐消失。继续在外膜结缔组织中寻找，可见数量较多而管壁仅由一层内皮细胞和其外的一层很薄结缔组织构成的毛细血管。

（二）大动脉

材料：大动脉切片 染色：HE 染色

1．肉眼观察 切片中着红色的圆环结构就是大动脉断面。

2．低倍镜观察 与中动脉比较，大动脉内、中、外三层膜分界不如中等动脉明显，其管壁以中膜最厚。

3．高倍镜观察 观察中膜。中膜主要由大量密集的弹性纤维组成，排列成层，可达40～70层，弹性纤维之间可见少量平滑肌细胞。发达的中膜弹性膜与内、外弹性膜组成结构相同，连成一片，故内、中、外三膜之间无明显的分界。

（三）心脏

材料：心脏切片 染色：HE 染色

1．肉眼观察 为红色块状结构，其较宽大的一端为室部。较窄的一端为心房部，其较平整而突出的一边为外膜，着色淡，组织较疏而薄且不整齐、略微凹陷的一边为心内膜，中间最厚处是心肌层，其中，心室的肌层厚于心房肌。

2．低倍镜观察 先找到心内膜，然后由内向外依次观看。心内膜无血管及脂肪细胞，可见染色淡而粗大的浦肯野纤维（束细胞），是特化的心肌纤维。心肌层厚，可见肌纤维的纵、斜、横不同切面。心外膜较薄。

3．高倍镜观察 心内膜表面衬有一层内皮，内皮下是由结缔组织构成的内皮下层。内皮下层之外是心内膜下层。注意：心内膜下层的浦肯野纤维形态结构特点。这种细胞比心肌纤维短而宽，细胞中央有1～2个核。胞质中有丰富的线粒体和糖原，肌原纤维较少，位于细胞周边。细胞彼此间由较发达的闰盘相连。心肌膜由大量的心肌纤维组成，高倍镜下在心肌纤维之间可见数量较多的毛细血管。心外膜较薄，为少量结缔组织及覆盖在表面的间皮构成，在间皮下的结缔组织中可见一些小动脉、小静脉、毛细血管和脂肪细胞。

第十五章

免疫系统

【目的与要求】

1. 掌握淋巴结和脾的组织结构及功能。

2. 了解胸腺的组织结构及其年龄的变化。

【实验内容】

（一）淋巴结

材料：淋巴结　染色：HE 染色

1. 肉眼观察　淋巴结呈豆形或肾形断面，凹陷的一侧为淋巴结门（有的标本可能没有切到），外周染色深的区域为皮质，中央染色淡的区域为髓质。另外，有个别切片一侧染色深为皮质，而另一侧染色浅，为髓质和淋巴结门。

2. 低倍镜观察　表面为致密结缔组织被膜。在被膜之间有一些裂隙衬以内皮的是输入淋巴管。淋巴结门处结缔组织内有多个较大的腔隙，是输出淋巴管。淋巴结门处还可见到小动脉和小静脉。被膜在有些部位向实质内突入，形成淋巴结的小梁。

（1）皮质：被膜下和小梁周围有一细胞稀疏的带状区域，为淋巴窦，分为被膜下窦和小梁周窦。被膜下窦的深面淋巴细胞排列密集成团，即淋巴小结。淋巴小结为圆形式椭圆形小体，可区分出深染的浅层帽区和深部的明区、暗区。淋巴小结周围及小结之间和皮质深层为引人注目的弥散淋巴组织，又称胸腺依赖区。

（2）髓质：淋巴细胞在这里排列成条索状的结构，称为髓索。髓索之间是淋巴窦，又称髓窦。

3. 高倍镜观察　淋巴小结的小结帽中的淋巴细胞最小，明区次之，暗区的淋巴细胞最大。在淋巴细胞之间有一些体积较大、胞质较多、染色较淡的细胞，是网状细胞，其胞核染色浅，核仁明显。胸腺依赖区一细胞大小一致、分布均匀、其间有单层立方上皮围成的细小血管腔，称为毛细血管后微静脉。髓窦内均可见多突起的巨噬细胞，细胞核染色深，核仁不明显。网状细胞的突起彼此连接成网状，网眼中有淋巴细胞和巨噬细胞。

（二）脾

材料：脾　染色：HE 染色

1. 肉眼观察　脾为实质性器官，其中染成蓝紫色的点状区为白髓，其余大部分区域染成红色，是红髓。

2. 低倍镜观察　表面为被膜、较厚，被膜向实质内伸入，形成粗大的脾小梁。实质内细胞密集，嗜碱性强的区域为白髓，可见许多淋巴组织形成密集的球状结构——脾小体（淋巴小结），帽区朝向红髓。在脾小体一侧常见 1～2 条中央动脉，白髓中其他区域细胞分布致密、均匀。由于切面不同，呈带状或圆形分布处为动脉周围淋巴鞘，中央可见到一横切或纵切的中央动脉。白髓周围称为脾的边缘区，在结构上与一般白髓无明显区别。白髓以外的区域为红髓，其中包括淋巴细胞、网状细胞和巨噬细胞，众多细胞排列成脾索，还有大量的红细胞及网状纤维。

3．高倍镜观察　重点分辨脾血窦和脾索。

（三）胸腺

材料：婴儿胸腺　　染色：HE 染色

1．肉眼观察　标本形状不规则，被胸腺隔不完全地分成许多小叶，每一小叶边缘染色紫色的是皮质，中间染色浅的是髓质。

2．低倍镜观察　表面有薄层结缔组织被膜，被膜向实质内伸入，将胸腺实质分隔成许多不完全分隔的小叶。小叶周边染色较深的部分为皮质，深部染色较浅的部分是髓质，髓质彼此相连续。皮质淋巴细胞密集，嗜碱性强，其间可见胞体较大、染色很浅的细胞，为上皮性网状细胞，数量少。髓质淋巴细胞较少、网状细胞多，髓质中有些大小不一的染成红色的圆形小体为胸腺小体。胸腺小体直径 30 ～ 150 μm，散在分布于髓质内，由上皮细胞呈同心圆状包绕排列而成，是胸腺结构的重要特征。小体外周的上皮细胞较幼稚，细胞核明显，细胞可分裂；近小体中心的上皮细胞较成熟，胞质中含有较多的角蛋白，核渐退化；小体中心的上皮细胞则已完全角质化，细胞呈嗜酸性染色，有的已破碎呈均质透明状，中心还常见巨噬细胞或嗜酸性粒细胞。

3．高倍镜观察　皮质和髓质内的淋巴细胞较小，上皮性网状细胞体积较大，染色呈淡红色，呈空泡状，有的可见核，胞质丰富，有的有突起。胸腺小体为大而扁平的上皮性网状细胞呈同心圆状排列而成，上皮性网状细胞核很淡，椭圆形，呈空泡状，核膜清晰。胸腺小体中央是无细胞结构的粉红色团块，有时可见强嗜酸性的小点，是细胞崩解的产物。

第十六章

皮　　肤

【目的与要求】

1. 掌握表皮与真皮的组织结构特点；皮肤附属器毛、皮脂腺和汗腺结构特点。
2. 了解非角质形成细胞的分类和细胞形态特点。

【实验内容】

（一）手指皮

材料：皮肤　染色：HE 染色

1. 肉眼观察　表面染色深的为表皮，深部粉红色的为真皮及皮下组织。

2. 低倍镜观察

（1）表皮：为很厚的角化复层扁平上皮，其基部与真皮交界处凹凸不平，由基部向游离面依次分为五层。

基底层：为表皮的最深层，为一层矮柱状的细胞，位于基膜上，核为卵圆形，胞质较少，呈强嗜碱性，此层细胞不断增殖，并向棘细胞层推移，分化为其余各层的细胞。

棘细胞层：由 4～10 层细胞组成，细胞大，为多边形，核圆，胞体表面伸出许多短小的棘状突起，胞质丰富呈嗜碱性。

颗粒层：由 3～5 层梭形细胞组成，核逐渐缩小，胞质内含许多紫蓝色的角质颗粒，故中心层呈深蓝色。

透明层：位于颗粒层上方，细胞界限不清、核消失，是薄层淡红色均质结构。

角质层（角化层）：由多层扁平的角质细胞组成，细胞核已完全消失，细胞染成红色，可见到螺旋状的汗腺导管。

（2）真皮：由致密结缔组织组成，位于表皮下，深部与皮下组织相连。

乳头层：为紧贴表皮的薄层结缔组织，组织向表皮底面凸出形成乳头状隆起，称乳头。其中，含触觉小体者呈神经乳头，含丰富毛细血管者称血管乳头。

网状层：位于乳头层深面，较厚，胶原纤维粗大，密集成束，并交织成网，内有较大的血管和淋巴管、汗腺、毛囊、皮脂腺。还可看到环层小体。

（3）皮下组织：在真皮深层，有大量脂肪组织、血管、神经和汗腺分泌部。

（二）皮肤的附属器

材料：人头皮　染色：HE 染色

1. 肉眼观察　真皮和皮下组织内有许多毛囊，毛囊中棕黑色结构即毛发。

2. 低倍镜观察　表皮的角质层与颗粒层较薄，基底层细胞内含黄褐色的色素，真皮较厚。有毛发与毛囊，毛发露在皮肤外面的部分为毛干，埋在皮肤内的部分为毛根。毛根外裹毛囊，毛囊末端膨大，为毛球。毛球底部内凹，神经、血管等突入其中形成毛乳头。在毛囊钝角一侧有一束平滑肌，即立毛肌（竖毛肌）。毛囊为一管状鞘，分为两层，内根鞘和外根鞘。内根鞘靠近毛根的一面，由数层上皮细胞构成，着色红而透明，细胞界限不清，此层相当于表皮的角质层。外根鞘由数层多角形细胞和一层较为整齐的基底细胞构成。皮脂腺：位于毛囊与立毛肌之间，由一团染色较淡的细胞构成，外层细胞较小，越接近中央细胞越大，染色浅，胞质含大量脂滴，故呈空泡状，腺体导管很短，通连毛囊开口处。汗腺：在网状层及皮下组织内可见一些成堆的管状结构断面。其中无明显管腔，细胞为单层柱状，染色浅的为汗腺分泌部，而汗腺导管由两层左右的立方细胞围成，染色深，盘曲上行，空越表皮，开口于汗孔。

第十七章

内分泌系统

【目的与要求】

1. 掌握甲状腺和肾上腺的结构特点。
2. 掌握垂体远侧部和神经部的结构特点和功能。

【实验内容】

（一）甲状腺

材料：甲状腺　染色：HE 染色

1. 肉眼观察　标本中大块着红色区域即甲状腺，有些标本上附于甲状腺旁边的紫蓝色小块是甲状旁腺。

2. 低倍镜观察　外被薄层的结缔组织被膜，伸入腺实质分成许多小叶。腺实质中含大量红色胶状物的甲状腺腺滤泡及滤泡间的结缔组织。

3. 高倍镜观察　甲状腺滤泡壁为单层立方上皮，此上皮随甲状腺功能状态的不同而有形态差异，腺泡腔内含红色胶状物。在腺泡上皮细胞之间和腺泡之间，可见单个或成群存在的滤泡旁细胞，细胞胞体较大，不与腺泡腔的胶状物接触，细胞核圆，胞质染色淡，故又称为亮细胞。滤泡间结缔组织中有大量血管断面。

（二）肾上腺

材料：肾上腺　染色：HE 染色

1. 肉眼观察　标本外周着色较深的为皮质，中间着色较浅的为髓质。

2. 低倍镜观察　外包结缔组织被膜。皮质从被膜向内依次为球状带、束状带、网状带。球状带较窄，细胞排列成团，细胞较小，胞质着紫蓝色。束状带占皮质的大部分，细胞排列成束状，胞体大，染色浅，胞质呈空泡状。网状带近髓质，细胞交错排列成网状，胞质着红色。髓质位于肾上腺的中央，细胞呈网状，胞质色浅。

3. 高倍镜观察　进一步仔细观察各种细胞的结构特点，在皮质各带细胞索团之间可见结缔组织及丰富的血窦。髓质细胞含丰富的棕黄色颗粒，故又名嗜铬细胞。网眼中有丰富的血窦，并有大的中央静脉，有时可见少量交感神经节细胞。

（三）脑垂体

材料：人或牛脑垂体　染色：HE 染色

1. 肉眼观察　染色较深的部分为前叶（远侧部），染色较浅部分为神经部，二者间狭窄部分为中间部。

2. 低倍镜观察　表面为结缔组织被膜所包被。前叶细胞聚集成团块状或索状，有丰富的血窦及少量结缔组织。中间部可见几个大小不等的滤泡，其壁为单层扁平上皮或立方上皮。腔中含红色胶质，神经部染色淡，含许多无髓神经纤维。

3．高倍镜观察　前叶细胞分三种，胞体最大，胞质含紫色颗粒，为嗜碱性细胞，占前叶的 10%；细胞大小不一，胞质中含红色颗粒者为嗜酸性细胞，占前叶的 40%；胞体较小、细胞界限不清楚，胞质染色很淡者为嫌色细胞，占前叶的 50%。神经部主要由无髓神经纤维组成，其间夹有垂体细胞，细胞核圆，胞质不明显，突起不清楚。可见到染成粉红色的均质——赫林小体，是由神经分泌物堆集而成。

第十八章

消化管

【目的与要求】

1. 掌握消化管的基本结构，了解消化管与免疫的关系。
2. 掌握食管、胃及小肠的组织结构。

【实验内容】

（一）食管

材料：食管横切　染色：HE染色

1. 肉眼观察　在食管腔面有许多纵行皱襞，内面染成深红色处为黏膜层。黏膜下层染成淡蓝色，结构疏松，外面红色部分是肌层，最外层是外膜。

2. 低倍镜观察　从腔面向外逐层观察。

3. 高倍镜观察　黏膜层的上皮为十余层未角化的复层扁平上皮，上皮的基底面不规则，固有膜伸入形成乳头。固有层为细密的结缔组织，其中可见成纤维细胞、血管和淋巴管、淋巴小结。黏膜肌层位于黏膜外侧，为薄而呈纵行排列的平滑肌。黏膜下层由疏松结缔组织组成，其中可见大小不等的黏液性腺泡，被染成蓝色，细胞核扁平，位于基底部，称为食管腺。肌层分为内环行肌与外纵行肌两层。外膜为疏松结缔组织。

（二）胃

材料：胃体部　染色：HE染色

1. 肉眼观察　可区分出三层，凸起的一侧染色呈深紫色，为胃黏膜。凹入的一侧染色呈红色，为肌层，两层之间色淡的区域是黏膜下层。

2. 低倍镜观察　胃壁从内向外分为黏膜层、黏膜下层、黏膜肌层和外膜。黏膜表面是单层柱状上皮，细胞整齐而密集，染色较淡，上皮向深层面凹陷，形成胃小凹；上皮之下为黏膜固有层，其中的细胞沿纵向呈条索状排列，细胞的染色深浅不一处即为胃底腺。黏膜肌层位于胃腺的下方，较薄，呈内环外纵排列，但有时两层不易分清。黏膜层与胃底腺之间有薄层的结缔组织；黏膜下层为疏松结缔组织，其内可见到较大的血管、神经束。肌层可区分出切面不同的2～3层（内斜、中环、外纵），其中，内斜肌与中环肌分界不清楚。外膜为结缔组织与外面的间皮构成的浆膜。

3. 高倍镜观察　黏膜上皮为单层柱状上皮。细胞形态较一致，染色较浅，无杯状细胞。胃底腺的细胞可区分为三种。①主细胞：胞体多呈柱状，胞质嗜碱性，染成紫蓝色，胞质游离面有细小的分泌颗粒，细胞核呈圆形。②壁细胞：细胞大，呈底面朝外的三角形或球形，底面常突出于腺上皮之外，胞质呈强嗜酸性，胞核圆，居中。③颈黏液细胞：数量较少，大小不一，多为楔形。胞质中充满黏原颗粒，常因制片时溶解而成空泡状，细胞核浓缩，形态扁平或不规则，挤于细胞基底面。

（三）小肠

材料：小肠横切　染色：HE 染色

1. 肉眼观察　管腔内部凹凸不平，向腔面突起的是环形皱襞。内面染色深，为黏膜层，外面红色处为肌层。二者之间染色最淡的部分是黏膜下层。

2. 低倍镜观察　黏膜的黏膜上皮及黏膜固有层向肠腔内的指状突起为小肠绒毛，绒毛表面为单层柱状上皮，在单层柱状细胞之间夹有杯状细胞。固有膜的疏松结缔组织形成绒毛的轴心，可见毛细血管的各种断面和中央乳糜管后者为一中空的结构，内襞衬以内皮，管腔大小不一。此外可见有散在的平滑肌纤维。固有膜内可见大量肠腺，肠腺为单管状腺，腺上皮与绒毛上皮相似。黏膜肌层较薄，可区分出内环和外纵两层。黏膜下层为疏松结缔组织，可见较大的血管。肌层为内环行、外纵行两层，内环行肌较厚，外纵行肌较薄。外膜为浆膜。

3. 高倍镜观察　柱状上皮细胞的表面可见纹状缘，为折光性较强的薄层。中央乳糜管的内壁为单层扁平上皮。在肠腺的底部有帕内特细胞（潘氏细胞），胞质内有粗大的嗜酸性的颗粒。

第十九章

消 化 腺

【目的与要求】

1．掌握胰腺在光镜下的结构。
2．掌握肝在光镜下的结构和功能的关系。

【实验内容】

（一）胰腺

材料：胰腺　染色：HE 染色

1．肉眼观察　标本染成紫红色，由被膜伸入实质将实质分为许多小梁。

2．低倍镜观察　胰腺表面盖薄层结缔组织被膜，实质被结缔组织被膜分成许多小口。小叶内可见大量浆液性腺泡，为外分泌部。其间散在分布的染色浅、细胞界限不清的细胞团，为内分泌部（胰岛）。小叶间结缔组织中可见较大的血管和神经束、小叶间导管。

3．高倍镜观察　腺泡为浆液性腺泡，细胞呈圆锥形。胞核圆，位于基底面，核上部胞质呈嗜酸性。有时可区分出红色的分泌颗粒。核下区胞质呈嗜碱性，腺泡腔中央常有一至数个细胞，呈扁平或立方形。胞质着色淡，核呈卵圆形，称为泡心细胞。腺泡之间有单层扁平上皮围成的管腔，为横或纵切面，为闰管。闰管上皮与腺泡的泡心细胞相连续，小叶内导管位于腺泡之间，由单层立方上皮围成，胞质染色较深。小叶间导管位于小叶间结缔组织中，由单层柱状上皮构成，管腔较大。内分泌部胰岛细胞排列不规则，胞质界限不清，染色较淡，胞核位于中央。在 HE 染色的标本中不能区分各种细胞。经瑞特染后可见 A 细胞、B 细胞、D 细胞、PP 细胞。

（二）肝

材料：肝　染色：HE 染色

1．肉眼观察　整个切片呈红色，为肝实质，其中，有些腔隙为小叶下静脉或门管区。

2．低倍镜观察　肝小叶多被横切。由于人肝内结缔组织很少，故小叶分隔不清，观察时应先找到中央静脉。中央静脉为一不规则的管腔，管腔壁很薄，常为一层内皮，外有少量结缔组织，肝细胞大致以中央静脉为中心向四周呈放射状排列成板状，肝板之间的不规则空隙即为肝血窦。肝小叶边缘的肝细胞板称界板，多横向走行。几个肝小叶之间有较多的结缔组织，内含大小不同的三种并行管道，为门管区，管腔分别为小叶间静脉、小叶间动脉和小叶间胆管。

3．高倍镜观察　详细观察肝细胞、肝血窦和门管区的结构。肝细胞：胞体大，呈多边形；细胞质呈嗜酸性，胞核居中，可见双核；肝细胞呈单行排列，称为肝板（肝索），偶可看到双行排列现象。肝血窦：窦壁衬以内皮，内皮细胞的核常凸向管腔，窦腔内有肝巨噬细胞（库普弗细胞），胞质有突起，但染色很淡，不易看清，如经胎盘蓝染色可见胞质中有蓝色颗粒，细胞核圆或不规则，游离于窦腔内；肝血窦开口于中央静脉。门管区：管腔大而不规则、壁薄处是小叶间静脉；管腔较小而厚，内衬一层内皮，外有数层平滑肌的是小叶间动脉；管腔较小、管壁由单层立方上皮围成处是小叶间胆管。

第二十章

呼吸系统

【目的与要求】

1. 掌握气管的结构；肺的光镜结构。
2. 了解肺泡的超微结构和功能。

【实验内容】

（一）气管

材料：气管横切　染色：HE染色

1. 肉眼观察　环状标本的内表面衬以深紫色的上皮，黏膜下层较浅，气管软骨呈深蓝色、断续或"C"形，外膜中无软骨的部分称膜部。软骨及其外侧的结缔组织共同构成气管的外膜。

2. 低倍镜观察　气管由内向外分为三层。黏膜层：上皮为假复层纤毛柱状上皮，在纤毛细胞之间夹有少量的杯状细胞，上皮的基膜明显，呈均匀一致的粉红色。固有膜由致密结缔组织组成，含有丰富的弹性纤维。黏膜下层：由疏松结缔组织组成，内含混合性腺泡，称为气管腺，腺导管为单层立方上皮或单层柱状上皮，染色较深。外膜：包括透明软骨及外面的结缔组织，气管软骨开口处有平滑肌及较多的结缔组织。

3. 高倍镜观察　纤毛细胞的表面有纤毛，呈规则的丝状结构，固有膜及黏膜下层有较多的浆细胞。

（二）肺

材料：肺组织　染色：HE染色

1. 肉眼观察　标本为结构疏松、染色较淡的实质性器官，其中有些空腔是各级支气管的断面。

2. 低倍镜观察　先用低倍镜对以下结构进行粗略观察。在标本的一侧，可见肺的外表面有浆膜覆盖，即胸膜的脏层（有的标本没有切到）。胸膜下为肺实质，内含大量肺泡和各级支气管。肺泡壁薄，是一种上皮不明显、形态不规则的腔隙。支气管则管壁较厚且被覆明显的上皮。与这些支气管伴行的血管是肺动脉和肺静脉的分支，与其他同级的体循环血管相比，肺血管壁薄而腔大。

3. 高倍镜观察　看到以上结构后，交替转换低倍镜和高倍镜，逐级寻找以下结构。

（1）导气部小支气管：管腔大，管壁较厚，外膜有片状的透明软骨，管腔被假复层纤毛柱状上皮覆盖，有少量的杯状细胞，外侧有不连续的平滑肌组织。细支气管的管腔较小，混合腺和软骨片基本消失，上皮为单层纤毛柱状上皮，杯状细胞较少，平滑肌环行成束排列。终末细支气管的管腔小，为单层柱状上皮，平滑肌相对增多，为环行完整的一层。

（2）呼吸部呼吸性细支气管：管腔不规则，管壁不完整，有少量肺泡开口，被以单层柱状或立方上皮，上皮外的结缔组织中有散在的平滑肌。肺泡管的管壁极不完整，有大量肺泡和肺泡囊的开口，结构特点是肺泡隔边缘部形成小结（结节性膨大），小结中间是环行平滑肌的断面；表面为单层扁平上皮，其外侧有少量平滑肌和弹性纤维束。肺泡囊与肺泡管相似，但肺泡隔末端无结节性。肺泡实质中可见许多大小不等、形状不规则的空泡结构，即肺泡。由于部位不同，肺泡可以是开口于呼吸性细支气管、肺泡管或肺泡的囊泡。表面由单层扁平细胞（Ⅰ型细胞）和分泌细胞（Ⅱ型细胞）组成，但扁平细胞极薄，不易分辨。分泌细胞呈立方形或圆形，胞体突向管腔，胞质清或呈沫状，核圆，位于中央。肺泡隔为肺泡与肺泡之间的薄层结缔组织，内含丰富的毛细血管，弹性纤维成分较多。其中有巨噬细胞，在巨噬细胞的胞质中可见到棕色或黑色的尘粒，所以该细胞又称尘细胞。

第二十一章

泌尿系统

【目的与要求】

1. 掌握肾的组织结构。
2. 熟悉膀胱的基本结构。

【实验内容】

（一）肾

材料：肾　染色：HE 染色

1. **肉眼观察**　边缘着紫红色部分为皮质。皮质下着浅红色部分为髓质。

2. **低倍镜观察**　肾外表面有被膜，为结缔组织组成的纤维膜。位于被膜下方的是肾皮质。皮质迷路位于髓放线之间，有许多着紫色的圆形小体为肾小体。中间为血管球，外包肾小囊组成肾小体。肾小体周围有许多形态不同的小管断面，即肾小管。髓放线均为直行的肾小管，有时因组织切面关系，也可见横断面的腔。肾髓质是由许多大小不同、细胞结构不同的肾小管组成，肾小管包括近端小管的曲部和直部、远端小管的曲部和直部、细段和集合小管。

3. **高倍镜观察**　①皮质：肾小体由血管球和肾小囊组成。血管球由一团毛细血管组成，切片上只见到大量细胞核，细胞分界不清。肾小囊的壁层由单层扁平上皮构成，上皮细胞核凸向管腔，脏层的足细胞紧贴血管球的毛细血管壁，不易区分。近端小管曲部（近曲小管）位于肾小体附近，管腔较小而不规则，上皮细胞呈锥形，胞质为强嗜酸性，核位于基底部，细胞分界不清，细胞游离面有着红色的薄层刷状缘，基底部有纵纹。远端小管曲部（远曲小管），位于肾小体附近，管腔较大，管壁细胞呈立方形或矮柱状，细胞界限清楚，胞质为弱嗜酸性，核位于细胞中央，无刷状缘。致密斑在肾小体血管极附近，远曲小管靠近血管极侧的管壁上皮变成高柱状，排列紧密，染色深，核位于顶部，这个由远曲小管特有的结构称致密斑。②髓质：集合小管由单层立方或单层柱状细胞围成，管腔较大，细胞界限清楚，胞质明亮，核圆、位于细胞中央。细段管径细，由单层扁平细胞组成，胞质着色浅，为弱嗜酸性，核凸向管腔。无论皮质或髓质中都可看到大量的血管断面。

（二）膀胱

材料：膀胱　染色：HE 染色

1. **肉眼观察**　膀胱收缩状态切片，管壁厚，腔不规则。

2. **低倍镜观察**　膀胱壁自内向外分为三层。最内面是黏膜层，突向腔内形成皱襞，由变移上皮和固有层组成；中膜是平滑肌层；外膜绝大部分为纤维膜。

3. **高倍镜观察**　可见黏膜层上皮是变移上皮，上皮细胞有多层，位于表层细胞体积较大，胞核呈圆形。上皮下方为薄层固有层的结缔组织，其中可观察到一些小动脉和小静脉断面。肌层主要由平滑肌构成，比较厚，可分内纵行、中环行、外纵行三层，但镜下表现为不同切面的平滑肌肌纤维束。外膜大部分为纤维膜，少部分浆膜者，外表面可见一层整齐的间皮，纤维膜则表面无间皮。

第二十二章

男性生殖系统

【目的与要求】

1. 掌握睾丸的结构，识别各级生精细胞、支持细胞与间质细胞的形成特点。
2. 了解附睾的组织结构。

【实验内容】

（一）睾丸

材料：人睾丸　染色：HE染色

1. 肉眼观察　标本中半圆处为睾丸，一侧的弧形条状结构为附睾。

2. 低倍镜观察　表面为结缔组织膜，包括鞘膜、白膜和血管膜三层。鞘膜由单层扁平上皮及细薄结缔组织构成，鞘膜下方是一层致密结缔组织构成的白膜。其增厚部分为睾丸纵隔。白膜下的结缔组织含丰富的血管，所以此层又称血管膜。睾丸纵隔内有一些大小不等、形态不规则的管腔，即睾丸网，被以单层扁平或立方上皮。睾丸实质中为各种断面的生精小管和管间结缔组织。

3. 高倍镜观察　生精小管管壁由特殊的复层上皮组成。精原细胞：细胞靠近基膜，胞体圆且较小，核圆染色深，只有一层。初级精母细胞：位于精原细胞内侧，是生精细胞中最大的细胞，有2～3层，胞体大而圆，核大，常处于分裂状态。次级精母细胞：位于初级精母细胞之内侧，形态与初级精母细胞相似，但胞体较小，由于次级精母细胞阶段停留时间很短，之后很快分裂成精子细胞，所以次级精母细胞不易找到。精子细胞：靠近生精小管腔面，常成堆存在，胞体较小，核小而圆，染色深。精子：管腔中常见许多紫色小点，即精子头部，精子头部或可嵌入支持细胞胞质内，尾部细小，且常被切断，故不易看到。支持细胞：位于生精细胞之间，细胞呈高柱状，但轮廓不清，基底面位于基膜上，游离面达管腔，细胞侧面和游离面有生精细胞嵌入。核大，呈椭圆形或三角形，核染色质少，有一个明显的核仁。生精小管之间的结缔组织称为间质，除分布有血管、神经、淋巴管外，还有一种特殊的间质细胞，单独或成群分布，细胞体大，呈圆形或椭圆形，胞质为嗜酸性，核大而圆，常偏于细胞一侧。

睾丸间质细胞位于生精小管之间的结缔组织内，常三五成群，细胞较大。呈圆形或椭圆形，胞质嗜酸性强。核圆多偏于一侧，着色浅，核仁明显。

（二）附睾

材料：人附睾　染色：HE染色

1. 肉眼观察　可见切片中圆形断面，表面包有浅红色结缔组织形成其被膜，内为实质结构。

2. 低倍镜观察　表面为结缔组织被膜，实质内可见有两种不同的管腔。一种位于附睾头部，管壁较薄，管腔起伏不平，为输出小管。另一种位于附睾体和尾部，上皮较厚，腔面整齐规则，为附睾管。

3. 高倍镜观察　附睾的头部主要由输出小管组成，管壁由高柱状纤毛细胞和矮柱状细胞相间排列构成，在镜下可见腔面起伏不平，上皮基膜外可见少量的平滑肌细胞。附睾体和尾部由附睾管组成，为假复层纤毛柱状上皮，由主细胞和基细胞组成。主细胞表面有成簇排列的粗而长的静纤毛。基细胞矮小，呈锥形，位于上皮深层，镜下见管腔面平整，上皮基膜外环行的平滑肌发达，管腔内可见到许多的精子。

第二十三章

女性生殖系统

【目的与要求】

1. 掌握卵巢的一般组织结构；卵泡生长与成熟过程中各级卵泡的结构特征及排卵后卵泡的变化；子宫的组织结构及子宫内膜周期性变化的结构特点。

2. 了解黄体的结构特点。

【实验内容】

（一）卵巢

材料：卵巢　染色：HE染色

1. 肉眼观察　外周着紫色者为皮质，其中充满大小不等的腔隙，即各级卵泡，中央着红色的区域为髓质。

2. 低倍镜观察　髓质：在卵巢中央，由含丰富血管的疏松结缔组织构成。皮质：表面覆有单层扁平上皮，上皮下是薄层致密结缔组织膜，为白膜，白膜下方可见各级卵泡。原始卵泡：位于皮质浅层，数量多，体积小，中央为初级卵母细胞，细胞体积大，胞质呈嗜酸性，为圆形或卵圆形，核大而圆，染色质细小，核仁明显，卵母细胞外周有一层扁平的卵泡细胞。初级卵泡：初级卵母细胞增大，卵泡细胞为单层立方或增殖成多层，卵泡细胞与初级卵母细胞之间出现透明带。次级卵泡：初级卵母细胞体积更大，卵泡细胞增殖成多层，细胞之间出现大小不等的腔隙，有的已合并成大的卵泡腔，紧靠初级卵母细胞的一层卵泡细胞为柱状，呈放射状排列，称放射冠。卵泡腔中的卵泡液将初级卵母细胞及放射冠挤至卵泡一侧形成卵丘，其余的卵泡细胞构成卵泡壁，称颗粒层。卵泡周围的间质组织增生形成卵泡膜，此膜分为两层，内层较疏松、血管丰富，外层纤维较多。成熟卵泡：结构与晚期的次级卵泡相似，但体积更大，向皮质表面突出，但这期卵泡不易在切片中看到。闭锁卵泡：各期卵泡在发育过程中绝大多数将发生退化改变，成为闭锁卵泡。其中的卵细胞核固缩，染色质溶解，透明带皱缩或逐渐变成一团酸性均质状结构，包围卵母细胞的卵泡细胞也随之发生变性溶解，同时卵泡膜内层细胞常有增生，并呈多角形，这些增大的细胞被结缔组织和血管分隔成分散的细胞团，又称间质腺。白体：有的切片在皮质内可见染色浅淡的结缔组织，体积小，其中血管较少，称为白体。

（二）子宫

材料：人子宫　染色：HE染色

1. 肉眼观察　标本中间有一条裂隙，为子宫腔。靠近腔面着红色的为内膜，内膜外侧为肌层。

2. 低倍镜观察　内膜上皮为单层柱状上皮，在标本切片中部分上皮在制作切片时脱落。固有膜为疏松结缔组织，细胞成分较多，还可看到许多子宫腺，管腔大小不一。如是分泌期切片，则子宫腺管腔较大且弯曲，因而切面呈许多不同形态的横断面。若为增生期，则固有膜较薄，腺腔较窄，腺管较直。肌层很厚，一般切不完全，平滑肌排列成束，分层不明显，肌间有丰富的血管。

3．高倍镜观察　着重观察内膜。上皮为单层柱状上皮，少数细胞有纤毛，多数为无纤毛的分泌细胞。固有膜结缔组织内含有大量梭形细胞，也可见各种白细胞，以淋巴细胞居多。有各种断面的子宫腺，腺底可达肌层，腺上皮与子宫腔面上皮相同。

第二十四章

眼 与 耳

【目的与要求】

1. 掌握视网膜的组织结构。
2. 熟悉角膜、虹膜、睫状体的组织结构。
3. 了解螺旋器（科蒂器）的结构。

【实验内容】

（一）眼球

材料：人眼球　染色：HE 染色

1. 肉眼观察　标本中红色椭圆形物为晶状体，该处为眼球前方，眼球外着粉红色的一层为纤维膜。前 1/6 为角膜，后 5/6 为巩膜。位于晶状体前面的两条棕色物为虹膜，两虹膜中的孔即瞳孔。虹膜根部的三角形突起为睫状体，连于睫状体后的紫色膜为视网膜视部。视网膜和巩膜之间为脉络膜。眼球中央的空腔是玻璃体所在的部位。

2. 低倍镜观察　眼球壁自外向内可分为三层，依次为纤维膜、血管膜和视网膜。纤维膜的前 1/6 为角膜，后 5/6 为巩膜。角膜又可分五层，由前向后依次为：①前上皮（角膜上皮）为一复层扁平上皮，基部无乳头，其表层细胞不角化。②前界膜（前基膜、前弹性膜）为一层均质状透明膜，染成淡红色。③固有层由大量排列规则的胶原纤维束组成，无血管。该层最厚，约占整个角膜厚度的 5/6。④后界膜（后基膜）为一层均质透明膜。⑤后上皮（角膜内皮）为单层扁平上皮。巩膜由致密结缔组织组成，有少量的成纤维细胞和大量的胶原纤维。巩膜的前部由球结膜覆盖。在巩膜的内表面与角膜交界处，巩膜向前内侧凸出形成巩膜距，其外侧有一个不规则的腔隙，即巩膜静脉窦。血管膜分为虹膜、睫状体和脉络膜三部分。虹膜位于角膜后方、晶状体前方，为环状膜，表面为前缘层，与角膜内皮相延续；中间为虹膜基质，是一层含有血管与色素细胞的疏松结缔组织；最后面为上皮层，又称视网膜虹部，由两层细胞组成，细胞界限不清，前层细胞分化为平滑肌。肌纤维排列有两种形式，一种以瞳孔为中心，呈放射状排列，为瞳孔开大肌，被染成粉红色；另一种位于瞳孔边缘，呈环形排列，为瞳孔括约肌。睫状体位于虹膜后方，在眼球矢状切面上呈三角形，自外向内分三层，靠近巩膜一侧为睫状肌层，含纵、横、斜切面的平滑肌（不易分辨）；向内是一层富含血管的结缔组织；最内面是睫状体上皮层，由两层细胞组成，外层是含色素的立方形上皮，内层是不含色素的矮柱状上皮。脉络膜为血管膜的后 2/3 部分，衬于巩膜内面，由富含血管和色素细胞的疏松结缔组织组成。视网膜盲部位于虹膜和睫状体内面。视网膜视部位于脉络膜内面，镜下由外向内可分成十层，分别为：①色素上皮层；②视杆视锥层；③外界膜；④外核层；⑤外网层；⑥内核层；⑦内网层；⑧节细胞层；⑨视神经纤维层；⑩内界膜。此十层结构主要由四层细胞构成。色素上皮层由一层色素细胞构成，细胞为矮柱状。视细胞层有两种细胞，分别为视杆细胞和视锥细胞。视杆细胞的突起呈细长圆柱形，核为椭圆形，染色深；视锥细胞突起比较膨大，核大而染色浅。

节细胞层胞体较大，细胞数量少，树突伸向内与双极细胞形成突触，其轴突组成神经束，向眼球后集中并形成视神经。

（二）内耳

材料：螺旋器 染色：HE 染色

1. 肉眼观察 红色的骨质内，呈宝塔状结构即为耳蜗，其中央着色深处为蜗轴，围绕蜗轴的两侧有几个圆形的耳蜗断面。耳蜗又被染成红色的隔板分成上、下两部分，上方为前庭阶，下方为鼓阶。

2. 低倍镜观察 蜗轴向耳蜗突出形成骨螺旋板，其外方即为耳蜗管（膜蜗管）。蜗轴由骨松质构成。骨螺旋板基部含螺旋神经节，为双极神经元。选一较好的耳蜗管进行观察，耳蜗管是一个三角形的盲管。上壁为前庭膜，是斜行的薄膜，两面均衬以单层扁平上皮，中间有少量结缔组织。外壁是外侧骨膜增厚而形成的螺旋韧带，表面衬有复层柱状上皮，上皮内含小血管，故又称血管膜。下壁由骨螺旋板、基底膜及螺旋器组成。骨螺旋板的骨膜增厚并突入蜗管，形成螺旋缘，表面形成一层盖膜，覆盖在螺旋器上。螺旋器又称科蒂器。

3. 高倍镜观察 在基底膜的上方有一个三角形的隧道，在隧道两侧近基部，各有一个支持细胞，核大而圆，位于外侧者为外柱细胞，内侧者为内柱细胞，内、外柱细胞顶部和基部相嵌围成一个三角形的内隧道。在内柱细胞内侧有内指细胞，其上方有内毛细胞。在外柱细胞外可见上下两列细胞，每列 3 ~ 5 个，下列者为外指细胞，上列者为外毛细胞。

第二十五章

人胚发生及早期发育

【目的与要求】

1. 掌握卵裂及胚泡的形成过程；内细胞群的变化及胚层和胚盘的形成过程；原条的形成及其分化；三胚层的主要分化形成过程；胎膜、胎盘的形成过程及结构功能。

2. 熟悉人胎盘膜发生过程。

3. 了解人胚卵裂的特点和胚泡的构造；植入及两个胚层形成过程中胚泡与子宫内膜的变化；人胚中胚层形成和中轴器官的建立过程。

【实验内容】

（一）卵裂、胚泡形成

观察胚胎发育录像片并填表。

1. 卵裂模型 是依据猴的卵裂过程制作的。模型上卵外之厚膜为透明带。受精卵分裂的次数越多，所形成的卵裂球数目越多而体积越小，在透明带内形成桑葚胚。

2. 胚泡模型 外周一层扁平的细胞为滋养层，中央有一大的胚泡腔，在滋养层的一端有一团细胞附着，称为内细胞群。

（二）植入及胚泡的形成

观察胚胎发育模型。

五个模型说明排卵、受精、植入的部位，以及胚泡植入过程中与子宫内膜的关系。

模型① 排卵与植入模型为一冠状剖开的子宫及部分剖开的卵巢。在子宫体部有向腔面的小突起，表示一个胚泡已经完全植入子宫内膜。

模型②～⑤即为此部分切下后放大，整个方形粉红色结构为部分子宫内膜。附有正在植入的胚泡。上面为子宫的腔面，许多小孔是子宫腺的开口，较大的腔穴为子宫腺的腺腔及血管。

模型② 约为受精后第 7 天，胚泡开始侵入子宫内膜。

模型③ 胚泡将全部植入子宫内膜，植入部的滋养层细胞（蓝紫色）已迅速繁殖增厚。内细胞群中出现内胚层（黄色）。此时已形成羊膜腔。

模型④ 为受精后第 11～12 天，胚已全部埋入蜕膜内，子宫表面之上皮已经愈合，滋养层明显地分化为两层，胚泡腔内粉色网状的结构即胚外中胚层，羊膜腔扩大，腔底面蓝色的细胞为原始外胚层，此时，内胚层也增殖并继续生长围成卵黄囊。

模型⑤ 为受精后第 14～15 天，胚泡着床部位的子宫蜕膜已向腔面突起，滋养层与胚外中胚层共同组成绒毛膜及突起的绒毛，另一部分胚外中胚层包在羊膜与卵黄囊表面，并形成体蒂。原来的胚泡腔现在称为胚外体腔。羊膜腔的底和卵黄囊的顶，即内、外两个胚层共同组成扁盘状的胚盘。

（三）中胚层的形成和中轴器官的建立

观察胚胎发育模型。

1. 18天人胚模型　模型将大部分绒毛膜切除，只在体蒂部连有小部绒毛膜与绒毛（褐色突起）。移去上方的羊膜，可见胚盘稍突向羊膜腔。胚盘尾端中线上有原条及原结。将下方的卵黄囊拿开，可见卵黄囊顶部组成胚盘的内胚层，其未来形成胚的原肠部分，此时也随胚盘向背方隆起。在胚盘的纵切面上，可见内（黄色）、中（粉色）、外（蓝色）三个胚层及脊索。内胚层向尾端体蒂内突入的盲管即尿囊。

2. 20天人胚模型　羊膜、卵黄囊全部切除，只观察胚盘部分，模型为三个胚层已开始分化。外胚层：在背侧中央增厚（由头端开始）成神经板（深蓝色），其中，中间部位凹陷形成神经沟与神经褶。此时，原条、原结已退缩至尾端。取去表面之外胚层，可见到脊索（正中线上深红色条状结构）两侧的中胚层已开始分化成圆块状的体节（深红色）。内胚层：（黄色）头侧部位向背方的隆起将构成前肠。由于三个胚层的分化，胚之头端向背方。

（四）胎儿的附属结构和胎盘

观察胚胎发育模型及标本。

胎儿、胎盘在子宫内的关系为妊娠3个月子宫的矢状断面，外周为很厚的子宫壁腔，腔内容纳着胚胎与胎膜。

子宫壁从外向内为外膜、肌膜和内膜。此时内膜又称为蜕膜，从蜕膜与胎儿的位置关系可分为基蜕膜、包蜕膜、壁蜕膜。

1. 观察胎膜

（1）绒毛膜：是蜕膜里面的一层，由胚外外胚层（滋养层）和胚外中胚层构成。邻接包蜕膜部分绒毛退化为平滑绒毛膜。邻接基蜕膜处绒毛增生旺盛为丛密绒毛膜。后者已成为胎盘的胎儿部分。

（2）羊膜：是平滑绒毛膜里面的一层，由胚外外胚层和胚外中胚层构成。此时羊膜与绒毛膜贴紧，胚外体腔已消失。

（3）卵黄囊：是胚腹侧的囊泡，被包在脐带中。

（4）尿囊：是卵黄囊退化时向体带内伸出的盲端，被包在脐带中。

（5）脐带：以体蒂为基础，由羊膜包裹而成，其中有卵黄囊、尿囊、2条脐动脉和1条脐静脉。

2. 观察胎盘的构造　注意联系胎盘功能。

（1）胎儿部：有羊膜、绒毛膜板、绒毛干、游离绒毛和固定绒毛。

（2）母体部：有绒毛间隙、胎盘隔和基蜕膜。

3. 肉眼标本

（1）2个月人胚绒毛膜标本：为一胚囊，只能看到外表的绒毛膜，看不到里面的胚胎。在绒毛膜表面均能看到绒毛的突起，此时尚不能区分平滑绒毛膜与丛密绒毛膜。

（2）4个月胎儿和胎膜：标本的大部为透明的羊膜。其一侧有厚的绒毛膜包裹，为丛密绒毛膜。胎盘已形成，仅在丛密绒毛膜的周边见到少部分无绒毛的平滑绒毛膜。通过羊膜可见浸泡在羊水中的胎儿与脐带。

（3）足月胎儿胎盘标本：为圆盘状。一侧光滑，连有脐带，表面覆盖有羊膜的为胎儿面。另一侧表面粗糙的为母体面，表面有基蜕膜包裹，可见约20个大小不等的分区，称胎盘小叶。

第四篇　病理学

第二十六章

病理实验课须知

　　病理学是医学基础课的骨干课程，也是介于基础医学与临床医学之间的桥梁课程，病理学还是一门理论和实践紧密结合的课程。病理学教学特别重视并加强实践教学环节，以便培养独立观察病理病变的科学思维方法，以及对病理形态改变的认知、辨识能力，从而加深对课堂内容的理解，培养临床思考能力和分析能力。

　　病理学是研究疾病发生、发展规律的科学，从而揭示疾病的本质。病理学是从患病组织器官形态结构的变化去阐述疾病的发生、发展、经过与转归。病理学不仅是一门理论性很强的学科，还具有很强的直观性和实践性。因此，在重视理论知识学习的同时，必须注意理论密切联系实际，重视实验课的学习，两者相辅相成，不可偏废。病理学实验的目的是将课堂上所学理论与实验课所观察的实际内容相结合，促进学生更深入地了解和掌握各种不同的疾病所发生的病理变化，培养临床思维能力，同时培养独立思考、分析问题与解决问题的能力，为后续医学知识的学习打下坚实的病理学基础。

一、病理学实验的目的和要求

（一）实验目的

　　1. 通过观察大体标本和镜下组织切片，验证理论并加深对理论知识的理解。通过实验验证和巩固部分课堂讲授的理论知识，培养自我理论联系实际的能力。

　　2. 训练和培养观察、描述病变的技能，以及实事求是的科学态度。了解并掌握获得实验资料一致性和可靠性的一些基本原则，以培养严肃的科学态度、严谨的科学作风和严密的科学思维方法。

　　3. 根据观察所得结果，逐步培养独立综合分析的思维能力，以及作出初步病理诊断的能力。通过实验技能训练和对实验结果的分析、整合，提高独立思考和独立工作能力，为后续学科的学习和科学研究打下一定的基础。

　　4. 了解和初步掌握病理实验的基本方法和技能，学会观察、记录、分析实验结果，以及书写实验报告的基本方法。

（二）实验要求

1. 实验前

　　(1) 做好课前预习，仔细阅读实验教材，了解实验的目的、要求、内容、操作程序和注意事项。

　　(2) 结合实验内容复习有关理论知识，充分理解并掌握实验课的内容。

2. 实验中

　　(1) 严格遵守操作规程，听从教师指导，认真仔细、科学敏锐地观察病变，态度严肃，实事求是。

　　(2) 通过观察大体标本和组织切片，能识别所学的病变。但应注意，我们所看到的大体标本只是机体中的一个局部，病理组织学切片更为局限，且标本都是静止的。观察大体标本时应注意用整体的、运动的、发展的观点去观察，明确机体各部分的相互关系。

（3）在观察标本时，必须一边观察一边思考下列问题：①病变部位在哪里？②病变性质是什么？③病变是如何产生的？④病变会引起什么功能变化？⑤病变会对整个机体产生什么样的影响？⑥若病变继续发展下去，结局如何？

（4）必须将肉眼观察的大体标本和镜下观察的病理组织切片紧密结合在一起。观察大体标本时，我们看到的是病变的全貌（部位、分布、范围、程度），要明确病变的性质，必须通过镜下（电镜与光镜）观察。因此，若要充分认识病变的本质，必须将大体与镜下标本相互结合、相互对照、相互联系第进行分析。

（5）要由整体到局部、由笼统到重点、由浅入深地观察。为了加深对病变的理解与记忆，对典型病变的部位，要求绘出镜下所见简图。

3．实验后

（1）对常见的、重要的疾病或病变能作出初步诊断。

（2）能运用所掌握的病理学知识，参加临床病理讨论。

（3）认真书写实验报告，按时交教师批阅。绘图必须真实确切，切勿单凭美术观点或单凭印象虚构绘图。书写报告必须整洁，简明扼要地写出病变特点及其与周围组织的关系。

（4）注重理论联系实际。

二、病理学实验课的内容及学习方法

（一）实验内容

1．多媒体示教。

2．大体标本观察和描述。

3．组织切片观察和描述。

4．临床病理讨论。

（二）实验方法

这里主要介绍大体标本和组织切片的观察方法及临床病理讨论。

1．大体标本的观察方法　主要运用肉眼观察或辅以放大镜、量尺和磅秤等工具，对大体标本及其病变性状（外形、大小、重量、色泽、质地、表面及切面形态、病变特征等）进行细致的观察和检测。大体标本是通过尸体解剖或外科手术切除获得的有病变的脏器和组织。因此，观察大体标本时，首先应确定该标本是什么脏器或组织，然后按下述程序观察和描述。

（1）完整脏器的观察

大小、重量：对实质性脏器（如肝、脾、肺、肾等），要注意其是否肿大或体积缩小；对有腔脏器（如心、胃、肠等）要观察其内腔是否扩大或缩小、狭窄，腔壁是否增厚或变薄。脏器大小可用长（脏器最长径）×宽（与长径垂直的最宽径）×高（单位：厘米）表示，重量可用其湿重表示。

形状：观察该脏器外形及有无变形。

颜色：如组织充血或出血呈暗红色（甲醛固定后血液呈灰黑色），脂肪呈黄色，胆汁呈黄绿色等。

质地：变硬或变软，质脆或坚韧，致密或疏松，均质或不一。

表面：光滑或粗糙，有无结节隆起，结节大小如何，有无渗出物、出血、坏死或粘连。

切面：该脏器的原有结构有无改变，如肺的微细海绵状结构，心脏的肌纹理结构，管道脏器管壁的固有层次结构，肾切面皮质和髓质有无改变，脑的灰质、白质有何改变等，切面是否发现特殊病灶，有腔脏器腔内有无异常内容物。

（2）病灶的观察：如在脏器的表面或切面发现特殊病灶，则要对该病灶做进一步观察、描述。病灶可为实质性（如肿瘤）或空腔性（如脓肿、囊肿），应注意观察其大小、形状、色泽（包括颜色和光泽度）、质地等。大小可以用实物来形容，如粟粒大、芝麻大、绿豆大、黄豆大、蚕豆大、鸡蛋大、拳头大、小儿头大等，但以长 × 宽 × 高（单位：厘米）的测量数字表示更为科学。形状可以用圆形、椭圆形、球形、结节状、分叶状、乳头状、息肉状、蕈状、花菜状、楔形或不规则形等来描述。质地除了病灶软硬度、脆韧度、疏密度、均匀度外，还要注意其干燥或湿润，粗糙或细腻，以及透明与否等。此外，还应观察以下几方面。

位置：病灶位于脏器的哪一部位，如胃小弯近幽门部，肺上叶的下部或下叶的上部，回肠下段等。

数目及分布：病灶可为单个或多个，如为多个，是呈散在分布或是密集分布，呈均匀分布或不规则分布。

病灶与周围组织的关系：两者界限清楚或模糊，如是肿瘤有否包膜，是否有压迫或侵犯周围组织的现象等。

最后，根据所观察到的病变，结合理论知识进行综合分析，提出大体标本的病理诊断。病理诊断的格式一般是根据脏器名称加病理变化或疾病名称，如肝脂肪变性、肺结核病、胃溃疡等。

2. 组织切片的观察方法　组织切片取自大体标本中的典型病变处。用组织学方法制成病理切片（一般是苏木精 - 伊红染色，即 HE 染色）后，通过显微镜进一步观察病变组织和细胞的结构变化，从而千百倍地提高肉眼观察的分辨力，能够加深对病变的认识，通过分析和综合病变特点，可提出疾病的病理诊断。在观察切片时，必须学会使用显微镜，特别是在调节物镜时，要倍加小心，看清切片的正反面。将有盖玻片的一面朝上，避免转换高倍镜时观察不到组织图像和压碎切片。观察步骤如下。

（1）用肉眼或放大镜观察切片的组织外形、着色深浅、疏密度、有无特殊的病灶，对组织和病变范围作出初步的判断。

（2）用低倍镜从上至下、由左至右，全面地观察切片全貌，防止遗漏，辨认出切片为什么脏器或组织。观察实质性脏器（如肝、脾、肾等）时由被膜到实质，观察有腔脏器（如胃、肠等）时则按黏膜、黏膜下、肌层、浆膜层的顺序进行观察，注意各部分组织结构的情况，是否有异常的病灶或细胞出现，以及病变与周围组织的关系，找到需要重点观察的部位，进行进一步深入、细致地观察。

（3）根据需要，转换高倍镜观察组织或细胞的微细变化。观察时注意细胞形状、细胞浆、细胞核，以及细胞与细胞之间组织的分布与排列变化等，以确定病变的性质。

（4）当全面地观察并理解了该切片的病变以后，用彩色铅笔在实验报告上绘出简图，注明图名、病变、染色方法、放大倍数及日期，作为实验记录并供复习参考。绘图必须显示出来源组织的结构和典型病变特征，绘制出模拟图。

（5）组织切片的描述一般可按组织来源、病变部位、病变性质、病变特征、病变范围等描写，描写文字要简洁、准确。

（6）最后根据观察和描述，确定主要病变和次要病变，进行综合分析，提出病理诊断。一般诊断格式是：脏器或组织名称加病变或疾病名称。

在实验时，要紧紧抓住临床与病理联系这个重点，要正确认识大体与镜下病变的关系。虽然大体标本和组织切片的观察方法不同，一个是大体观察，另一个是用显微镜观察，但是两者的目的是一致的，都是为了研究和认识疾病发生、发展过程中所出现的形态结构的改变。大体病变是镜下病变所决定的，如慢性肾小球肾炎，肾体积缩小，质地变硬，呈现颗粒状外观，是肾小球纤维化、玻璃样变性，肾小管萎缩，间质纤维结缔组织增生所致；镜下病变是大体形态改变的基础，如肝细胞脂肪变性，可使肝体积增大、颜色变黄。所以，在观察时应将大体与镜下病变紧密联系起来，以不断巩固和加深理论知识，提高分析整合的能力。

此外，要注意正确认识形态结构与功能代谢的关系。机体各脏器、组织和细胞的形态结构变化是其功能代谢改变的物质基础，形态结构的变化必然会引起功能代谢的改变。另外，功能代谢的变化也常伴有形态结构的变化，并且还反映了形态结构变化的程度。因此，两者相互依存，互相影响。如发生病毒性肝炎时，肝细胞发生变性、坏死，相应地就会出现肝机能代谢异常（如转氨酶升高、黄疸、解毒灭活功能下降、凝血因子合成障碍等），而肝功能异常也反映出肝细胞损伤的程度。所以，实验时应时刻注意分析形态结构变化与功能代谢改变的关系，切忌把形态结构病变看成是孤立的、固定不变的，以更好地理解形态结构的改变及其意义，深刻认识和正确理解疾病的功能代谢变化。

3. 临床病理讨论　病理学是学习临床医学和开展医学科学研究工作的重要基础之一，在实验中不仅要注意掌握基本理论知识和培养观察辨别各种病变的基本能力，还要紧密联系临床，学会运用所学的理论知识和辨认能力去正确认识和理解各种疾病的临床表现（症状和体征），明确诊疗原则。而临床病理讨论（clinical pathological conference，CPC）就是这样一种将临床与病理相联系的行之有效的方法。在实验过程中，适当选择一些典型临床病例，以便根据所学的理论知识和观察结果去分析病情，解释各种临床表现，作出正确的判断，提出治疗的基本原则。对于临床医学来说，疾病过程中机体各脏器、组织和细胞形态结构与功能代谢的异常变化是各种疾病相应临床表现的物质基础。也就是说，各种不同疾病在发生、发展过程中出现的临床症状和体征，如风湿性心脏病的各种瓣膜杂音、大叶性肺炎的肺实变体征、急性肾小球肾炎的急性肾小球肾炎综合征等，是由其形态结构与功能代谢的病理变化所决定的，都可以用这些病理变化来解释。因此，临床病理讨论、病理密切联系临床，不仅可以加深对病理学基本理论和临床表现的认识，而且可以培养科学思维、综合判断，以及分析和解决问题的能力。

第二十七章

病理学实验

实验一　细胞和组织的适应、损伤与损伤的修复

【实验目的】

　　按照本章节相关教学级别和教学大纲的要求，通过大体标本和镜下组织切片病理变化的直接观察，在实验课的讲解和学习过程中加深相关理论知识的理解，促进病理理论知识与临床疾病的实际联系，进一步培养临床思维能力。

【实验要求】

掌握：

1．适应和损伤的概念及发生、发展变化的过程。

2．萎缩、肥大、增生和化生的基本概念及形态特点。

3．细胞可逆性损伤的基本概念、分类及各自的形态特点。

4．坏死的分类和形态特点及其对机体的影响。

5．肉芽组织的形态特征及其在创伤愈合中的作用。

6．创伤愈合的类型及影响创伤愈合的因素。

熟悉：

1．病理大体标本、组织切片的观察方法。

2．创伤一期、二期愈合的条件及其特点，从而理解临床处理创伤的注意事项。

了解：

1．细胞再生的影响因素。

2．实验室规则。

【实验内容】

　　（一）**适应**

1．心肌萎缩

　　（1）大体标本病理变化要点：心脏体积与正常相比明显缩小（人的拳头大小与正常心脏大小相仿），心脏表面由光滑变为皱缩，冠状血管蜿蜒迂回形似蚯蚓状，切面心壁变薄。

　　（2）组织切片病理变化要点：低倍镜下主要观察心肌纵切面。心肌纤维的粗细较正常明显变窄，心肌纤维之间的间隙明显变宽。

2．心肌肥大

（1）大体标本病理变化要点：心脏体积增大，重量增加，心尖变得钝圆，心壁明显增厚，心腔有扩张，严重时甚至出现"球形心"改变（学习过程中注意思考向心性肥大与离心性肥大的比较）。

（2）组织切片病理变化要点：低倍镜下主要观察心肌纵切面。心肌纤维的粗细较正常明显增粗，心肌纤维之间的间隙明显变窄。直观比较心肌萎缩与心肌肥大，加深对适应性变化的理解。

3．慢性宫颈炎鳞状上皮化生

（1）大体标本病理变化要点：大体组织标本来源于慢性宫颈炎患者手术切除的宫颈息肉组织，为一不规则形状的组织块。

（2）组织切片病理变化要点：低倍镜下见到增生的腺体、纤维组织和血管，间质中有大量炎症细胞浸润，息肉表面由柱状上皮覆盖，在息肉边沿部分腺体上皮化生（由单层柱状上皮变为复层鳞状上皮），换高倍镜下进一步观察和确认鳞状上皮化生。

4．慢性胆囊炎性增生

（1）大体标本病理变化要点：胆囊体积增大、囊壁增厚，囊壁黏膜粗糙，胆囊腔内还有数个大小不一的结石。

（2）组织切片病理变化要点：低倍镜下可见胆囊壁增厚，细胞数量增多明显，可见充血血管，炎症细胞浸润。高倍镜下可见浸润的炎症细胞，主要是淋巴细胞。

（二）细胞和组织的可逆性损伤（变性）

1．肝细胞水肿

（1）大体标本病理变化要点：肝体积变大，肝表面肿胀，被膜紧绷、混浊无光泽。

（2）组织切片病理变化要点：低倍镜下可见肝小叶结构。肝板排列紊乱，受压的肝血窦明显变窄。高倍镜下可见弥漫性肝细胞肿胀，典型病变出现肝细胞气球样变，胞浆明显淡染及疏松化，还可见大量细小、均匀、红染颗粒充满胞浆。

2．肝脂肪变

（1）大体标本病理变化要点：淡黄色的肝体积增大，表面光滑，有油腻感、质软。苏丹Ⅲ染色标本，凡有脂肪沉积的地方，都被染成橘黄色。

（2）组织切片病理变化要点：低倍镜下肝小叶分界不清晰，肝细胞条索排列出现混乱，体积增大的肝细胞导致肝窦明显受压变窄，肝细胞浆内出现大小不等、边界清晰的近似圆形或椭圆形空泡。高倍镜下可见融合变大的空泡将肝细胞核挤向一侧，使部分肝细胞类似脂肪细胞。

3．胸膜玻璃样变

（1）大体标本病理变化要点：标本为下叶肺组织，可见部分肺明显增厚的脏层胸膜及叶间胸膜，与横隔粘连，呈半透明毛玻璃状灰白色切面。

（2）组织切片病理变化要点：低倍镜下辨认脾结构，可见到管壁并且明显增厚的脾小动脉，脾小动脉管腔变窄。

4．皮肤色素痣（皮内痣）

（1）大体标本病理变化要点：观察大体标本组织内圆形深染处为色素痣病变。

（2）组织切片病理变化要点：在低倍镜下观察，皮肤表皮下和真皮浅层可见到大量的黑色素细胞，成堆的棕黑色黑色素出现在真皮内，还可见到皮肤的鳞状上皮增生。低倍镜下找到黑色素细胞，转换高倍镜观察可见呈多边形、梭形或不规则分支状的黑色素细胞，核蓝染，呈圆形、空泡状或梭形，其中部分黑色素细胞胞浆内含有粗大的棕褐色颗粒。

（三）坏死

1．脾贫血性梗死

（1）大体标本病理变化要点：脾切面上可见不规则锥形灰白色梗死病灶，病灶边缘外层为暗红色

（充血、出血所致），病灶边缘内层为灰黄色的炎性渗出物，病变累及包膜。

（2）组织切片病理变化要点：低倍镜下脾组织结构清晰可见，但坏死区脾组织结构较模糊，可见已经发生坏死改变的细胞，梗死病变严重且发生时间长的坏死区脾组织结构消失，呈现无结构红色淡染。高倍镜下观察坏死区中央，大部分细胞红染、呈颗粒状，边界模糊不清，细胞核已溶解消失；在高倍镜下观察坏死区边缘，可见核固缩的细胞（细胞核体积变小、染色变深，失去正常核的网状结构），还可见到有的细胞中央出现蓝染不规则的碎片（核碎裂）。

2．脑液化性坏死

（1）大体标本病理变化要点：观察大脑冠状切面，脑液化性坏死区出现明显的空腔，边缘与其他脑组织分界清晰。

（2）组织切片病理变化要点：低倍镜下脑组织坏死缺损，可见半透明胶冻状物质，坏死灶周围可见炎症细胞浸润。高倍镜下炎症细胞以中性粒细胞多见。

3．纤维素性心包炎（绒毛心）

（1）大体标本病理变化要点：已剪去心包壁层，可见表面粗糙的心包脏层，覆以一层细丝网状或细绒毛状、无光泽而粗糙混浊的灰黄色纤维素渗出物。由于心脏的搏动而使其呈绒毛状。

（2）组织切片病理变化要点：低倍镜下见大量红染成网状或团块状的物质。高倍镜下主要是红染的网状结构纤维素，其中还可见中性粒细胞、淋巴细胞及单核细胞等炎症细胞浸润。

4．淋巴结结核干酪样坏死

（1）大体标本病理变化要点：观察大体标本，淋巴结中央红染部分为坏死病灶。

（2）组织切片病理变化要点：低倍镜观察，可见淋巴组织结构消失而呈红染颗粒状的干酪样坏死区。高倍镜观察，在坏死区及周边区域可见核碎裂、核固缩及核溶解的细胞，在坏死病灶周围还可见上皮样细胞、郎格罕巨细胞、淋巴细胞及成纤维细胞。

5．足干性坏疽

（1）大体标本病理变化要点：为血栓闭塞性脉管炎的截肢标本，足皮肤干缩僵硬、远端发黑，与正常组织间界限明显、清晰。

（2）组织切片病理变化要点：多为继发于血液循环障碍而发生的凝固性坏死，坏死组织发生凝固，变成干燥、坚实的凝固体。

（四）纤维性修复

肉芽组织切片病理变化要点：在低倍镜下，肉芽组织表面覆盖有大量的炎症细胞和坏死组织，大量新生毛细血管垂直伸展向创面生长，互相吻合袢状弯曲形成毛细血管网；渐向深部，新生血管减少，纤维组织增生。毛细血管间有许多星形、梭形、椭圆形的成纤维细胞，胞浆丰富，核染色较浅。在高倍镜下，数量较多的毛细血管的内皮细胞核呈椭圆形，体积较大，向腔内突出；许多成纤维细胞及炎症细胞围绕在新生毛细血管周围，炎症细胞以巨噬细胞、中性粒细胞及淋巴细胞为主。

【实验结果】

绘图：慢性宫颈炎鳞状上皮化生镜下病变、肝脂肪变性镜下病变和肉芽组织镜下病变，并注明观察倍数及结构名称。

【思考题】

1．病理学常用的观察方法有哪些？
2．形态上出现哪些变化可判断为组织适应或组织损伤？
3．化生常发生在哪些器官，以及其发生有何意义？
4．不同类型坏死的形态学诊断依据及主要形态特点有哪些？

5．细胞组织适应的类型及各自的病理变化特点是什么？

6．细胞组织可逆性损伤的类型及各自的病变特点是什么？

7．坏死与凋亡的区别是什么？

8．举例说明人体组织细胞按再生能力的强弱可分哪三类？

9．创伤的一期愈合与二期愈合的区别是什么？

10．影响创伤愈合的因素有哪些？

实验二 局部血液循环障碍

【实验目的】

按照本章节相关教学级别和教学大纲的要求，通过大体标本和镜下组织切片病理变化的直接观察，在实验课的讲解和学习过程中加深相关理论知识的理解，促进病理理论知识与临床疾病实际的联系，进一步培养临床思维能力。

【实验要求】

掌握：

1．充血、淤血的概念及其形态特点和临床表现。

2．血栓的类型和形态。

3．栓塞的类型和对机体的影响。

4．梗死的概念、病变及类型。

熟悉：

1．血栓形成及栓塞的概念，血栓形成的条件、过程及可能产生的后果。

2．出血的病理变化。

3．栓子的运行途径。

4．梗死形成的原因和条件。

了解：

水肿的病理变化。

【实验内容】

（一）充血、淤血

1．急性阑尾充血（急性阑尾炎外科手术切除的阑尾标本） 大体标本病理变化要点：跟正常阑尾相比，急性阑尾炎病变时，阑尾浆膜面的小动脉高度扩张充盈，血管特别显著；充血的阑尾浆膜面可见炎性渗出物。

2．慢性肺淤血

（1）大体标本病理变化要点：肺切面呈暗红色或深褐色（正常肺呈灰白色），肺原有的细微海绵状疏松结构实变，淤血病变尤以肺下部更明显。

（2）组织切片病理变化要点：低倍镜观察，肺组织内可见明显充血的大小血管、明显增厚的肺泡壁（肺泡壁内血管淤血及结缔组织增生导致）、相对狭窄的肺泡腔，心衰细胞出现在部分肺泡腔内。高倍镜观察，可见肺泡壁内扩张淤血的小静脉及毛细血管、增生的纤维细胞，部分肺泡腔内有渗出红细胞，可明显见到心衰细胞。有不完整的支气管，且出现上皮脱落，支气管壁内有充血，支气管腔内有心衰细胞，局灶性炎症反应在间质内可见。

3．急性肺淤血 组织切片病理变化要点：低倍镜下可见肺内与支气管伴行的动脉、单独行走的肺静脉，气管分支及支气管壁和肺泡壁的毛细血管均普遍扩张并充满血液。部分肺泡腔充满粉红色蛋白质水肿液。高倍镜下可见部分肺泡腔水肿液内有少量单核细胞，其中有少数细胞吞噬有少量含铁血黄素。

4．肝淤血（槟榔肝）

（1）大体标本病理变化要点：肝体积增大，边缘钝圆，色红、表面光滑，肝切面肝小叶中心部淤血区呈暗红色，肝小叶周围脂肪变性或正常肝细胞呈灰黄色，形成暗红色和灰黄色相间的斑纹，形似槟榔，故又称槟榔肝。

（2）组织切片病理变化要点：低倍镜下可见肝小叶中央静脉周围有一片红染明显淤血。在高倍镜下，淤血区可见部分肝细胞受压萎缩，肝血窦淤血扩张，并有橙黄色含铁血黄素沉着，淤血区周围的肝细胞有不同程度的脂肪变性。

5．淤血性肝硬变 大体标本病理变化要点：肝体积缩小、质坚实、表面不光滑，可见有多数细结节，切面有暗红色淤血条纹。

（二）血栓形成

1．下腔静脉及髂总静脉内血栓形成

（1）病史简介：女性，37岁，为烧伤面积达80%以上的严重烧伤，入院后需大量补液而于大隐静脉近心端行静脉切开插管术。术后，患者一直卧床住院1个月左右，后死于严重感染。

（2）大体标本病理变化要点：标本为下腔静脉及髂总静脉，在下腔静脉相当肾静脉入口下方管壁上附有一条细长血栓，右侧髂总静脉内也有一段血栓。剪开静脉血管腔，管腔内有红白相间成波纹状血栓充塞，粗糙无光泽的血栓与血管壁紧密粘着。（结合病史，分析患者的血栓是怎样形成的？在临床工作中应如何预防此类病变的发生？）

2．门静脉、脾静脉内血栓形成

（1）病史简介：男性，45岁，2周前急腹症入院，诊断为肠梗阻而行肠切除术。术中发现回肠一段已完全坏死，术后10天患者因休克死亡，原有门脉高压病史。

（2）大体标本病理变化要点：行尸体解剖，肝切面可见门静脉的分支内及脾静脉的管腔内均有灰黄色及黄白色相间之条纹的血栓形成，血栓表面干燥、无光泽，脾内还可见多发性贫血性梗死灶。

3．左心房附壁血栓形成 大体标本病理变化要点：解剖开的左心房房壁上附有一质地干燥血栓，为蚕豆大小，血栓表面粗糙与心内膜粘连紧密，二尖瓣瓣膜增厚变形且明显狭窄。

4．主动脉附壁血栓形成 大体标本病理变化要点：标本为一段腹主动脉，可见一个约红枣大小、干燥、无光泽的血栓紧密附着于管壁上，血栓质较脆，在血栓附近的主动脉内膜还可见黄色斑块样物质。

5．静脉内新鲜血栓 组织切片病理变化要点：低倍镜下观察静脉血管横断面切片，血栓完全充塞静脉血管腔，可见淡粉红色团块状或条索状血小板凝集物，在其周围或其内可见血细胞，在血小板凝集物之间有纤维素构成的网状结构，网状结构中有大量的红细胞及少量白细胞；血栓内还可见因血栓固缩所致的空隙。

（三）栓塞——肺动脉血栓

（1）病史简介：男性，50岁，腰椎骨折导致截瘫，伴二便失禁，入院后行椎板减压术。术后第6天，患者在被动翻身后突发呼吸困难、胸闷，而后迅速死亡。

（2）大体标本病理变化要点：尸体解剖发现，在左肺的肺动脉内有一暗红色呈索状弯曲的血栓充塞。（联系临床病史分析以下几个问题：①该例血栓可能来自何处？②为什么会有血栓形成？③形成的血栓为什么会脱落，血栓又通过什么途径进入肺？④此标本内为什么没有肺梗死形成？⑤患者为什么会突然死亡？）

（四）梗死

1. 肾贫血性梗死

（1）大体标本病理变化要点：灰黄色略呈凹陷的梗死灶出现在肾表面，梗死灶周围有形状不规则的充血出血带，肾切面上见颜色变淡呈锥形的梗死灶，周围有明显的充血出血带。

（2）组织切片病理变化要点：首先肉眼观察切片，可见贫血性梗死灶呈粉红色淡染的区域，其外围为正常肾组织呈紫红色。低倍镜下粉红色淡染区内仍能辨认肾组织的一般结构轮廓，但此区肾组织细胞基本见不到细胞核，而粉红色淡染区周围肾组织仍可见到细胞核。在梗死区与正常肾组织的交界处，可见部分肾小球毛细血管丛和间质血管扩张充血（构成大体标本所见的充血出血带），还可见炎症细胞浸润。

2. 肺出血性梗死

（1）病史简介：男性，32岁，以右足拇趾跌伤化脓数天、畏寒发热2天为主诉入院。入院前数天，右足拇趾跌伤感染化脓，在未麻醉下用乙醇溶液烧灼的小刀自行切开引流。入院前2天即感畏寒发热，局部疼痛加剧，入院当天高热卧床，神志不清，急诊入院，诊断为脓毒败血症，随即积极对症治疗。入院后12小时血压下降，患者处于休克状态，病情持续恶化。经多方抢救无效，患者于入院后第3日死亡。尸体解剖发现患者肺内有出血性梗死。

（2）大体标本病理变化要点：右肺组织切面上可见有多处颜色暗红、边缘分界清楚的出血性梗死灶，呈锥形；另可见数个灰黄色脓肿及许多因脓液已排出形成的黄白色小囊腔，在肺门处肺动脉分支内可见暗红色索状物。（思考：索状物是什么？与肺内梗死灶有什么关系？）

【实验结果】

绘图：慢性肺淤血镜下病变和混合血栓镜下病变，并注明观察倍数及结构名称。

【思考题】

1. 如何区别血栓与死后血凝块？
2. 分析血栓形成的可能条件及其发生的后果。
3. 诊断混合血栓的主要依据是什么？
4. 贫血性梗死与出血性梗死有哪些异同点？
5. 慢性肝淤血时，槟榔肝是如何形成的？
6. 肺淤血和肝淤血的病因及病理变化特点是什么？
7. 血栓的类型及各自的病理变化特点是什么？
8. 栓塞的类型及各自的病理变化特点是什么？
9. 梗死的原因及形成的条件是什么？
10. 梗死的类型及各自的病理变化特点是什么？

实验三　炎　症

【实验目的】

按照本章节相关教学级别和教学大纲的要求，通过大体标本和镜下组织切片病理变化的直接观察，在实验课的讲解和学习过程中加深相关理论知识的理解，促进病理理论知识与临床疾病实际的联系，进一步培养临床思维能力。

【实验要求】

掌握：

1. 炎症的概念、原因及基本病理变化。

2. 炎症的局部表现和全身反应。

3. 急性炎症的病理学类型。

4. 急性炎症的结局。

5. 一般慢性炎症的病理变化特点。

熟悉：

1. 急性炎症过程中的血管反应和白细胞反应。

2. 炎症过程中的炎症介质。

3. 肉芽肿性炎的病变特点。

4. 炎症发生、发展的规律，制订炎性疾病的防治原则。

了解：

1. 炎症的分类。

2. 炎症细胞在炎症过程中的意义。

【实验内容】

（一）各种炎症细胞

1. 标本来源 标本取自急性化脓性腹膜炎患者的肠系膜、鼻息肉和创伤一期愈合的皮肤瘢痕组织。

2. 组织切片各种炎症细胞形态 ①中性粒细胞：切片内最多见，近似圆形，细胞核分2~5叶，以3叶核细胞最常见。②淋巴细胞：切片内较多，近似圆形，有一个大而圆、深染的核，胞浆极少。③单核细胞（巨噬细胞）：切片内较多，是体积较大的炎症细胞，近似圆形，胞浆丰富，染色浅，核呈圆形、卵圆形或肾形，常有吞噬现象。④嗜酸性粒细胞：切片内少见，近似圆形，核常分为两叶，胞浆内有大小均匀、红染的嗜酸性颗粒。⑤浆细胞：近似圆形，细胞核染色质呈车轮状，核偏向细胞的一侧，核周有空晕，胞浆丰富，略带嗜碱性。⑥多核巨细胞：体积最大，胞浆丰富，内有许多排列不规则的细胞核。

通过镜下观察应明确、会辨认各种炎症细胞，并了解其主要功能。注意：在切片制作过程中，通过固定、脱水等一系列处理，炎症细胞较血涂片中所见的白细胞要小一些，炎症细胞胞浆内的颗粒及核内结构也没有血涂片清晰。

（二）炎症的类型

1. 心肌炎

（1）标本来源：切片取材自左心室，肉眼观察一侧为心肌层的表层，一侧为内层及肉柱。

（2）组织切片病理变化要点：低倍镜下可见心肌纤维肿胀，胞内出现空泡、明显脂肪变，肌层的内层及肉柱等病变较重处的心肌纤维已坏死消失，间质充血、水肿及大量淋巴细胞、单核细胞和中性粒细胞浸润。

2. 白喉

（1）病史简介：男性患儿，2岁半，生前以发热、咳嗽、声嘶、气促、呼吸困难入院，后因窒息死亡。

（2）标本来源：取自死亡白喉患儿的咽、喉、气管、支气管及肺。

（3）病理变化要点：在咽、喉及背侧剪开的气管和支气管的黏膜上附着一层灰白色膜状渗出物（假膜），咽喉部的假膜紧密附着，气管及支气管中的假膜有部分剥离或脱落，见其深部的黏膜粗糙、无光泽。(思考：假膜的来源，喉头及气管的假膜病变的后果是否相同？)

3. 肠道细菌性痢疾

(1) 病史简介：男性患儿，5 岁，以"发热、黏液脓血便 12 天"入院，诊断为细菌性痢疾。

(2) 病理变化要点：标本为一段剪开的结肠，结肠黏膜上面有呈糠屑状的假膜（由大量纤维素等渗出物和坏死组织形成），部分假膜脱落形成浅表的不规则的小溃疡（联系临床思考：此病变可引起哪些主要临床表现？属何种炎症？）。

4. 化脓性胸膜炎

(1) 病史简介：女性患儿，16 个月。生前以发热、咳嗽、气促、呼吸困难入院。检查发现鼻翼扇动、唇发绀、两肺均有湿性啰音，其中左侧呼吸音减弱。

(2) 病理变化要点：标本为患儿的胸廓及肺，胸膜壁层及脏层均见灰黄色脓性渗出物，胸膜腔内脓性渗出物积聚，挤压肺，特别是挤压肺左侧致该侧肺萎缩。

5. 化脓性脑膜炎

(1) 病史简介：男性患儿，3 个月，以发热两天，伴惊厥、呕吐、抽搐、咳嗽，不能进食，继而出现气促、昏睡入院，诊断为脑膜炎球菌所致的细菌性脑膜炎，治疗无效死亡。

(2) 病理变化要点：脑膜血管充血，一层黄白色渗出物附着在大脑半球表面，额、顶、颞各叶也可见此病变。

6. 脑脓肿

(1) 病史简介：男性，25 岁，以阵发性右侧颞部跳痛 11 天、伴有喷射性呕吐 4 次入院，自发病后患者即感左侧肢体运动不灵活，诊断为脑脓肿。

(2) 病理变化要点：大脑冠状切面标本，脑实质内可见一脓液已流失的较大圆形脓腔，脓腔内表面附着少量黄绿色稠厚脓液，脓腔边界清楚，脓肿侧脑半球较对侧肿胀，侧脑室受压变小。

7. 肾多发性脓肿

(1) 病史简介：男性患儿，3 岁，死于绿脓杆菌性脓毒血症。

(2) 大体标本病理变化要点：肾表面可见数个黄豆大小的黄白色隆起脓肿病灶，有的脓肿表面已破溃，肾的切面肾盂表面可见较多黄白色脓性渗出物。

(3) 组织切片病理变化要点：在低倍镜下，肾血管腔内及肾小球毛细血管丛内有细菌性栓子栓塞，脓肿处肾组织结构破坏，伴有大量炎症细胞浸润。高倍镜下以中性粒细胞和单核细胞多见，脓肿周围的肾组织有明显的充血出血，肾小管上皮细胞可见有不同程度的变性。

8. 急性阑尾炎

(1) 大体标本病理变化要点：标本来源于外科手术切除的阑尾。可见阑尾肿胀，浆膜上小血管扩张充血，部分区域有出血或附着灰黄色的脓性渗出物。

(2) 组织切片病理变化要点：低倍镜下观察阑尾横断面切片，可见大部分坏死脱落，仅残存少量黏膜和腺体的阑尾黏膜，黏膜下层、肌层及浆膜层明显充血水肿，阑尾腔内大量炎症细胞浸润。高倍镜下主要是中性粒细胞浸润。

【实验结果】

绘图：各种炎症细胞和急性阑尾炎的镜下病变，并注明观察倍数及结构名称。

【思考题】

1. 炎症细胞增多的临床意义是什么？
2. 化脓性阑尾炎属于化脓性炎症中的哪一种？
3. 何为脓肿？脓肿的转归及结局如何？

4．如何理解在炎症过程中病因的损伤和机体的抗损伤之间的矛盾及其演变？

5．炎症的原因是什么？

6．炎症的基本病理变化是什么？

7．炎症的局部表现和全身反应是什么？

8．炎症介质的共同特点是什么？

9．急性炎症的病理学类型及各自的病变特点是什么？

10．急性炎症的结局是什么？

11．急性炎症与慢性炎症的区别是什么？

实验四　肿　瘤

【实验目的】

按照本章节相关教学级别和教学大纲的要求，通过大体标本和镜下组织切片病理变化的直接观察，在实验课的讲解和学习过程中加深相关理论知识的理解，促进病理理论知识与临床疾病实际的联系，进一步培养临床思维能力。

【实验要求】

掌握：

1．肿瘤的分化与异型性。

2．肿瘤的分类与命名原则。

3．肿瘤的生长方式和扩散。

4．良性肿瘤与恶性肿瘤，以及癌与肉瘤的主要形态学区别。

5．癌前疾病、非典型增生和原位癌的病变特点。

熟悉：

1．肿瘤的大体形态和组织形态。

2．肿瘤对机体的影响。

3．肿瘤的分级和分期。

4．常见肿瘤的病理组织学类型及其形态特点。

了解：

1．环境致瘤因素。

2．肿瘤与遗传的关系。

【实验内容】

（一）良性肿瘤

1．皮肤乳头状瘤

（1）大体标本病理变化要点：形状似桑葚、突出于皮肤表面的肿瘤，肿瘤基底部有蒂可活动；肿瘤切面呈乳头状，有许多手指状灰白色的突起，与周围组织界限清楚。

（2）组织切片病理变化要点：低倍镜下乳头状的肿瘤表面为染色深的肿瘤实质，为增生的鳞状上皮；乳头状肿瘤的中轴为血管及纤维组织构成的间质，并有少量的炎症细胞浸润。高倍镜下瘤细胞近似正常的鳞状上皮，分化较成熟，但上皮细胞层数增多，可见角化，肿瘤基底膜完整，呈无浸润性生长。

2.纤维瘤

（1）大体标本病理变化要点：肿瘤有完整包膜，呈结节状、编织状；肿瘤切面灰白色，质地较坚韧。

（2）组织切片病理变化要点：低倍镜下可见密集成束的胶原纤维与增生的瘤细胞呈编织状的排列。高倍镜下可见呈长梭形、近似正常的纤维细胞的瘤细胞呈束状、编织状排列，瘤细胞分化良好，短梭形瘤细胞核，病理性核分裂象少见，部分区域可见玻璃样变性。

3.脂肪瘤

（1）大体标本病理变化要点：呈近似圆形分叶状包膜完整的黄色肿瘤，质软，有明显的油腻感，切面见肿瘤组织内有薄层的纤维组织间隔。

（2）组织切片病理变化要点：低倍镜下可见排列紊乱的瘤细胞，间质瘤组织被分隔为形状不规则、大小不一的小叶状结构。高倍镜下可见与成熟的脂肪细胞很相似的肿瘤细胞，分化良好，病理性核分裂象少见。

4.海绵状血管瘤　组织切片病理变化要点：可见主要由增生的血窦构成的肿瘤，血窦壁薄、腔大，有的窦腔还相互穿通。

5.卵巢黏液性囊腺瘤　大体标本病理变化要点：可见包膜完整占据卵巢组织全部的大肿瘤。肿瘤外壁光滑，切面见多房性囊腔，内壁光滑，囊内含灰白色半透明浓稠黏液。

6.子宫平滑肌瘤　大体标本病理变化要点：可见子宫肌壁间、内膜下或浆膜下多个小如粟粒、大如鸡卵、境界清楚的肿瘤结节，质坚韧，无包膜灰白色切面，呈编织状或涡状纹理。

7.良性畸胎瘤　大体标本病理变化要点：可见一包膜完整的囊性肿物在卵巢内，肿物表面光滑；切面的囊腔内充满黄色油脂样物和毛发，还可见到牙齿、骨组织、黏液等成分。

（二）恶性肿瘤

1.鳞状细胞癌

（1）大体标本病理变化要点：可见一菜花状肿物位于皮肤表面，肿物部分表面有溃疡；肿瘤切面为灰白色，呈蟹足状向周围组织浸润性生长，与正常组织分界不清。

（2）组织切片病理变化要点：低倍镜下可见排列紊乱、极性消失的鳞状上皮且上皮细胞层数增加，基底膜向下，深层组织癌细胞呈片状或条索状浸润性生长，形成与间质分界清楚、大小不等的癌巢。高倍镜下可见到层状红染的圆形或不规则形角化珠者为高分化鳞癌，但在中、低分化鳞癌中则少见或见不到角化珠。癌细胞分化好、体积较大、多边形、核大深染，可见病理性核分裂象，癌巢中心为红染层状角化珠，根据以上可判断为高分化鳞癌。呈多边形或圆形的癌细胞大小不等、层次不分明、排列紊乱、细胞分化差，核大，常见病理性核分裂象，癌巢中无角化珠，根据以上可判断为中、低分化鳞癌。

2.平滑肌肉瘤　大体标本病理变化要点：无包膜结节状肿瘤，切面为粉红色，呈鱼肉状，质细腻，有片状出血病灶与坏死病灶。

3.原发性肝癌　大体标本病理变化要点：可见肝表面有凹凸不平且隆起的大小不等的结节，切面可见弥漫分布于肝各叶的多个结节状肿块，肿块大小不等，呈圆形或椭圆形。

4.肠腺癌　组织切片病理变化要点：低倍镜下如果见到癌细胞紧密不规则地排列成单层或多层，形成大小不等、形态不一的腺样结构，此为高分化腺癌。低倍镜下如果见到实体的癌巢，而癌细胞不形成腺样结构，与间质分界较清楚；高倍镜下见到排列紊乱、大小不一、形态各异的癌细胞异型性明显，癌细胞核大而深染，多见病理性核分裂象，此为中、低分化腺癌。

5.骨肉瘤　大体标本病理变化要点：股骨下端的骨皮质和骨髓腔大部分被破坏，可见到巨大的无包膜、梭形肿块，病变以干骺端为中心，向骨干蔓延，破坏并侵入周围软组织。肿块组织切面呈灰红色、鱼肉样，质软，有出血、坏死形成。

6.纤维肉瘤　组织切片病理变化要点：低倍镜下可见呈梭形、大小不一、胞浆较少的肿瘤细胞弥散分布，有些区域可见呈束状或旋涡状排列的肿瘤细胞；肿瘤组织间质少，血管丰富。高倍镜下肿瘤细胞多见呈圆形或梭形、大小不一的细胞核，核大、染色质丰富、深染，病理性核分裂象常见，还可见到少量的瘤巨细胞。

【实验结果】

绘图：皮肤乳头状瘤镜下病变、鳞状细胞癌镜下病变和纤维肉瘤镜下病变，并注明观察倍数及结构名称。

【思考题】

1. 如何观察肿瘤？
2. 如何观察肿瘤细胞的异型性？良性肿瘤和恶性肿瘤的异型性表现有何不同？
3. 子宫平滑肌瘤是良性肿瘤还是恶性肿瘤？以什么方式生长？
4. 浸润性生长见于良性肿瘤还是恶性肿瘤？
5. 如何识别原发瘤和转移瘤？
6. 怎样通过大体标本和组织切片区分良性肿瘤和恶性肿瘤？
7. 如何早期诊断宫颈癌、肺癌、食管癌、胃癌、肠癌和肝癌？
8. 肿瘤的生长与扩散方式是什么？
9. 良性肿瘤与恶性肿瘤的区别是什么？
10. 如何鉴别癌与肉瘤？
11. 常见的癌前疾病有哪些？

实验五　心血管系统疾病

【实验目的】

按照本章节相关教学级别和教学大纲的要求，通过大体标本和镜下组织切片病理变化的直接观察，在实验课的讲解和学习过程中加深相关理论知识的理解，促进病理理论知识与临床疾病实际的联系，进一步培养临床思维能力。

【实验要求】

掌握：
1. 动脉粥样硬化的基本病理变化。
2. 冠状动脉粥样硬化及冠状动脉粥样硬化性心脏病的病变特点。
3. 原发性高血压的类型和病理变化。
4. 风湿病的基本病理变化及风湿性心脏病的病变特点。

熟悉：
1. 主动脉粥样硬化、颈动脉粥样硬化及脑动脉粥样硬化的病变特点。
2. 风湿性关节炎的病变特点。
3. 心瓣膜病的病变特点。

了解：

1．恶性高血压的病理变化。

2．感染性心内膜炎的病理变化及临床病理联系。

【实验内容】

（一）动脉粥样硬化

1．主动脉粥样硬化

（1）大体标本病理变化要点：主动脉内膜见到许多凹凸不平的病灶凸起于内膜表面，密集分布着许多灰黄色、黄白色的条纹或斑块，动脉分支开口处尤其明显。还可见有斑块破溃形成的溃疡，病灶间可见光滑的内膜。

（2）组织切片病理变化要点：低倍镜下可见增厚的主动脉内膜，内膜表层为均匀红染的增生并发生玻璃样变的纤维结缔组织，内膜深层见一片无结构的淡红染色的坏死物，即粥样斑块；粥样斑块中还可见到，在制片过程中，胆固醇结晶沉溶解后遗留的空隙所致的许多呈斜方形、菱形及针形的裂隙。高倍镜下可见许多胞体较大、胞浆呈泡沫状的泡沫细胞分布在粥样病灶边缘，病灶周边可见许多新生的毛细血管及少量的淋巴细胞浸润。

2．心肌梗死

（1）大体标本病理变化要点：在左室前壁、心尖部及室间隔的前 2/3 多发生梗死病变。可见质软如地图样、形状不规则的梗死病灶，新鲜标本呈无光泽灰黄色，如呈暗红或紫褐色则伴有出血。陈旧性梗死病灶呈灰白色条索状纤维化改变。梗死区心内膜可形成附壁血栓，心外膜可有纤维素渗出。少数标本可见梗死区"室壁瘤"，是由心壁明显变薄、明显向外膨出而形成。

（2）组织切片病理变化要点：低倍镜下可见染色深、梗死病灶形状不规则的凝固性坏死病变。高倍镜下可见肌浆深染、横纹模糊不清、肿胀、断裂的心肌纤维，可见固缩、碎裂的细胞核，甚至核消失，水肿的心肌间质、病变区域及周边大量中性粒细胞浸润。

（二）高血压

1．高血压性心脏病　大体标本病理变化要点：可见体积增大、重量增加的心脏，明显增厚的左室肌层，明显增粗的左室乳头肌和肉柱，心腔大小基本正常。

2．高血压肾病

（1）大体标本病理变化要点：可见质硬、表面呈细颗粒状、凹凸不平、体积明显缩小、重量减轻的肾，切面皮质、髓质分界不清及变薄的肾皮质，肾盂周围增多的脂肪组织。

（2）组织切片病理变化要点：在低倍镜下，病变区可见管壁增厚、均匀红染、玻璃样变的肾入球小动脉，管腔严重狭窄，其旁边可见玻璃样变、纤维化的肾小球，相应的肾小管萎缩甚至消失，还可见到部分体积增大的肾小球及管腔扩张的肾小管的代偿性改变。高倍镜下可见间质明显增生的纤维组织及炎症细胞，多见淋巴细胞浸润。

（三）风湿病

1．风湿性心脏病（风湿性心瓣膜病）　大体标本病理变化要点：可见质地较硬、明显增厚、变形、无光泽的二尖瓣膜，瓣膜弹性显著减弱，瓣叶相邻处发生粘连，明显狭窄的左房室瓣膜口，还可见纤维化增厚、粗糙的左心房后壁内膜。

2．风湿性心肌炎　组织切片病理变化要点：低倍镜下可见梭形的风湿小体位于心肌间质中，尤其是小血管周围。低倍镜下找到风湿小体，转换高倍镜观察，可见一片红染絮状无结构的纤维素样坏死区域位于风湿小体中央，坏死区域周边可见体积大、呈梭形或多边形、胞浆丰富，呈淡蓝色或紫色的风湿细胞（Aschoff 细胞），此种细胞核大且染色质集中并向外延伸成细丝，核膜清楚，核横切面似猫头鹰的双眼（枭眼细胞），核纵切面呈毛虫样；病灶的周边可有少量浸润的淋巴细胞、单核细胞。

【实验结果】

绘图：心肌梗死镜下病变、高血压肾病镜下病变和风湿性心肌炎镜下病变，并注明观察倍数及结构名称。

【思考题】

1．室壁瘤是肿瘤吗？
2．心肌梗死是如何形成的？心肌梗死的后果如何？
3．良性高血压按病变的发展可分为哪三期？各有何病变特点？
4．风湿病变引起二尖瓣形态改变，二尖瓣的功能会发生哪些变化？能引起哪些临床症状及后果？
5．风湿性心内膜炎与亚急性细菌性心内膜炎的形态特点及后果有何不同？
6．动脉粥样硬化的危险因素有哪些？
7．动脉粥样硬化的基本病理变化是什么？
8．请概述心肌梗死的主要类型及心肌梗死的并发症。
9．原发性高血压的危险因素有哪些？
10．风湿病的基本病理变化是什么？

实验六 呼吸系统疾病

【实验目的】

按照本章节相关教学级别和教学大纲的要求，通过大体标本和镜下组织切片病理变化的直接观察，在实验课的讲解和学习过程中加深相关理论知识的理解，促进病理理论知识与临床疾病实际的联系，进一步培养临床思维能力。

【实验要求】

掌握：
1．大叶性肺炎、小叶性肺炎、间质性肺炎的病变特点。
2．慢性支气管炎、肺气肿、慢性肺源性心脏病的病变特点及临床病理联系。
3．肺癌的大体类型、组织学类型、扩散途径及临床病理联系。

熟悉：
1．慢性支气管炎、大叶性肺炎和小叶性肺炎的病因及发病机制。
2．支气管哮喘、支气管扩张症、肺沉着病的病变特点。

了解：
鼻咽癌的病因、病理变化和组织学类型。

【实验内容】

（一）**肺炎**

1. 大叶性肺炎（红色肝样变期）

（1）大体标本病理变化要点：病变区域可见颜色暗红、干燥、质实如肝的肿大肺叶，病变区域切面呈细颗粒状，胸膜表面有少许纤维素渗出物。

（2）组织切片病理变化要点：病变区低倍镜下多数肺泡腔内充满渗出物，有明显变厚的肺泡壁。高倍镜下可见变厚的肺泡壁内毛细血管处于明显扩张充血状态，肺泡腔内可见大量的红细胞和少量的纤维蛋白，还可见中性粒细胞及单核细胞浸润。

2．小叶性肺炎

（1）大体标本病理变化要点：肺表面及切面均可见散在分布的灰黄色或灰红色的、大小在 1 cm 左右的多个实变病灶，病灶以下叶及背侧部为多，可见细小支气管位于病灶中心，病灶之间肺泡扩张。挤压时肺切面有脓性渗出物自支气管或细支气管腔流出。

（2）组织切片病理变化要点：低倍镜下可见呈多发性、灶状分布的以细小支气管为中心的病变，支气管周围的肺泡壁充血，病变累及所属的肺泡，病灶之间的肺泡腔代偿性扩张。高倍镜下可见部分坏死脱落的细支气管、支气管的黏膜上皮细胞位于病灶中心，明显充血、水肿的细支气管管壁，管腔内可见大量脓性渗出物，伴有大量的中性粒细胞及少量的单核细胞浸润；肺泡腔内有少量红细胞漏出，以及纤维素、浆液渗出，中性粒细胞、单核细胞浸润。

3．间质性肺炎　组织切片病理变化要点：低倍镜下可见明显增厚的肺泡壁，部分肺泡腔内可见渗出物。高倍镜下可见明显增厚的肺泡壁、扩张充血的肺泡壁血管和肺小叶间隔血管，可见少量的浆液、单核细胞渗出于部分肺泡腔内，有炎症细胞浸润，以淋巴细胞、单核细胞多见。

（二）慢性阻塞性肺疾病

1．慢性支气管炎　组织切片病理变化要点：低倍镜下可见基本结构尚存的肺组织及分泌物潴留的细小支气管，炎性充血、水肿的支气管壁。高倍镜下可见部分上皮脱落的支气管黏膜，增多的黏膜上皮杯状细胞及固有层内粘液腺肥大增生，可见鳞状上皮化生，纤维组织增生的支气管管壁，慢性炎症细胞浸润。

2．支气管扩张症　大体标本病理变化要点：肺切面可见呈圆柱状、梭形或囊状扩张并一直延伸到胸膜的支气管管腔，可见黄绿色的脓性渗出物位于扩张的支气管腔内，明显增厚纤维化的支气管管壁，黏膜水肿、溃疡形成，还可见到部分发生肺气肿的肺组织位于扩张支气管周围。

3．肺气肿

（1）大体标本病理变化要点：质地软、灰白色边缘钝圆、体积明显增大的肺，指压后留痕，弹性减退；呈蜂窝状的肺切面，肺膜下可见大小不等的囊腔。

（2）组织切片病理变化要点：低倍镜下可见明显扩张并呈囊状的肺泡管、肺泡囊及肺泡，肺泡间隔变薄，甚至有的肺泡间隔断裂导致肺泡互相融合成囊泡，分泌物潴留于支气管腔内。高倍镜下可见增厚的细小支气管壁，受压变窄的肺泡壁毛细血管数量减少，伴有大量的慢性炎症细胞浸润。

（三）肺沉着病

（1）大体标本病理变化要点：两肺布满灰白色、粟粒大小、边界清楚的坚硬矽结节，触之有砂粒样感，肺组织明显纤维化，弹性差，因其周围常有炭末沉积而呈黑色，结节可互相融合大如绿豆或黄豆，甚至形成团块状结节，可见广泛增厚的胸膜。

（2）组织切片病理变化要点：低倍镜下可见结构破坏的肺组织，弥漫性的纤维组织增生及形成矽结节。高倍镜下可见主要由大量玻璃样变的胶原纤维呈同心圆状或旋涡状排列组成矽结节，结节内偶尔见到内膜增厚的血管，结节周围可见到成纤维细胞及以单核细胞和淋巴细胞为主的炎症细胞浸润。

（四）肺癌

（1）大体标本病理变化要点：环绕支气管的巨大肿块位于肺门部，粗糙，为灰白色切面。癌组织向周围肺组织浸润并破坏支气管壁，局部还可见到向管腔内生长的癌组织，导致支气管腔狭窄或阻塞。

（2）组织切片病理变化要点：低倍镜下可见排列成巢状或排列成类似腺管状的癌细胞。高倍镜下可见体积较大、胞浆丰富的癌细胞，异型性明显，核大小不一、深染，易见病理性核分裂象。

【实验结果】

绘图：大叶性肺炎镜下病变、小叶性肺炎镜下病变和肺癌镜下病变，并注明观察倍数及结构名称。

【思考题】

1．大叶性肺炎与小叶性肺炎在病理形态方面有哪些差异？
2．为什么小叶性肺炎比大叶性肺炎并发症多且严重？
3．大叶性肺炎不同分期的病理变化与其所产生的临床症状或体征有哪些不同？
4．为什么支气管扩张症患者在体位变化时常咳大量的脓痰？
5．晚期肺源性心脏病患者为什么可出现体循环淤血？
6．大叶性肺炎可分为哪四期？各有何病变特点？
7．大叶性肺炎与小叶性肺炎的区别是什么？
8．概述肺癌的病因。
9．概述肺癌的大体类型及组织学类型。

实验七　消化系统疾病

【实验目的】

按照本章节相关教学级别和教学大纲的要求，通过大体标本和镜下组织切片病理变化的直接观察，在实验课的讲解和学习过程中加深相关理论知识的理解，促进病理理论知识与临床疾病实际的联系，进一步培养临床思维能力。

【实验要求】

掌握：
1．急性胃炎和慢性胃炎的病理变化特点。
2．消化性溃疡病的病理变化特点及合并症。
3．病毒性肝炎的基本病理变化。
4．门脉性肝硬化的病理变化及临床病理联系。
5．胃癌、原发性肝癌的病理变化及扩散方式。

熟悉：
1．各型病毒性肝炎的病变特点及临床病理类型。
2．坏死后肝硬化和胆汁性肝硬化的病理变化。
3．食管癌、大肠癌的病理变化。

了解：
阑尾炎、胆囊炎和胆石症的病理变化。

【实验内容】

1．急性蜂窝织炎性阑尾炎　大体标本病理变化要点：显著肿胀、变粗的阑尾，高度充血的浆膜表面覆盖着纤维蛋白性脓性渗出物。

2．慢性胃溃疡

（1）大体标本病理变化要点：胃黏膜上有一直径小于 2 cm 的卵圆形溃疡病灶，位于胃小弯近幽门处，溃疡较深，底部平坦，边缘光滑、整齐，表面有少量灰黄色渗出物，可见自溃疡向四周呈放射状排列的胃黏膜皱襞。溃疡周边黏膜萎缩变薄，切面可见深达黏膜下层、肌层或浆膜的溃疡，底部可见灰白色的瘢痕组织。

（2）组织切片病理变化要点：低倍镜下可见溃疡所在的凹陷处，两侧为正常的胃壁组织，溃疡深达肌层。高倍镜下可见溃疡底部由里向外的为四层结构。① 中性粒细胞与纤维素的炎性渗出层。② 红染、无结构的坏死物质层。③ 大量新生的毛细血管和成纤维细胞构成的肉芽组织层，有少量的炎症细胞浸润。④ 大量纤维组织增生，部分发生玻璃样变性，其间可见管腔狭窄、内膜增厚的小动脉，瘢痕深达浆膜的瘢痕组织层。

3．急性重型肝炎　大体标本病理变化要点：以左叶为显著的体积明显缩小、包膜皱缩的肝，重量减轻，质地柔软，表面及切面呈无光泽黄色。

4．门脉性肝硬化

（1）大体标本病理变化要点：体积缩小、重量减轻、质地变硬的肝，表面及切面可见呈黄褐色、直径多小于 0.5 cm、比较一致的小结节，呈灰白色的薄层纤维组织包绕在结节周围。

（2）组织切片病理变化要点：低倍镜下可见被破坏的肝小叶结构，增生的纤维结缔组织将肝组织分隔成大小不等的圆形或椭圆形的肝细胞团，即形成假小叶，纤维结缔组织隔围绕在假小叶周边。还可见肝细胞排列紊乱的假小叶内缺如、偏位的中央静脉或有两个以上的中央静脉；高倍镜下可见变性的肝细胞及体积较大、核大且深染的再生肝细胞。包绕假小叶的纤维结缔组织间隔内有增生的小胆管和少量的淋巴细胞、单核细胞浸润；肝细胞及胆管内可有淤胆或胆栓形成。

5．坏死后肝硬化　大体标本病理变化要点：体积缩小、重量减轻、质地变硬的肝，表面及切面布满大小不等、相差悬殊的结节，结节周围有纤维组织包绕形成明显的宽窄不一的纤维间隔。

6．胆汁淤积性肝硬化　大体标本病理变化要点：表面较平滑的肝体积不缩小而常增大，质较硬、呈颗粒状的切面，常被胆汁染成深绿色或绿褐色的肝表面及切面。

7．胃癌

（1）溃疡型胃癌——大体标本病理变化要点：胃小弯处可见直径 2.5 cm 左右的溃疡，溃疡边缘不整齐，呈堤状隆起，溃疡周边的黏膜皱襞消失，凹凸不平的溃疡底部可见坏死物质。肿瘤组织切面呈灰白色，浸润长入胃壁各层。

（2）浸润型胃癌——大体标本病理变化要点：僵硬且弥漫性增厚的胃壁，变小的胃腔形如革囊，又称革囊胃。切面癌组织与正常组织界限不清并广泛浸润至胃壁各层。

（3）蕈伞型胃癌——大体标本病理变化要点：形成蕈伞状结节，主要向胃腔内突出的肿瘤，肿瘤表面常见坏死与出血。

8．食管癌（缩窄型）　大体标本病理变化要点：癌变部位食管厚而僵硬，在食管壁内广泛浸润癌组织累及食管全周，使病变部位食管明显狭窄，明显扩张的近端食管腔。

9．大肠癌（隆起型）　大体标本病理变化要点：向肠腔内突出的肿瘤形成盘状隆起，表面可见坏死、出血。

10．原发性肝癌

（1）大体标本病理变化要点：癌变的肝被膜下的结节向表面隆起导致凹凸不平，表现为呈圆形或椭圆形、大小不等、弥漫分布于肝各叶的多个癌结节，直径数毫米至数厘米，有的融合成较大的结节。

（2）组织切片病理变化要点：低倍镜下肝正常组织结构缺失，可见呈梁状或巢状排列分布的癌组织。高倍镜下可见多角形的癌细胞，胞浆丰富，嗜酸性，核大深染。分化度高者，癌细胞胞浆内可见胆色素颗粒，有的癌细胞内还可见红染均质的圆形颗粒（甲胎蛋白）。有的癌巢内中心部分坏死的癌细胞脱落后可形成假腺腔。

11．慢性萎缩性胃炎　组织切片病理变化要点：低倍镜下病变部位可见萎缩变薄的胃黏膜，胃黏膜内腺体变小、数目明显减少。高倍镜下可见萎缩变薄的胃黏膜，胃底腺中数量显著减少的主细胞及壁细胞，发生明显的肠上皮化生的黏膜上皮，固有层有炎症细胞浸润，以淋巴细胞与浆细胞多见。

12．急性普通型肝炎　组织切片病理变化要点：低倍镜下可见广泛细胞水肿并有轻微坏死的肝细胞。高倍镜下可见体积增大、胞浆疏松呈网状疏松化的肝细胞，甚至可见呈圆球形、大如正常肝细胞的 2～3 倍、胞浆透亮、发生气球样变的肝细胞，可见小灶状的肝细胞点状坏死，嗜酸性变的肝细胞，增生的星形细胞位于肝血窦内，汇管区有炎症细胞浸润，以淋巴细胞和单核细胞为主。

13．慢性普通型肝炎　组织切片病理变化要点：低倍镜下可见较明显变性、坏死的肝细胞，坏死呈灶片状及束带状。高倍镜下可见碎片状坏死，即肝细胞坏死崩解成碎片状，位于肝小叶周边，出现特征性的桥接坏死，即中央静脉与汇管区之间、两个肝小叶的中央静脉之间、两个汇管区之间出现互相连接的坏死带。

14．急性重型肝炎　组织切片病理变化要点：低倍镜下可见累及肝小叶的大部，甚至整个肝小叶广泛坏死的肝细胞，残留少量的肝细胞位于肝小叶周边；有较多的炎症细胞浸润的肝小叶及汇管区，肝细胞无明显的再生现象，明显扩张充血甚至出血。高倍镜下可见大片的肝细胞溶解、肝细胞索解离，肝小叶内及汇管区可见以淋巴细胞及单核细胞为主的炎症细胞浸润，肝巨噬细胞（又称库普弗细胞，Kupffer cell）增生肥大。

15．亚急性重型肝炎　组织切片病理变化要点：低倍镜下既可见肝细胞的大片坏死，又可见肝细胞的结节状再生。高倍镜下可见网状纤维支架塌陷和胶原化硬化的坏死区，失去原有网状纤维支架依托呈不规则的结节状再生的残存肝细胞，失去原有结构的肝小叶，小叶内和汇管区均可见明显的炎症细胞浸润，小叶周边部小胆管增生。

16．食管鳞状细胞癌　组织切片病理变化要点：低倍镜下可见数量明显增加、层数增多、排列紊乱且极性消失的癌变鳞状上皮，癌细胞呈片状或条索状突破基底膜向深层组织浸润性生长，与间质分界清楚、大小不等的癌巢由癌细胞形成。高倍镜下见到的多边形癌细胞体积较大且核大深染，分化好，可见病理性核分裂象和细胞间桥。癌巢中心红染的圆形或不规则形层状角化物即"癌珠"，为高分化鳞癌。低分化鳞癌呈多边形或圆形，癌细胞大小不等、排列紊乱、分化差，癌巢内癌细胞极性、层次不分明，核大，常见病理性核分裂象，癌巢中无角化珠与细胞间桥。

17．肝细胞癌　组织切片病理变化要点：低倍镜下可见排列成条索状或腺管状的深染的癌细胞。高倍镜下可见多边形、胞浆丰富、核大而深染、与正常的肝细胞相似的分化较好的癌细胞；也可见到异型性明显、病理性核分裂象多见的分化较差的癌细胞；常见巨核及多核的癌巨细胞。

【实验结果】

绘图：胃溃疡镜下病变、胃癌镜下病变和肝癌镜下病变，并注明观察倍数及结构名称。

【思考题】

1．门脉性肝硬化门脉高压和肝功能不全产生的病理学基础是什么？

2．假小叶是如何形成的？有什么后果？

3．门脉性肝硬化食管静脉曲张是如何发生的？可引起什么后果？

4．概述胃溃疡的病理变化、结局及并发症。

5．病毒性肝炎的基本病理变化是什么？

6．肝硬化的病因是什么？

7．概述门脉性肝硬化的病理变化及临床病理联系。

8．概述胃癌的病理变化。

9．概述肝癌的病理变化。

实验八   泌尿系统疾病

【实验目的】

按照本章节相关教学级别和教学大纲的要求，通过大体标本和镜下组织切片病理变化的直接观察，在实验课的讲解和学习过程中加深相关理论知识的理解，促进病理理论知识与临床疾病实际的联系，进一步培养临床思维能力。

【实验要求】

掌握：

1．肾小球肾炎的基本病理变化。

2．急、慢性肾盂肾炎的病理变化及临床病理联系。

3．肾细胞癌的病理变化及临床病理联系。

熟悉：

1．急性弥漫性增生性肾小球肾炎、急进性肾小球肾炎、膜性肾小球病、IgA 肾病和慢性肾小球肾炎的病理变化及临床病理联系。

2．膀胱癌的病理变化及临床病理联系。

了解：

药物和中毒引起的肾小管 - 间质性肾炎的病理变化。

【实验内容】

1．弥漫性硬化性肾小球肾炎   大体标本病理变化要点：体积缩小、重量减轻、质硬的肾，表面呈弥漫细颗粒状，肾切面皮质变薄，皮质、髓质界限不清。有管壁增厚硬化的肾小动脉，紧密粘连不易剥离的肾被膜与肾皮质。

2．慢性肾盂肾炎

（1）大体标本病理变化要点：表面有大而不规则的凹陷性瘢痕灶、体积缩小、质硬的肾，许多灰白色条索状瘢痕位于肾切面实质中，变形的肾盂肾盏，增厚、粗糙的肾盂黏膜，肾实质上有紧密粘连且不易剥离的肾包膜。

（2）组织切片病理变化要点：低倍镜下可见呈灶状分布的病变区，有大量的纤维组织增生和炎症细胞浸润的肾间质。高倍镜下可见有大量的纤维组织增生增厚的肾盂黏膜；还可见囊壁增厚、周围纤维化的部分肾小球，以及纤维化与玻璃样变的部分肾小球；有些肾小管纤维化和萎缩，部分肾小管扩张，腔内有均匀红染似甲状腺滤泡的胶样蛋白管型；肾间质内纤维组织增生，伴有以淋巴细胞和浆细胞为多见的炎症细胞浸润。

3．肾透明细胞癌   大体标本病理变化要点：在肾的上极可见一个色灰白近、似圆形、直径约为 3 cm 的肿瘤，质地较干燥，伴有坏死出血而呈灰黑色。

4．肾母细胞瘤   大体标本病理变化要点：灰白色、呈圆形或椭圆形单发的有包膜肿瘤，切面呈均质状，肿瘤组织被纤维组织分隔成小叶状，可见坏死出血改变。

5．弥漫性毛细血管内增生性肾小球肾炎　组织切片病理变化要点：低倍镜下可见细胞数量增多、体积增大的肾小球，大多数肾小球被病变累及，肾间质充血及炎症细胞浸润。高倍镜下可见主要是毛细血管内皮细胞及系膜细胞增生的肾小球，毛细血管腔狭窄甚至闭塞，有少量的炎症细胞浸润，以中性粒细胞及单核细胞多见；肾小管上皮细胞肿胀变性，部分肾小管腔内可见蛋白及白细胞管型；肾间质毛细血管扩张充血及炎症细胞浸润。

6．弥漫性硬化性肾小球肾炎　组织切片病理变化要点：低倍镜下可见病变相对集中、发生纤维化与玻璃样变的肾小球，还可见部分代偿性肥大的肾小球与扩张的肾小管。高倍镜下可见病变区纤维化与玻璃样变的肾小球，所属的肾小管萎缩、纤维化，甚至消失；部分肾小球发生代偿性肥大，所属的肾小管扩张，腔内可见各种管型；纤维组织增生伴大量淋巴细胞浸润的肾间质，间质内可见管壁增厚、玻璃样变、管腔狭窄的细动脉。

7．弥漫性新月体性肾小球肾炎　组织切片病理变化要点：在低倍镜下，可见大量内有新月体或环层小体的肾小球。在高倍镜下，可见主要由层状增生的肾小囊壁层上皮细胞和渗出的单核细胞组成、状如新月的新月体，病变严重环绕毛细血管丛形成环状小体；部分新月体与毛细血管丛粘连，致使球囊腔闭塞；部分毛细血管丛因新月体或环层小体的挤压而闭塞发生纤维化玻璃样变，其所属的肾小管发生萎缩。还可见部分正常的肾小球及代偿性肥大的肾小球，也可见所属的肾小管扩张，间质有少量的淋巴细胞浸润。

8．急性肾盂肾炎　组织切片病理变化要点：低倍镜下可见黏膜充血、水肿并有大量炎症细胞浸润的肾盂，肾组织中还可见许多充血明显的炎性病灶。高倍镜下可见大量中性粒细胞浸润，黏膜充血、水肿的肾盂；肾间质明显充血，大量中性粒细胞浸润，肾间质中甚至形成破入肾小管腔内的小脓肿，许多肾小管腔内积聚有大量的脓细胞，以及坏死组织碎片、细菌和菌落。

【实验结果】

绘图：慢性肾小球肾炎镜下病变和慢性肾盂肾炎镜下病变，并注明观察倍数及结构名称。

【思考题】

1．原发性高血压、肾动脉粥样硬化和弥漫性硬化性肾小球肾炎是如何导致肾萎缩的？
2．肾脓肿是如何发生的？如何区别肾脓肿与肾结核？
3．在你学过的疾病中，哪些可以引起肾衰竭？其发生机制是什么？
4．慢性肾小球肾炎与慢性肾盂肾炎有何区别？

实验九　生殖系统和乳腺疾病

【实验目的】

按照本章节相关教学级别和教学大纲的要求，通过大体标本和镜下组织切片病理变化的直接观察，在实验课的讲解和学习过程中加深相关理论知识的理解，促进病理理论知识与临床疾病实际的联系，进一步培养临床思维能力。

【实验要求】

掌握：
1．慢性子宫颈炎、子宫颈上皮内瘤变和子宫颈浸润癌的病理变化。

2．子宫平滑肌瘤、子宫内膜腺癌的病理变化及临床病理联系。

3．葡萄胎、绒毛膜癌的病理变化及临床病理联系。

4．乳腺癌的的病理变化及扩散方式。

熟悉：

1．子宫内膜异位症、子宫内膜增生症的病理变化。

2．乳腺增生性病变的病理变化。

3．前列腺结节状增生的病理变化。

了解：

1．侵蚀性葡萄胎的病理变化。

2．畸胎瘤的病理变化。

3．乳腺纤维腺瘤的病理变化。

【实验内容】

1．子宫颈管内膜息肉　大体标本病理变化要点：标本呈黑褐色，质软，大小为 5 cm×2 cm×2.5 cm 的息肉，息肉蒂连结于颈管外口与内口之间，息肉切面呈灰白色。

2．子宫颈肥大　大体标本病理变化要点：经产妇子宫颈口直径约 6 cm，灰白、湿润、肿胀、体积增大的宫颈。

3．子宫平滑肌瘤　大体标本病理变化要点：增大的子宫，多个大小不一、表面光滑、界清、无包膜的肿瘤；切面可见增厚的子宫壁中散在大小不等的呈灰白色、质韧、旋涡状或编织状的肿瘤组织，与周围子宫肌层分界明显。

4．葡萄胎

（1）大体标本病理变化要点：可见大如黄豆或小如针尖、灰白色、半透明的水泡样组织，形似葡萄状。

（2）组织切片病理变化要点：低倍镜下可见高度水肿的绒毛，绒毛间质内血管消失并充满淡红色的水肿液；滋养层细胞增生。高倍镜下可见位于绒毛外层的体积大而不规则、胞质深红染、多核并核深染的合体滋养层细胞增生；还可见位于绒毛内层的立方或多边形、胞质淡染、核圆居中、染色质稀疏的细胞滋养层细胞增生。

5．侵蚀性葡萄胎

（1）大体标本病理变化要点：已切开的子宫；切面可见大小不等、深浅不同的水泡样组织，主要位于子宫壁肌层内，伴有出血，还可见水泡样组织穿透子宫浆膜。

（2）组织切片病理变化要点：低倍镜下可见肿大的绒毛，增生的滋养层细胞，子宫肌层出血坏死（绒毛侵入子宫肌层引起）；高倍镜下可见增生的滋养层细胞异型性明显。

6．子宫绒毛膜癌

（1）大体标本病理变化要点：体积明显增大的子宫，可见一个直径约 8 cm、黑灰色、呈结节状的癌肿，质软脆，颇似血肿。

（2）组织切片病理变化要点：低倍镜下可见子宫肌层中大量成片滋养层细胞浸润，无血管、间质和绒毛结构。高倍镜下可见滋养层细胞异型性明显，细胞形态、大小、染色深浅不一致；部分细胞有圆形核，核膜及核仁清楚，胞浆分界较清楚，为细胞滋养层细胞；部分融合成片的细胞，胞浆丰富红染、有多个核，为合体滋养层细胞；并可见显著出血坏死。

7．子宫颈癌　大体标本病理变化要点：子宫标本可见显著增大的宫颈，病变处灰白色的癌组织向子宫颈表面生长，呈菜花状突起。

8．子宫内膜癌（弥漫型）　大体标本病理变化要点：显著增大的子宫切面，可见弥漫性增厚的子宫内膜，灰白色不规则乳头状的肿块，因伴有出血部分呈黑褐色，并有不同程度的子宫肌层浸润。

9. 浸润性生长乳腺癌　大体标本病理变化要点：位于乳腺外上象限的肿块，约小儿拳头大小，无包膜，已向外穿破乳腺皮肤，呈结节状突起，质地较硬，切面呈灰白色，与周围组织分界不清，乳腺病变区域的皮肤呈橘皮样外观，尚有乳头凹陷。

【实验结果】

绘图：子宫绒毛膜癌镜下病变和乳腺癌镜下病变，并注明观察倍数及结构名称。

【思考题】

1. 宫颈癌是妇科常见的恶性肿瘤，控制此肿瘤应注意做到三早。请回答什么是"三早"？
2. 宫颈癌肉眼和镜下的病变特点分别是什么？如何进一步区分该肿瘤分化程度的高低？
3. 葡萄胎患者刮宫后，为什么要进行密切随访？
4. 测定绒毛膜促性腺激素对葡萄胎患者有什么意义？
5. 比较葡萄胎、恶性葡萄胎和绒毛膜上皮癌各自的异同点。
6. 宫颈癌、乳腺癌、恶性葡萄胎和绒毛膜上皮癌如何扩散和转移？
7. 女性乳腺发现肿块时，要想到可能为哪些疾病？这些疾病各有何特点？
8. 子宫颈上皮不典型增生、子宫颈原位癌、子宫颈早期浸润癌和子宫颈浸润癌这四种病变在组织学上有什么区别？它们是如何发展和形成的？

实验十　内分泌系统疾病

【实验目的】

按照本章节相关教学级别和教学大纲的要求，通过大体标本和镜下组织切片病理变化的直接观察，在实验课的讲解和学习过程中加深相关理论知识的理解，促进病理理论知识与临床疾病实际的联系，进一步培养临床思维能力。

【实验要求】

掌握：

1. 弥漫性单纯性甲状腺肿（弥漫性非毒性甲状腺肿）、弥漫性毒性甲状腺肿和甲状腺功能低下的病理变化。
2. 甲状腺腺瘤、甲状腺腺癌的病理变化。
3. 糖尿病的病理变化。

熟悉：

1. 甲状腺炎的病理变化。
2. 肾上腺皮质功能亢进、肾上腺皮质功能低下的病理变化。
3. 胰岛细胞瘤的病理变化。

了解：

弥漫性神经内分泌肿瘤的分类及病变特点。

【实验内容】

1. 弥漫性单纯性甲状腺肿（胶质储积期） 大体标本病理变化要点：弥漫性均匀肿大、表面光滑无结节的甲状腺，重量增加，质地较硬，包膜完整。呈棕褐色、半透明胶冻状的切面。

2. 弥漫性单纯性甲状腺肿（结节期） 大体标本病理变化要点：不对称肿大、表面呈结节状的甲状腺，结节有包膜，但包膜不完整；呈大小不等、结节状分隔、灰褐色的切面，可见出血、坏死和瘢痕形成。

3. 弥漫性毒性甲状腺肿 大体标本病理变化要点：对称性弥漫肿大、超过正常大小 2 倍的甲状腺，质较软，切面为灰红分叶状，胶质含量少，质如肌肉。

4. 甲状腺腺瘤 大体标本病理变化要点：可见一灰黄色、约核桃大小、结节状的肿块位于甲状腺中，肿块挤压周围正常甲状腺组织，并因肿块周围的纤维组织增生而形成完整的包膜，使肿块与周围正常甲状腺组织分界清楚，肿块切面均质，呈黄色（思考此肿瘤的生长方式）。

5. 单纯性甲状腺肿 组织切片病理变化要点：切片组织取自甲状腺肿手术切除标本。镜下可见明显扩大的甲状腺滤泡，呈立方状或因受压变扁平的滤泡上皮，数目明显增多的滤泡腔内充满红染均质的胶质。因滤泡增生，可见个别滤泡上皮细胞呈乳头状向滤泡腔内突起（思考：该例属单纯性甲状腺肿的哪一期）。

6. 结节性甲状腺肿

（1）大体标本病理变化要点：明显增生的纤维组织将甲状腺组织分隔成大小不一、形状不规则的多个结节。

（2）组织切片病理变化要点：切片组织取自甲状腺肿手术切除标本。结节内甲状腺滤泡大小不一，有些滤泡腔扩张，腔内胶质浓厚，上皮呈扁平状，有的上皮为立方形，滤泡腔内胶质少或无。有的结节部分区域可见钙盐沉着，有的结节中有变性、坏死及囊性变，间质内有淋巴细胞、浆细胞浸润（思考：如何鉴别结节性甲状腺肿与甲状腺腺瘤）。

7. 毒性甲状腺肿 组织切片病理变化要点：甲状腺滤泡上皮由立方至柱状，部分上皮细胞明显增生，呈乳头状突向管腔内。滤泡大小和形态不一，滤泡腔内胶质稀薄，周边部分有大小不一的吸收空泡（圆形或半圆形空染区）。滤泡边缘部胶质内有许多圆形空泡，为胶质被吸收现象。胶质中有大量淋巴细胞并伴有淋巴滤泡形成，间质血管扩张充血（思考：根据病变特点，推测本例临床有哪些表现。与单纯性甲状腺肿的病变有何不同）。

8. 甲状腺乳头状癌 组织切片病理变化要点：切片组织取自手术切除的甲状腺乳头状癌标本。低倍镜下可见细长的癌组织乳头，呈不规则多级分支状，乳头中央为纤维血管间质，表面由单层或多层癌细胞覆盖；部分区域可见一些小滤泡，滤泡内充满红色的胶质样物质；部分乳头间质水肿，囊壁纤维组织玻璃样变性。高倍镜下可见呈立方形、胞浆红染、核居中、圆形或椭圆形的癌细胞，大小较一致，染色质稀少、呈细颗粒状，似毛玻璃样，有的呈空泡状（思考：甲状腺乳头状癌与其他癌症相比，其预后如何）。

9. 甲状腺未分化癌 组织切片病理变化要点：低倍镜下可见散在分布的癌细胞，无滤泡结构。高倍镜下可见大小和形态不一、染色深浅不等的癌细胞，还可见癌巨细胞，病理性核分裂象多见。

10. 糖尿病 组织切片病理变化要点：切片组织取自糖尿病患者的胰腺组织，在胰腺小叶的腺泡之间可见散在分布的胰岛组织。胰岛体积变小，细胞体积缩小、数目减少，部分发生淀粉样变性及空泡变性（思考：根据病变特点，推测本例临床表现有哪些）。

【实验结果】

绘图：甲状腺腺瘤镜下病变和甲状腺癌镜下病变，并注明观察倍数及结构名称。

【思考题】

1. 甲状腺瘤和结节性甲状腺肿在形态上有何区别?
2. 根据切片所见,区别单纯性甲状腺肿与毒性甲状腺肿、结节性甲状腺肿与甲状腺腺瘤。
3. 结节性甲状腺肿的继发改变有哪些?
4. 弥漫性毒性甲状腺肿眼球突出的原因是什么?
5. 甲状腺功能低下的主要原因是什么?
6. 概述甲状腺腺瘤的组织形态学类型。
7. 概述甲状腺癌的组织学类型。
8. 糖尿病临床表现中的"三多一少"是指什么?

实验十一　神经系统疾病

【实验目的】

按照本章节相关教学级别和教学大纲的要求,通过大体标本和镜下组织切片病理变化的直接观察,在实验课的讲解和学习过程中加深相关理论知识的理解,促进病理理论知识与临床疾病实际的联系,进一步培养临床思维能力。

【实验要求】

掌握:
1. 神经系统疾病的基本病变。
2. 中枢神经系统疾病常见的并发症。
3. 流行性脑脊髓膜炎的病理变化及临床病理联系。
4. 流行性乙型脑炎的病理变化及临床病理联系。

熟悉:
1. 阿尔茨海默病、帕金森病的病理变化。
2. 缺血性脑病、脑梗死、脑出血的病理变化。
3. 神经鞘瘤、星形胶质细胞瘤和脑膜瘤的病变特点。

了解:
多发性硬化的病理变化及临床病理联系。

【实验内容】

1. 流行性脑脊髓膜炎　组织切片病理变化要点:切片组织取自尸体解剖的大脑组织标本。低倍镜下可见增宽的蛛网膜下腔中充满炎性渗出物,脑膜血管扩张充血,大脑皮质充血,血管周围间隙增宽、水肿,无炎症细胞浸润。高倍镜下可见炎性渗出物中大量浸润的中性粒白细胞。

2. 流行性乙型脑炎　组织切片病理变化要点:切片组织取自尸体解剖的大脑组织标本。低倍镜下可见脑组织血管扩张充血、水肿,染色较淡、圆形或椭圆形脑软化病灶,边界清楚,呈筛状结构,其中可见坏死的细胞碎片及少量胶质细胞,软化灶周围胶质细胞增生,有少量中性白细胞浸润。高倍镜下可见圆形或椎体形、胞浆浓缩、核固缩或消失的神经细胞,增生的小胶质细胞,淋巴细胞围管浸润,还可见噬神经现象和神经卫星现象（思考：试比较流行性脑脊髓膜炎与流行性乙型脑炎病理变化及临床表现的异同）。

3. 星形胶质细胞瘤   组织切片病理变化要点：切片组织取自脑肿瘤手术切除标本。灰质侧外缘有瘤组织，其余为正常组织。低倍镜下可见瘤组织与正常组织分界不清，间质血管丰富，血管内皮细胞增生肿胀，伴有出血和坏死。高倍镜下可见染色较深、密集、大小不一、形态各异、核大小不等的肿瘤细胞，细胞异型性明显，还可见病理性核分裂象。

4. 神经鞘瘤   组织切片病理变化要点：低倍镜下可见呈不规则漩涡状或栅栏状排列的瘤组织，由分化好的神经鞘瘤细胞（即施万细胞，俗称雪旺细胞）及纤维组织构成，部分区域呈网状结构。高倍镜下可见染色较深、长梭形的瘤细胞，胞浆淡红，胞界不清，核细长、呈杆状或圆形（思考：如何区别神经鞘瘤与神经纤维瘤）。

5. 神经纤维瘤   组织切片病理变化要点：低倍镜下可见排列呈漩涡状、束状的瘤细胞，瘤细胞间有少量纤维间质及扩张充血的血管，瘤组织由分化好的神经纤维细胞、神经鞘细胞及成纤维细胞组成。高倍镜下可见呈纤细的波浪状排列、核细长呈杆状或椭圆形的神经纤维细胞。

6. 脑膜瘤   组织切片病理变化要点：切片取自脑肿瘤手术切除标本。低倍镜下可见主要由脑膜细胞、纤维细胞及少量间质构成的瘤组织，排列成束状或片块状或漩涡状的瘤细胞，间质内血管丰富，部分血管壁增厚，出现玻璃样变或黏液样变，纤维间质也可见黏液样变，部分瘤细胞内出现玻璃样变，且见蓝染的钙盐沉着，形成"砂粒体"。高倍镜下可见巢内以脑膜细胞为主增生的瘤细胞，呈胖梭形或不规则形，胞浆较丰富、红染，胞界不清，胞核卵圆形，核膜清楚，染色质稀疏；巢外层增生的瘤细胞呈长梭形，核细长、深染，似纤维细胞。此两类瘤细胞排列呈漩涡状结构。

【实验结果】

绘图：脑脊髓膜炎镜下病变和胶质细胞瘤镜下病变，并注明观察倍数及结构名称。

【思考题】

1. 流行性脑脊髓膜炎属于什么类型的炎症？
2. 胶质瘤对机体的危害有哪些？

实验十二 传 染 病

【实验目的】

按照本章节相关教学级别和教学大纲的要求，通过大体标本和镜下组织切片病理变化的直接观察，在实验课的讲解和学习过程中加深相关理论知识的理解，促进病理理论知识与临床疾病实际的联系，进一步培养临床思维能力。

【实验要求】

掌握：

1. 结核病的基本病理变化，原发性与继发性肺结核的病变特征。
2. 伤寒的病理变化及临床病理联系。
3. 细菌性痢疾的病理变化及临床病理联系。

熟悉:

1. 肺结核的形态特征及发生发展的规律。

2. 肺外器官结核病的病变特点。

3. 梅毒、淋病及尖锐湿疣的病变特点。

了解:

深部真菌病的病变特点。

【实验内容】

1. 原发性肺结核 大体标本病理变化要点：见一灰黄色、质致密、干燥、圆形、直径约 1cm 的干酪样坏死灶位于肺组织上叶下部近胸膜处，病灶周围有少量的纤维组织包绕，支气管旁淋巴结明显肿大，标本中未见结核性淋巴管炎。

2. 粟粒性肺结核

（1）大体标本病理变化要点：在两肺表面及切面可见弥漫分布的如粟粒、大小均匀一致、边界清楚、灰白带黄的小结节，质较硬。

（2）组织切片病理变化要点：低倍镜下可见大量的结核结节散在分布在肺组织中，也可见多个小结节融合在一起形成的较大结节。高倍镜下可见均匀红染的干酪样坏死区位于结节中央，在结节内还可见到多个大小不一的朗汉斯巨细胞，典型的朗汉斯巨细胞体积大，有多个核，呈花环状或马蹄形密集排列在细胞内。结核结节周围可见类上皮细胞、淋巴细胞和单核细胞，肺间质血管扩张充血。

3. 浸润型肺结核 大体标本病理变化要点：见一干酪样坏死病灶位于肺上叶的上方，病灶周围无明显纤维包膜，病灶与正常肺组织边界不清。

4. 慢性纤维空洞型肺结核 大体标本病理变化要点：可见位于右肺上叶一较大的厚壁空洞，干酪样坏死物质附着空洞内壁，还可见明显的纤维组织增生，散在多个大小不等、新旧不一的干酪样坏死灶，以及位于空洞下方肺组织的小的厚壁空洞。空洞附近的肺组织发生纤维化，胸膜增厚。

5. 结核球 大体标本病理变化要点：肺上叶可见一个球形的干酪样坏死病灶，病灶周围包裹纤维组织，切面灰白色、呈同心圆层状结构。

6. 脑膜结核 大体标本病理变化要点：可见血管扩张、充血的大脑表面，变浅的脑沟及变宽的脑回，灰白混浊的胶样渗出物位于脑底部的脑膜表面，还可见数个米粒样大小的灰白色结节位于近小脑处脑膜表面。

7. 肠结核 大体标本病理变化要点：剪开的肠内壁可见多个长轴与肠纵轴垂直且较深的环状溃疡，如鼠咬状参差不齐的溃疡边缘，多个灰白色结核结节位于肠浆膜面。

8. 肾结核 大体标本病理变化要点：可见体积肿大的肾，皮质、髓质界限不清的切面，发生干酪样坏死的肾实质。部分肾盏、肾盂可见液化的坏死物质，肾内可见多个空洞。

9. 脊椎结核 大体标本病理变化要点：发生干酪样坏死的椎体及椎间盘，可见形成的死骨，因塌陷而形成楔形的椎体致脊柱后凸畸形。

10. 肠伤寒

（1）大体标本病理变化要点：①坏死期可见呈髓样肿胀状态，似堤状隆起的坏死病变区位于肿胀的淋巴组织中心，坏死物质凝结成灰白或黄绿色干燥的痂皮。②溃疡期可见坏死物脱落后，形成呈圆形或椭圆形的边缘较整齐的溃疡，与原来淋巴组织的大小和形状一致。椭圆形溃疡的纵轴与肠长轴平行。

（2）组织切片病理变化要点：（髓样肿胀期）低倍镜下可见充血、水肿的局部组织，回肠黏膜及黏膜下层见淋巴滤泡内有多量巨噬细胞增生并聚积成团的伤寒小结。高倍镜下可见数量较多、体积较大、胞浆丰富、圆形、椭圆形或肾形核的伤寒细胞。伤寒细胞实际是吞噬了淋巴细胞、红细胞及组织崩解碎片的巨噬细胞，很多伤寒细胞聚积形成伤寒小结。

11．细菌性痢疾

（1）大体标本病理变化要点：可见明显充血、水肿甚至出血的整个肠壁，肠黏膜表面被覆一层干燥似"糠皮"黄色或灰褐色的假膜。

（2）组织切片病理变化要点：低倍镜下可见变性、坏死或脱落的肠黏膜，有的区域还可见上面附着一层粉染的网状纤维素性渗出物的肠黏膜。高倍镜下可见坏死的肠黏膜上皮细胞及中性粒细胞位于纤维素性渗出物中，黏膜及黏膜下层可见充血、水肿并有炎症细胞浸润，以中性粒细胞及单核细胞多见。

12．化脓性脑膜炎 大体标本病理变化要点：可见明显扩张、充血的脑膜血管及变宽的脑回和变浅的脑沟，特别在额叶和顶叶的脑沟内充满了灰黄色的脓性渗出物，以致部分区域脑回、脑沟模糊不清。

【实验结果】

绘图：肺结核镜下病变，并注明观察倍数及结构名称。

【思考题】

1．肺结核病灶周围组织有何反应？

2．结核球如何形成？

3．为何肠结核溃疡长轴与肠纵轴垂直？与溃疡相应的肠浆膜有无变化？

4．结核结节由哪些成分组成？朗汉斯巨细胞与异物巨细胞有何区别？

5．细菌性痢疾的病变实际是哪一种类型的炎症？

6．梅毒的传播途径和基本病变是什么？

7．概述传染病的三个基本环节。

8．概述肺结核的传播途径。

9．原发性肺结核的病理特征是什么？

10．艾滋病的病因及传播途径是什么？

实验十三 病例讨论

（一）男性，70岁，25年前被诊断为原发性高血压，一直没有接受规范的治疗，也没有定时、定期检测血压。4天前情绪大幅波动后，突然昏迷、失语，右半身瘫痪，逐渐出现抽泣样呼吸，于昨晚呼吸、心搏停止死亡。尸检见：心脏重达930 g，左心室壁厚1.6 cm，有苍白色病灶，心腔扩张。主动脉、冠状动脉、左股动脉及胫前动脉等内膜不光滑，有散在的大小不等黄白色斑块，且以左冠状动脉为重。镜下心脏病变区可见胞浆均匀红染的大片心肌细胞，但基本见不到蓝染的细胞核。病灶周围可见大量炎症细胞浸润，还可见染色变深、体积增大的心肌细胞，以及部分体积缩小、核周有褐色颗粒样物的心肌细胞。心肌间质中脂肪组织丰富，由心外膜伸入心肌细胞间。脾小体中央动脉和肾入球小动脉管壁增厚、均匀粉染，管腔狭窄。

分析题：

1．本例患者的死亡原因是什么？

2．心脏发生了哪些病变？

3．脾和肾发生了哪些病变？

4．动脉发生了哪些病变？

5．概述良性高血压的分期及病理变化。

（二）男性，65 岁，2 个月前曾因胸部不适，活动后心悸、气促入院，入院诊断为"冠心病心绞痛"，给予对症治疗后缓解出院。今晨 6 时左右，在用力排便时患者突然出现心前区压榨性疼痛，舌下含服硝酸甘油后无缓解，伴大汗、烦躁不安。以"心前区压榨性疼痛伴大汗半小时"为主诉入院。入院后心电监护提示：$V_1 \sim V_6$ 导联 ST 段呈弓背向上型抬高。立即给予吸氧、硝酸甘油静滴、抗心率失常等治疗，患者病情稍微缓解，后又突然出现呼吸困难、咳嗽等症状，给予呋塞米（速尿）、硝普钠等利尿剂和扩血管药治疗，未见好转。患者因抢救无效于当晚 8 时 10 分死亡。患者家属认为患者死因不明，对医院的诊断和治疗提出疑问。

分析题：

1．这种情况应如何处理？

2．根据病例推断出死者的主要病理诊断。

3．根据病例推断出死者的死亡原因。

4．根据病例推断出死者的心脏发生了哪些病变。

5．根据病例推断出死者主要疾病的发生、发展过程。

（三）男性，22 岁，因"车祸致右小腿疼痛、活动受限 2 小时"入院。患者 2 小时前被车撞倒在地，当时右小腿弯曲、疼痛，不能活动。入院检查：体温 37 ℃，脉搏 103 次 / 分，血压 95/63 mmHg，右小腿肿胀、短缩，局部有压痛，可触及骨擦感，右小腿不能活动。B 超：腹内脏器未见异常。实验室检查：血常规、尿常规均正常。X 线检查：右胫骨中上 1/3 斜形完全性骨折，右腓骨下段 1/2 骨折。临床手术复位固定处理，术后 X 线报告对位、对线均可。术后 1 周再次复查，结果同前。1 月后复查，对位、对线良好，见少量骨痂形成。牵引 1 个月后改为石膏固定 2 个月。

分析题：

1．该骨折愈合属于哪种类型的修复？

2．骨折愈合的基本过程如何？

3．哪些因素可影响骨折的愈合？

（四）女性，23 岁，因外伤性脾破裂而入院行手术治疗。术后卧床休息，一般情况良好。术后第 8 天，左小腿腓肠肌部位有压痛及轻度肿胀。医生考虑为小腿静脉血栓形成，嘱其安静卧床，暂缓活动。术后第 10 天傍晚，患者自行起床活动后不久，突感右侧胸痛并咯血数口，体温不高。次日查房时，患者胸痛更甚，听诊有明显胸膜摩擦音。X 线检查示右肺下叶有范围不大的三角形阴影。患者 1 年前有风湿性心脏病二尖瓣狭窄住院治疗病史，经对症治疗后症状缓解出院。

分析题：

1．导致患者左小腿静脉血栓形成的可能因素有哪些？

2．患者右肺可能发生了什么病变？病变的发生机制是什么？

3．患者肺内病变的病理变化是什么？

（五）男性，43 岁，有近 30 年的风湿性心脏病病史，病情时好时坏。近日以慢性风湿性心脏病二尖瓣狭窄合并房颤住院。在治疗房颤后，患者突然发生偏瘫。

分析题：

1．患者发生偏瘫的原因是什么？

2．根据病例推导患者疾病的发展过程。

（六）男性，25 岁，半年前在工地施工时被钉子刺伤右脚，当时局部感染化脓，右下肢红肿，约

3 周后逐渐恢复，此后右小腿又有数次疼痛和肿胀。半个月前，患者以右小腿疼痛、肿胀入院治疗，症状有所缓解。4 天前，患者右下肢肿胀、疼痛加重，伴有畏寒、发热。昨日开始咳嗽、咳痰，今晨痰中带有少量血液，无胸痛。入院查体：除发现右下肢水肿外，其他未见明显异常。今日下午约 3 时 20 分，患者由厕所回病房途中大叫一声倒在地上，医务人员急救时见患者四肢痉挛、颜面青紫、口吐白沫、瞳孔散大。因抢救无效，患者于下午 3 时 52 分死亡。

临床诊断：猝死，死因不清。

分析题：

1．患者猝死的原因是什么？

2．根据病例推导患者疾病的发展过程。

（七）男性，27 岁，2 个多小时前因车祸急诊入院。体格检查：呈休克状，双下肢严重挫伤，右小腿皮肤、肌肉撕裂出血。X 线检查见右胫腓骨中段骨折、右股骨下段骨折。经止血、清创手术、输液、输血对症治疗后病情稳定，入院 1 天后清醒。住院第 6 天自述胸部疼痛，咳血痰，观察 1 天后胸痛自然减退，但时感胸闷。住院第 15 天，患者用力排便后忽感剧烈胸痛、气紧，随即发绀，脉搏快、弱，面色苍白，经抢救无效死亡。

尸检摘要：

1．左、右肺动脉内可见灰褐色、表面干燥、有灰白色条纹的长形固体团块阻塞物。

2．右髂静脉呈索状，切开见有暗红色团块状物，中有灰白色条纹，质松脆，局部与血管壁粘连，其远段为均匀暗红色。镜下见固体团块物，由粉红色及红色两种成分构成，前者呈分支小梁状。

3．左腘静脉也呈条索状，切开静脉见腔内容物与髂静脉内容物相似，但部分呈灰白色，与静脉壁紧密粘连。

4．双肺边缘可见多数小楔形暗红实变区，其边缘部呈淡红及灰白色。镜下见暗红实变区，仅见肺泡结构轮廓，细胞核消失，肺泡腔内可见红细胞或淡红染小泡（红细胞轮廓），淡红色区为新生毛细血管及成纤维细胞，中有较多白细胞，灰白色区为胶原纤维。

分析题：

1．请提出上述病变的病理诊断，并说明诊断依据。

2．患者死亡原因及机制是什么？

3．概述肺内病变形成过程及机制。

4．本例的基本病变是什么？其形成因素有哪些？其作用机制是什么？

（八）男性，43 岁，自述 10 年前出现心悸和四肢大关节游走性痛。3 年前劳累后心悸加重伴有气促。近 1 年，上述症状加重并有反复双下肢水肿及腹胀。今以咳嗽、咳痰 1 日，痰中带血，伴发热入院。入院体检：体温 38.5 ℃，脉搏 98 次 / 分，呼吸 35 次 / 分，口唇及指、趾发绀。颈静脉怒张，双肺湿啰音，心浊音界向左右扩大，心尖区有Ⅲ级收缩期杂音和舒张期杂音。肝在肋下 3 cm，脾刚触及，肝颈静脉征阳性。对症治疗无效，患者于住院 21 天后死亡。尸检摘要如下。

心脏：呈球形，体积增大，重量约 340 g（正常为 250 g），左右心房、心室壁均增厚，心腔扩张。二尖瓣口呈鱼口状，约指尖大，瓣膜变硬增厚，腱索增粗，乳头肌肥大。心包积液。镜检可见增粗的心肌纤维。

肺：双肺表面可见黑色及褐黄色斑点，切面呈浅褐色，较致密，也见黑色和褐黄色斑点。镜检肺泡壁增厚，毛细血管扩张充血，纤维组织增生。肺泡腔变小，腔内有红细胞及成堆含有含铁血黄素的巨噬细胞。

肝：体积增大，包膜紧张，边缘圆钝。表面和切面均见红黄相间网状结构。镜下见中央静脉及周围肝窦扩张，充满红细胞，肝细胞体积变小。周围肝细胞内有大小不等的圆形空泡。

脾：体积增大，切面呈暗红色。

脑：脑回变平，脑沟变浅，有小脑扁桃体疝。

其他：双下肢肿胀，压之有凹陷；双侧胸腔及腹腔分别有清亮液体 200 ml 及 400 ml。

分析题：

1．请提出各脏器的病理诊断及诊断依据。

2．各脏器病变的本质及其发生机制是什么？

（九）女性，32 岁，突发性右下腹部疼痛，入院诊断为急性阑尾炎，行阑尾切除术。术后阑尾病理学检查：肿胀、浆膜面充血的阑尾，可见黄白色渗出物，阑尾腔内充满脓液。

分析题：

1．该阑尾发生了什么性质的炎症？

2．其镜下的病理变化是什么？

（十）男性，16 岁，2 年前开始出现右大腿间歇性隐痛，半年前右大腿隐痛间歇时间缩短，疼痛加重伴局部肿胀。以"剧烈运动不慎跌倒、右下肢剧烈疼痛活动受限"为主诉入院。入院体格检查：右大腿关节上方纺锤形肿胀。X 线检查：诊断为右股骨下段骨质溶解，病理性骨折。经牵引治疗无效，行截肢术。病理检查：右股骨下段骨皮质和骨髓腔大部分破坏，可见灰红色、鱼肉样组织，镜下检查可见大量核大深染的圆形、梭形、多边形细胞，多见病理性核分裂象。患者截肢术后愈合出院，出院后 5 个月出现胸痛、咳嗽、咯血，截肢局部无异常。

分析题：

1．请根据病理特点说明本例右下肢疾病属于什么性质病变。

2．局部疼痛和病理性骨折是怎样发生的？

3．截肢术后 5 个月，如何解释患者出现胸痛、咳嗽、咯血？

（十一）男性，46 岁，约于半年前出现饭后心前区隐痛和上腹部疼痛，每次持续十几分钟，休息后可自行缓解。3 个月前出现饭后心前区隐痛转为针刺样痛，上腹部疼痛转至全腹疼痛，每次持续约半小时，伴畏寒、食欲缺乏、全身乏力。20 多天前病情加重，不能进食，食欲更差，咳嗽、咳脓痰，头痛，近 3 天嗳气、呕吐咖啡色液，每天十几次，每次 4～5 ml，病后明显消瘦，卧床不起。以持续性全腹胀痛 3 个月，加重 20 天入院。体格检查：全身情况差，慢性重病容，消瘦，左锁骨上扪及约黄豆大、中等硬度、无压痛的淋巴结。心肺无明显异常。腹部蛙腹状膨隆，可见腹壁静脉，腹式呼吸减弱。轻压痛，肝脾均未扪及，肝上界在锁骨中线第 5 肋间，有明显腹水征。于右上腹肋缘下锁骨中线内侧，扪及蚕豆大之皮下结节 2 个，活动，中等硬度，轻压痛。

实验室检查：血常规——红细胞 1.90×10^{12}/L、血红蛋白 85 g/L、白细胞 30×10^9/L，中性粒细胞 84%、淋巴细胞 7%、单核细胞 5%、嗜酸性粒细胞 2%、嗜碱性粒细胞 2%。尿常规——查见少量脓细胞及白细胞，查见少量颗粒管型、蜡样管型及红细胞管型。入院后给予抗感染治疗和支持疗法、放腹水等，患者一直不能进食，不断呕咖啡色液，日益衰竭死亡。

尸检摘要：死者全身营养差，左锁骨上淋巴结长大，腹部膨隆。腹腔内有黄色混浊液约 3000 ml，可见一表面有灰白结节的由大网膜与胃、横结肠粘连成的硬块，肠系膜和腹膜粗糙，有灰白色结节和纤维蛋白，腹腔脏器和腹壁间有纤维性粘连。胃小弯后壁有一 10 cm×7 cm×2 cm 的肿瘤，表面高低不平，有溃疡形成，并穿破至小网膜囊内。镜检肿瘤排列成索状，瘤细胞大小不等，胞浆少，核大深染，分裂象可见。间质多少不等。肿瘤侵及浆膜层。胃小弯、肠系膜、左锁骨上等处淋巴结、大网膜及腹膜均有上述肿瘤转移。肝表面及切面均有灰白色结节，镜下也为上述肿瘤，周围肝细胞受压萎缩。双肺水肿，部分变实，镜下见支气管及周围肺泡内中性粒细胞浸润。

分析题：

1．说出患者所患的疾病及诊断依据。

2．说出疾病发生发展过程及相互关系。

（十二）男性，56岁，7年前于劳累、饭后偶尔出现心前区膨胀性或压迫感疼痛，每次持续3～5分钟，休息后自行缓解。3年前心前区疼痛加重渐频繁，且休息时也偶尔发作，入院前8小时，于睡眠中突感心前区剧痛，并向左肩部、臂部放射，并伴大汗、呼吸困难，咳出少量粉红色泡沫样痰，急诊以心前区疼痛伴呼吸困难8小时入院。

体格检查：体温37.8℃，心率130次/分，血压80/40 mmHg。呼吸急促，口唇及指甲发绀，不断咳嗽，咳粉红色泡沫样痰，皮肤湿冷，颈静脉稍充盈，双肺底部可闻有湿啰音，心界向左扩大，心音弱。

实验室检查：外周血白细胞$20 \times 10^9/L$，中性粒细胞89%，尿蛋白（+），血清尿素氮30.0 mmol/L。入院后经对症治疗无好转，患者于次日死亡。

尸检摘要：主动脉、腹主动脉有散在灰黄色或灰白色斑块隆起，部分有钙化、出血。脑底动脉管壁呈偏心性增厚变硬，腔狭窄。冠状动脉：左冠状动脉主干壁增厚，管腔Ⅲ度狭窄，前降支从起始至2.5 cm处管壁增厚，管腔Ⅱ～Ⅳ度狭窄，左旋支管腔Ⅱ～Ⅲ度狭窄；右冠状动脉距起始部0.5～5 cm处管壁增厚，腔Ⅲ～Ⅳ度狭窄。室间隔大部、左心室前壁、侧壁、心尖部和右室前壁内侧心肌变软、变薄，失去光泽。镜下有不同程度的心肌坏死，右室后壁也有多个灶性坏死区。肝重约900 g，表面弥漫分布着细小颗粒，切面黄褐相间，似槟榔状。右肺重约600 g，左肺重约550 g，双肺弥散性细菌感染伴小脓肿形成。左胸腔积液400 ml，四肢末端凹陷性水肿。

分析题：

1．本病例的主要疾病是什么？死因是什么？

2．患者临床症状及体征的病理改变基础是什么？

（十三）男性，61岁，患有乙肝病史20多年，确诊"肝硬化失代偿期"1年余。患者于入院前1小时进食晚餐后突然出现恶心，呕出量约300 ml的鲜红色血液，无血凝块，伴头晕、心悸、口干。以呕血1小时入院。入院后又呕出量约500 ml的鲜红色血液，伴明显头昏、乏力。次日清晨共排2次柏油样便，每次约150 g。入院体检：体温36.9℃，脉率80次/分，呼吸22次/分，血压105/70 mmHg，慢性病容，颈侧见2处蜘蛛痣，巩膜清，有肝掌，腹膨软，肝肋下未及，脾肋下3 cm，腹部移动性浊音阳性。

实验室检查：肝肾功能——总蛋白48.1 g/L，白蛋白27.6 g/L，球蛋白20.5 g/L，A/G 1.3，总胆红素27.9 μmol/L，结合胆红素（直接胆红素）8.5 μmol/L，谷丙转氨酶120 U/L，尿素氮8.10 mmol/L，肌酐120 μmol/L，葡萄糖7.60 mmol/L。乙肝标志物测定（ELISA法）——HBsAg阳性、HBcAg阳性、抗HBc阳性。胃镜——食管中下段静脉中到重度曲张。B超提示肝硬化，门静脉高压，脾大，中等量腹水。腹水常规为漏出液。腹水病理未见癌细胞。

分析题：

1．根据提供的病史及检查结果，你提出的诊断是什么？诊断依据是什么？

2．说明肝硬化的概念及发病机制。

3．门脉性肝硬化的病理变化如何？叙述其临床病理联系。

（十四）女性，36岁，1年多前无意中发现右乳房外上方有一黄豆大小的肿块，局部无疼痛、无红肿，未引起重视。近1个月右乳房肿块生长速度加快，现已长大至拇指大，因此就诊。以乳房包块1年、生长速度加快月余入院。

体格检查：双乳不对称，右侧外上象限明显隆起。皮肤表面呈橘皮样改变，乳头略向下凹陷。扪之发现一个直径 2.5 cm 的包块，质地较硬，边界欠清楚，较固定。右侧腋窝可触及 2 个黄豆大淋巴结。临床诊断：乳腺癌伴右腋下淋巴结转移。

手术中病理发现：肿瘤直径约 2 cm，呈浸润性生长，状如蟹足，质灰白，有浅黄色小点。镜下可见瘤细胞成巢状排列，与间质分界清楚。瘤细胞呈条索状，无腺腔形成。瘤细胞大小、形态不一，核深染，可见病理性核分裂象。巢状瘤细胞之间为大量的纤维增生，其中见到新生的小血管。

分析题：

1．本例的病理学诊断是什么？

2．乳房皮肤的局部表现是怎样形成的？

3．腋下淋巴结可能有何病变？

（十五）女性患儿，6 岁，以呕吐、抽搐、两侧肋部疼痛、发热伴畏寒 3 天入院。入院后呕吐 6～7 次，发绀。体格检查：急性重病容，颈项强直，瞳孔对光反射迟缓，肺呼吸音粗糙、心率快，腹壁反射 (+)，膝腱反射 (+)，凯尔尼格征 (+)。实验室检查：外周血白细胞 $20.6×10^9$/L，中性粒细胞 87%，淋巴细胞 7%，嗜酸粒细胞 1%，单核细胞 3%。脑脊液检查：蛋白 (+)，糖 (++)。细胞 $583×10^6$/L，其中主要是中性粒细胞。尿液检查：红细胞 (++)，上皮细胞 (+)，脓细胞 (+)。X 线检查示双肺纹理增多。临床诊断：乙型脑炎？脓毒血症？入院后经抗感染、对症和支持治疗等，治疗无效，患者于入院后 20 小时死亡。

尸检摘要：死者身高 103 cm；右肺 230 g，左肺 190 g，双肺散在暗红色实变区，为 (0.2×0.3) cm～(2×2) cm，光镜下见此区肺组织结构的轮廓保存，但细胞核呈固缩或碎裂或溶解，大量红细胞充填于肺泡腔和支气管腔内。心脏 90 g，右心室前壁脏层心包增厚，约 2 cm×2 cm，呈灰白色；肝重约 620 g，表面和切面呈暗红色与淡黄色相间，也见多个直径 0.1～0.3 cm 的黄白色、圆形或卵圆形病变，镜下见大部分肝细胞胞浆呈空泡变，卵圆形病变区肝组织结构消失，为大量中性粒细胞和细胞碎片所代替；脑1470 g，蛛网膜下腔有黄白色渗出物，镜下见由大量中性粒细胞和细胞碎片等构成，脑组织内散在有大小不等的软化病灶，血管内查见革兰氏阳性球菌栓子；急性扁桃体炎；肾上腺充血和出血；局限性慢性心包炎；陈旧性肺结核。

分析题：

1．死者生前患有哪些疾病？其诊断依据是什么？

2．说明死者所患疾病的发生、发展过程及死因。

（十六）女性，26 岁，因心悸、怕热多汗、食欲亢进、体重减轻、消瘦乏力来院诊治。体格检查：体温 37 ℃，脉率 99 次 / 分，眼球突出，睑裂增宽，双侧甲状腺弥漫性对称性肿大。基础代谢率明显升高。T_3、T_4 水平升高，甲状腺摄 ^{131}I 率增高。入院后行甲状腺次全切除术，标本送病理检查：肉眼见表面光滑、弥漫性肿大的甲状腺。甲状腺切面呈鲜红牛肉状外观，色灰红质实。镜下可见弥漫性增生的甲状腺滤泡，呈柱状的滤泡上皮细胞，突向滤泡腔的乳头状结构。较小的滤泡腔内胶质少而稀薄，靠近滤泡上皮细胞边缘有成排的吸收空泡。间质血管丰富，明显充血，有大量淋巴细胞浸润并有淋巴滤泡形成。

分析题：

1．说明本例的病理诊断及依据。

2．分析临床病理联系。

3．说出能导致甲状腺弥漫性肿大的疾病。

（十七）女性，51 岁，颈部肿物已多年，近来肿物体积逐渐增大，以吞咽困难、声音嘶哑 1 年入院。体格检查发现明显肿大的甲状腺，表面触及结节，检测甲状腺功能无明显变化。行甲状腺切除术，标本送病理检查：肉眼见边界清楚、无包膜、大小不一、数目不等的结节位于肿大的甲状腺表面及切面。镜下可见大小不一的甲状腺滤泡，大滤泡高度扩张充满胶质，还可见不含胶质的小滤泡，间质纤维增生。

分析题：

1．根据以上资料为患者做出诊断，并提出诊断依据。

2．患者患病的原因是什么？

3．患者为什么会出现吞咽困难、声音嘶哑等压迫症状？

4．使甲状腺出现结节的疾病还有哪些？

5．如何区别本病与甲状腺瘤？

（十八）男性，35 岁，1 年前出现持续性咳嗽、咳痰，数月后咳嗽加重，痰量明显增多，并伴有少量咯血，反复出现畏寒、低热及胸痛，精神萎靡，体质明显减弱，并出现腹痛和间歇交替性腹泻、便秘。患者以咳嗽、消瘦 1 年多，加重 1 月入院。体格检查：体温 38.5 ℃，呈慢性病容，消瘦、皮肤苍白，两肺布满湿啰音，腹软，腹部触之柔韧。胸片可见肺部有大小不等的透亮区及结节状阴影，痰液检出抗酸杆菌。入院后经积极抗结核治疗无效而死亡。

尸检摘要：全身苍白、消瘦，肺与胸壁广泛粘连，胸腔、腹腔内均可见大量积液，喉头黏膜及声带粗糙。两肺胸膜增厚，右上肺一厚壁空洞，直径 3.5 cm，两肺各叶均见散在大小不一的灰黄色干酪样坏死灶。镜下见结核结节及干酪样坏死区，并有以细支气管为中心的化脓性炎。回肠下段见多处带状溃疡，镜下有结核病变。

分析题：

1．根据临床表现及尸检摘要，请为该患者做出诊断，并说明诊断依据。

2．运用病理知识，解释本例的相应临床症状。

3．结合实际，请提出对这类疾病的防治方案。

【附录一】 病理尸体剖检（尸检）

一、尸检的意义

尸检能明确死亡原因，发现各种病变导致的不正常情况，为医学疾病研究提供直观的第一手资料，进一步促进医学的发展。尸检还是解决医疗纠纷和法医学问题的重要手段。课堂中通过一个个翔实的尸检病例做病例分析、病例讨论，可以进一步理论联系实际，是提高病理学教学质量的一项必不可少的手段。

二、尸检方法和步骤

（一）尸检前的准备工作

1．仔细了解死者的病史，特别是各种临床检查、临床诊断和临床治疗的过程及结果，死亡的过程及临床医生的死因判断结果。及时沟通进而掌握临床医生对于尸检的具体要求，以及需要解决哪些方面的医学问题。对涉及医疗纠纷需要尸检的病例，严格按照规范完善的受理程序进行办理，特别注意病理尸检申请单要有申请单位或申请人员符合法律要求的签字盖章。

2．注意尸检的时间安排。尸检不宜过迟，一般在患者死亡后 3 ～ 24 小时内进行，否则会因死亡时间过长尸体组织腐败自溶而造成尸检的困难和诊断上的严重误差。

3．要有规范、安全的病理尸检场所、尸检设施，例如：尸检台、洗漱池、尸检灯等应完善完备。

4．检查尸检用具器械是否完备完好。特别检查如：工作衣、脏器刀、解剖刀、脑刀、解剖剪、肠剪、软骨剪、有齿镊、无齿镊、血管钳、探针、脊椎锯、丁字凿、金属锤、大弯针及白线、量筒、铜匙、铜尺、脏器解剖台、称量大脏器用的磅秤、称量小脏器用的平秤、体重秤、酒精灯、橡皮头吸管、搪瓷盘等是否完备完好。

（二）尸检中的工作流程

1．尸检开始前，首先必须明确尸检者呼吸、心搏和神经系统功能等各种生命体征，是否已经完全符合死亡的诊断标准。

2．测量尸体身长，称量体重，其后检查尸体外表污迹和血迹，检查有无尸斑和尸僵的出现，对如严重外伤时在体表所造成的特殊部位的损伤等，尤应仔细、清楚观察，注意五官及颈部的检查。以上检查做好详细记录。

3．用解剖刀具做"T"字形弧线或"Y"字形切口切开胸腹壁，马上检查皮下组织正常与否，然后按常规操作依次切开胸腔、腹腔、盆腔、颅腔及脊髓腔等，并依次检查这些腔隙内脏器的位置有无异常及腔隙内有无异常物质；依次按常规取出相应脏器，观察脏器的形态、色泽、质地，测量其大小和重量；按常规方法对取出的脏器剖开取材，观察切面的形态、色泽、质地及有无异常。以上检查做好详细记录。

4．尸检完成后，及时进行尸体复原及相应的清理、清洗工作。

三、尸检注意事项

1．用后必须彻底清洗、消毒尸检所用的器械、器具和工作衣，并保持锐利器械的锋利。

2．应随时保持尸检室的清洁。

3．每次尸检完成后，应将各类尸检器具分类整齐地摆放在专门的器械柜内，以便随时取用。

4．尸检前，应先清洁尸体外表上的污迹和血迹。尸检中，尽可能地避免将脓血、粪便等溅至地面，以免污染环境导致疾病传染。

5．尸检时，执行尸检的工作人员必须穿戴整齐尸检专用的乳胶手套、口罩和衣服。

6．剖开脏器时，腕关节保持稳定，肩关节要多用力持刀手需平稳，尽量一刀切开。

7．尸检时，在未仔细检查完一个脏器与其他脏器间的关系前，不应盲目切取该脏器。

8．尸检各脏器取出后，应首先观察其形态与色泽，测量大小及重量。然后再剖开脏器，应沿能暴露该脏器最广阔的方向进行第一切面切开。

9．尸检查出的如结石等异常物体，应保存在干燥、洁净的容器内。

10．尸检时，若工作人员不慎割破皮肤，必须马上认真清洗创面，必要时应按外科清创处理。

11．尸检完毕后，尽量恢复尸体原状，仔细地缝合切口，保持尸体外表的完整。

12．按时、准确地填写病理尸检诊断报告并及时通知申请尸检人员查收。

13．严格按照规范的方法和步骤进行尸检，使尸检工作有条不紊，井然有序。

【附录二】 活体组织检查（活检）

一、活检的意义

活检是经手术切取、钳取（包括各种内镜）或穿刺从患者身体病变部位取出组织进行病理检查的方法。在临床工作中，活体组织检查相当准确、可靠，尤其是在肿瘤的早期诊断、确定肿瘤的性质和类型方面具有重要意义。

二、活检目的

1．为疾病的早期诊断或明确疾病的性质和类型提供辅助检查。
2．了解疾病的演变、发展趋势，判断疾病的预后。
3．观察及验证药物疗效，为临床用药提供参考依据。
4．是临床科研的重要研究方法，为临床科研提供病理组织学依据。

三、活检的临床应用

1．外科手术摘除的组织器官，如阑尾、甲状腺、胆囊、淋巴结等。
2．肝、肾、淋巴结等器官穿刺抽取的组织。
3．用纤维胃镜、纤维支气管镜等内镜钳取的病变组织或自病变部位切取的小块组织。

四、标本取材时应注意的事项

1．观察并记录标本的解剖部位、颜色、体积、质地及有无肿块（如有肿块则进一步观察有无包膜和包膜是否完整）；皮肤、淋巴结等附带组织的形态变化。
2．观察标本切面的颜色、质地，有无出血、坏死、结节、囊腔，囊腔内有无内容物，内容物的性状。
3．消化道等应测量其长度，切开观察其浆膜、黏膜的颜色，有无粘连等。
4．在病变与正常组织的交界处选取准确部位取材，要求取到病变组织及周围少许正常组织，其大小一般以 1.5 cm×1.5 cm×0.2 cm 为宜。
5．取材应有一定的方向及深度，要求与病灶深度平地的垂直切取，胃黏膜活检应包括黏膜肌层。
6．标本取材要尽量包含较完整的解剖结构，如有腔器官应取管壁的各层，应尽量采取被膜、淋巴结等附属组织以备镜下观察。
7．切取或钳取时应避免使用齿镊挤压组织，以免组织变形而影响诊断。
8．直径小于 0.5 cm 的过小活体组织，必须用透明纸或纱布包好，以免遗失。
9．含骨组织首先应进行脱钙处理而后取材。

五、活检标本送检过程中的注意事项

1．标本取材后应最好用 10％ 的甲醛溶液（福尔马林溶液）马上固定以防组织发生自溶与腐败，标本固定液的量应为送检标本体积的 5 倍以上。
2．最好选用口大、体积适宜的玻璃容器盛装固定标本，容器外应贴有清晰注明患者姓名、性别、标本名称、住院号、病床号等项目的标签。送检标本多时，一定注意不要将标本弄混。
3．按要求逐项认真填写病理送检申请单。

【附录三】　细胞学检查

一、细胞学检查的意义

　　病理细胞学检查也称细胞学诊断，其特点是利用身体某些器官组织正常或病变部位的脱落、刮取及穿刺的细胞进行涂片、染色，经显微镜检查，对某些疾病作出诊断。简易、方便、快捷、应用范围广的脱落细胞学检查主要用于肿瘤的诊断，其诊断的阳性率高，如食管癌的细胞学检查诊断阳性率高达90%以上。因其检查简便，为达到"早期发现、早期诊断、早期治疗"的目的，可用于大规模社区的防癌普查。目前，细胞学检查最活跃的领域是细针吸取细胞学检查（fine needle aspiration cytology，FNAC）。细针吸取细胞学检查又称细针吸取活检，是利用细针穿刺病灶，吸取少许细胞成分作涂片，观察病灶部位肿瘤或非肿瘤性组织细胞的形态改变。近年来，在超声、X线及CT等医学影像诊断仪导向下进行穿刺吸取，可以准确地获得局部病变器官的标本，目前已成为医学的一项重要诊断手段。细胞学检查由于标本无痛性采集、相对低廉的诊断收费、诊断报告相对快速的特点，可用于大面积人群普查，以及术前初筛。尤其在一些特定的情况下，如胸腔积液、腹水和心包积液等的诊断中，有不可替代的价值。

二、细胞学检查适用的范围

　　1. 痰液、脑脊液、腹水、关节液、尿液、乳头溢液等脱落细胞的细胞学检查。
　　2. 宫颈刮片、肛门拭子、伤面分泌物等脱落细胞的细胞学检查。
　　3. 浅表易扪及肿物的细针吸取细胞学检查。
　　4. 肿瘤细胞染色体的异常改变。

三、脱落细胞检查可进行肿瘤筛选及诊断的原理

　　肿瘤细胞与正常细胞都有不断脱落的现象，但是肿瘤细胞生长比正常细胞迅速，肿瘤细胞之间的黏合力较低，所以肿瘤细胞较正常细胞脱落得更快、更多。又因肿瘤组织生长过快导致相对供血不足，易发生肿瘤细胞脱落于相应的体液或分泌物中，脱落细胞检查此体液或分泌物容易找到肿瘤细胞。

四、细胞学检查的优点

　　1. 操作简单易行，无需特殊设备，涂片制作简便，费用低。
　　2. 不需外科手术，操作安全，患者痛苦少，极少发生副作用或意外，并可多次重复检查。
　　3. 取样迅速，制片、诊断也较快。
　　4. 应用范围广，几乎适用于任何部位。

五、细胞学检查标本的采集方法

（一）标本的采集原则
　　1. 正确选择采集部位。
　　2. 液体标本，如胸腔积液、腹水、尿液等应离心后收集沉淀物涂片检查。
　　3. 标本采集后应立即处理，以保持标本足够新鲜。

（二）几种常用的细胞学检查运用范围

1．适用于浅表肿瘤细胞学诊断的涂片或刮片法，例如：子宫颈癌表层细胞的涂片或刮片。

2．适用于深部有腔的与外部相通器官，恶性肿瘤的自然分泌液涂片检查，如痰液、尿液涂片用于肺癌和膀胱癌的诊断。

3．适用于位于人体深部无自然管道与外界相通器官，穿刺物涂片检查。目前较受欢迎的是对组织的损失破坏作用小、吸出存活细胞的细针吸取细胞学检查，诊断的阳性率高。

4．其他脱落细胞检查方法，如食管拉网的摩擦涂片、胃加压冲洗法、各种内窥镜毛刷涂片、印片法等，可诊断相应部位的肿瘤。

六、细胞学涂片的常规制作方法

（一）制片过程

采集标本→涂片→吹干→固定→染色→封固。

（二）涂片固定、染色方法

1．涂片多用等量乙醚乙醇固定液固定。

2．常用 HE 染色法（苏木精 - 伊红染色法）、巴氏染色法。

（三）涂片注意事项

1．进行涂片操作时要动作流畅、轻柔，避免损坏细胞。

2．涂片厚薄要适当。

3．涂片后要及时固定，以防细胞发生自溶和变性。

七、细胞学诊断应注意的问题

1．应了解该组织正常脱落细胞的情况及脱落细胞的形态，了解该组织在异常情况下脱落细胞的形态，了解恶性肿瘤的细胞学特征。

2．以低倍镜观察为主，结合高倍镜进行诊断。因涂片范围大，癌细胞的分布很分散，因此应首先以低倍镜观察为主，当发现异型细胞时，再换用高倍镜仔细观察。

3．按顺序观察整个涂片，避免漏视某一区域，发生漏诊。

4．脱落细胞学检查有一定的局限性，会有一定数量的误诊率，其中大部分为假阴性（即癌肿患者未能找到癌细胞），不能完全代替病理组织学诊断。

5．对于脱落细胞阳性的诊断（即找到癌细胞）需要加以分析，部分病例如果证据不充分，还有待活体组织检查或手术探查证实后才可行外科根治手术。

6．主要表现为组织结构异常的肿瘤病变用细胞学诊断的准确率不高。

【附录四】 主要脏器的观察方法

一、心脏

（一）正常解剖学要点

1．**解剖结构**　成年男性 250 ~ 300 g，女性稍轻，呈圆锥形，约相当于本人右拳大小。心脏分左右两侧，左侧又分左心房和左心室，右侧又分右心房和右心室。左室壁厚 0.9 ~ 1.2 cm，右室厚

0.3～0.4 cm，一部分心肌向心室突起，呈乳头状，即为乳头肌，右心房有上下腔静脉通入，右心室通向肺动脉，肺动脉根部有三片肺动脉瓣。左心室通向主动脉，主动脉根部有三片主动脉瓣。

2．组织结构 心脏分外膜、心肌及心内膜三层，心外膜为光滑的浆膜，在冠状沟的心外膜下有较多量的脂肪组织，其中通过冠状血管。心肌呈肉红色（经固定后颜色可能褪去）。心肌内面均覆有极薄而光滑的心内膜，心内膜在房室孔间形成心瓣膜，左心为二尖瓣，右心为三尖瓣，瓣膜与乳头肌间有白色细条状腱索相连。

（二）观察记录要点

1．心脏有无肥大？形状是否正常？是否畸形？

2．心包与心外膜有无粘连？心外膜光滑否？有无出血点？心外膜下脂肪组织的量有无改变？

3．冠状血管有无曲张？从断面观察管腔有无狭窄或硬化？

4．心肌厚薄有无改变？色泽如何？有无疤痕或出血坏死病灶？

5．心腔有无扩张？乳头肌及腱索有何改变？心内膜是否光滑？是否增厚、狭窄或缺损？有无赘生物？

6．主动脉内膜是否光滑？有无黄色斑块或破溃？有无局部扩张？冠状动脉入口有无堵塞及狭窄？

二、肺

（一）正常结构要点

1．解剖结构 左肺分上、下两叶，重约620 g，右肺分上、中、下三叶，重约550 g。肺膜表面光滑，质地松软而有弹性，手捏之如海绵状感觉。切面呈灰红色，成年人因炭末沉着而呈灰黑色，或为灰红色中散布多量灰黑点。结构疏松，呈细蜂窝状。支气管及肺血管由肺门向外分布，呈树枝状，近肺门粗，远肺门细。

2．组织结构 肺是由多数肺泡和支气管组成。肺泡是呼吸的单位，为一多面形的囊泡，肺泡由立方或扁平的呼吸上皮围绕而成。肺泡之间是薄的隔，称为肺泡隔，由邻近的肺泡上皮和中间的毛细血管网、弹性纤维和网状纤维组成。在肺泡隔上有孔与邻近肺泡相连，称为肺泡孔。支气管因分级不等而稍有不同，呼吸性的细支气管是单层柱状上皮或立方上皮。固有膜有很薄的弹性网状纤维，并有少量的平滑肌，没有腺体。小支气管上皮是单层柱状纤毛上皮，固有膜很薄，肌层较厚，没有软骨和腺体，再大一些的支气管可见软骨和腺体，肌层较厚。肺外有胸膜。肺动脉（靠近于气管之肺组织中）与支气管动脉（位于支气管壁中）、肺动脉与肺静脉（原离支气管之肺组织中）可借部位鉴别。

（二）观察记录要点

1．两肺重量如何？在水中是否下沉？

2．肺膜是否光滑？表面及叶间有无粘连？性质如何？

3．肺质地有无变硬？范围大小如何？含气程度如何？

4．切面颜色及结构如何？有无实变区或结核病灶？其范围和性质如何？

5．支气管有无扩张？有无分泌物？有无堵塞？大血管内有无栓子？

三、肝

（一）正常结构要点

1．解剖结构 肝重1200～1500 g，左叶较右叶小，质地较坚实。表面光滑，切面呈褐红色。

2．组织结构 肝的基本组织是肝小叶，肝小叶呈多面棱柱状，小叶的中心有中央静脉，在中央静脉周围是肝细胞索和肝血窦两种主要结构，肝细胞索呈辐射排列，肝细胞索之间有肝血窦。肝细胞间的空隙是毛细胆管，肝小叶之间有门管区，其中可见小叶间动脉、小叶间静脉和胆管，肝的最外有包膜覆盖。

（二）观察记录要点

1．肝的重量及大小有无改变？

2．表面是否光滑？质地是否变硬？刀切时抵抗力如何？

3．切面边缘有无外翻？切面颜色如何？有无结缔组织增生后瘤组织生长？有无疤痕形成或颗粒、结节形成？

四、脾

（一）正常结构要点

1．解剖结构 脾重 150 g，质地较肝脆而软，包膜光滑，切面呈暗紫红色，在儿童及青年能见清楚的脾小体，老年则有较多结缔组织性小梁。

2．组织结构 脾的最外侧有被膜，伸入脾内部形成小梁，被膜与小梁间及小梁与小梁间的空隙如海绵状的脾髓，可分为红髓和白髓两部分。白髓是由中央动脉及周围围绕密集的淋巴组织而构成。白髓散在于红髓之中，红髓中全是脾窦，在脾窦之间为脾索，脾窦内有许多红细胞和白细胞。

（二）观察记录要点

1．脾的重量及大小有无改变？质地如何？

2．表面有无破裂、包膜增厚及渗出物？

3．切面脾小体和脾小梁情形如何？有无梗死区？有无陈旧性疤痕或其他局限性病灶？

五、肾脏

（一）正常结构要点

1．解剖结构 肾重约 120 g，右侧稍重，为 5 ~ 7 g，大小 11 cm×6 cm×4 cm，外有纤维性包膜，正常肾包膜易于剥离，剥除肾包膜后肾外表光滑，质地和肝相仿。切面皮髓质有明显的境界，皮质厚约 0.6 cm，髓质呈放射状条纹排列。肾盂黏膜发白，光滑。

2．组织结构 肾是由肾小球（分泌部分）和肾小管（排泄部分）组成，肾小球分布在肾皮质部，结构颇似漏斗，为毛细血管和肾球囊所构成。肾小管是由许多结构和功能不同的小管构成。在皮质部多是近曲小管、远曲小管，在髓质中可见亨利氏袢升降部及集合管。肾盂被覆移行上皮。

（二）观察记录要点

1．肾的重量、大小和外形有无改变？

2．包膜是否易剥离？肾表面光滑否？有无颗粒形成及疤痕形成？有无小出血点？

3．切面皮质有无外翻？皮髓质境界是否清楚？皮质厚度有无减缩？髓质放射状排列是否清楚？肾实质有无其他局限性病灶？

4．肾动脉有无硬化？切面有无显著的缺口？肾盂有无扩张？输尿管有无堵塞？

第五篇　医学寄生虫学

第二十八章

线 虫

实验一 似蚓蛔线虫

一、理论知识要点

【形态】

1. 成虫 似蚓蛔线虫（*Ascaris lumbricoides*，简称蛔虫 roundworm）是体型最大的一种线虫。雌虫：较大，体长 20～35 cm，尾直。雄虫：较小，体长 15～31 cm，尾端向腹面弯曲。虫体细长呈圆柱形，形似蚯蚓。活体呈粉红色或微黄色，死后固定力灰白色。

2. 虫卵

（1）受精卵：宽椭圆形，棕黄色，卵壳厚，外被一层凹凸不平蛋白质膜，卵壳内有一个大而圆的卵细胞，卵细胞与卵壳之间有新月形的空隙。

（2）未受精卵：长椭圆形，卵壳和蛋白质膜较薄，颜色较受精蛔虫卵浅，卵壳充满了大小不等的卵黄颗粒，又称屈光颗粒。

【生活史】

成虫→虫卵→感染性虫卵→经口感染小肠内孵出幼虫→经血液循环又回到小肠→成虫。成虫寄生部位：小肠；感染阶段：感染性虫卵；感染方式：经口感染；营养摄取：肠内半消化的食物。

【致病】

幼虫：蛔蚴性肺炎、支气管炎、支气管哮喘等肺部损害。

成虫：掠夺营养引起营养不良，损伤肠黏膜导致消化吸收不良等消化道症状。引起的并发症：胆道蛔虫病、蛔虫性肠梗阻、肠穿孔、蛔虫性阑尾炎、蛔虫性胰腺炎等。

【实验诊断】

1. 蛔虫产卵量大（24 万/个·天），故临床上常用粪便生理盐水涂片法检查虫卵确诊。一张涂片的检出率约为 80%，连续 3 张涂片检出率可达 95%。

2. 必要时可用饱和盐水浮聚法检查虫卵。

3. 若只有雄虫寄生，可进行实验性驱虫诊断。

4. 有时虫体可从口、鼻自动爬出，在外科手术时发现成虫也可作为诊断依据。

【流行】

蛔虫呈世界性的分布，其原因为：①生活史简单；②雌虫产卵量大；③虫卵对外界抵抗力强；④未经无害化处理的含虫卵粪便对环境污染广泛；⑤流行区居民的不良卫生习惯。蛔虫感染率的特点：农村高于城市，儿童高于成年人。尤其在温暖、潮湿和卫生条件差的区域，人群感染率较高。

二、实验知识要点

【目的与要求】

1. 掌握蛔虫受精卵与未受精卵的形态特征及鉴别要点。
2. 熟悉蛔虫成虫的基本形态特征。
3. 熟悉蛔虫生活史、致病原因。
4. 熟悉直接涂片法、改良加藤法等蛔虫卵的常用检查方法。

【实验内容】

（一）示教标本

1. 镜下示教标本

（1）蛔虫横切片标本（HE 染色）：低倍镜下观察其内部结构及肌形，虫体横切面呈圆形，体壁由表皮层、皮下层和肌层组成。最外面的透明层为角皮层，其内为由合胞体组成的皮下层，此层在虫体的背面、腹面及两侧的中央向内增厚突出，形成 4 条纵向条索。背、腹索中有神经干，侧索较粗，内有排泄管。肌层由单一纵行排列的肌细胞组成，被纵索分为 4 区。肌细胞多而且长，细胞体突入假体腔（原体腔）明显。属多肌型，以上 3 层构成似蚓蛔线虫的体壁。在标本中的中央位置可见蛔虫肠的横切面，肠壁由单层柱状上皮细胞构成，体壁与消化道之间为假体腔。在假体腔内还可见到许多呈圆形的卵巢、输卵管和子宫的断面。输卵管较粗大，中央有小腔，内有纤毛。卵巢较细，小腔内无纤毛。在子宫腔内可见有许多虫卵。

（2）蛔虫唇瓣封片标本（卡红染色）：低倍镜下观察，在口孔周围可见三片唇瓣呈"品"字形排列。其中背唇瓣 1 个，较大，呈宽椭圆形；亚腹唇瓣 2 个，略小，呈卵圆形。唇瓣内缘具细齿，侧缘有乳突，为感觉器官。

（3）雄蛔虫尾部封片标本（HE 染色）：低倍镜下观察，雄蛔虫尾端自泄殖腔中伸出一对呈象牙状、淡黄色的交合刺，为交配附属器。

2. 大体示教标本

（1）成虫大体浸制标本（10% 甲醛溶液固定）：虫体经固定后呈灰白色。虫体为圆柱形，两端较细，体表光滑且有细横纹。虫体两侧沿虫体长轴纵行有两条侧索，色泽较周围稍深，隐约见于皮下。雌雄识别：雌虫较大，后端尖细且直，腹面有阴门（虫体前 1/3 与中 1/3 交界处）及肛门（尾端）的开口。雄虫较小，尾端向腹面弯曲，有交合刺一对。

（2）成虫解剖标本（10% 甲醛溶液固定）：肉眼观察蛔虫成虫体内的消化器官和生殖器官。

消化器官：虫体正中连续纵行的粗大管状结构，即为消化器官。蛔虫的消化道，由口腔、食道、中肠、直肠和肛孔组成。雌虫直肠通于后端肛门，雄虫直肠与射精管相通汇合成泄殖腔。

生殖器官：雌虫生殖器官为双管型，为两组相同的细长盘曲的管状结构，极为发达。位于虫体的后 2/3 部分。管状结构末端最细部分为卵巢，向前依次膨大为输卵管、子宫，子宫为最粗的部分，内充满虫卵。两支子宫末端汇合成阴道，阴门开口于虫体前 1/3 腹面。雄虫生殖器官为单管型，为一条盘曲的长管状结构。睾丸细长一端游离，一端逐渐膨大为输精管、储精囊、射精管，射精管末端与直肠相连而成泄殖腔。开口于虫体后端腹面。

（3）胆道蛔虫病肝病理标本（10% 甲醛溶液固定）：肝门胆管内有一条蛔虫钻入其中。

（4）蛔虫性肠梗阻病理标本（10% 甲醛溶液固定）：肠管内有大量蛔虫缠绕成团，阻塞肠管。

（5）蛔虫性肠穿孔病理标本（10% 甲醛溶液固定）：蛔虫贯穿肠壁，虫体一部分在肠腔内、一部分在肠腔外。

（6）蛔虫钻入阑尾病理标本（10% 甲醛溶液固定）：阑尾管腔中有蛔虫寄生。

（二）自学标本

1. 受精蛔虫卵玻片标本 典型的受精蛔虫卵呈宽椭圆形，大小为（45 ~ 75）μm×（35 ~ 50）μm，卵壳厚而透明，卵壳外的蛋白质膜呈凹凸不平的波浪状，常被胆汁染为棕黄色。卵壳内有一大而圆的卵细胞，卵细胞与卵壳间有新月形空隙。虫卵为一立体结构，显微镜所看到的是呈椭圆形的一个层面，有时虫卵竖立时，虫卵呈现为圆形。永久性玻片标本若保存时间长久，有些结构或颜色可能出现变化。有时虫卵蛋白质膜较厚，其内部结构不易看清，只呈现似明似暗的棕褐色椭圆形结构。

2. 未受精蛔虫卵玻片标本 虫卵多为长椭圆形，少数外形不整齐，大小为（88 ~ 94）μm×（39 ~ 44）μm，未受精蛔虫卵的蛋白质膜与卵壳均较受精蛔虫卵薄，虫卵呈浅棕黄色。卵内含物为大小不等的屈光性颗粒。

3. 脱蛋白质膜虫卵 无论受精或未受精蛔虫卵，其蛋白质膜均有可能脱落。此时，虫卵呈无色透明，易与其他虫卵（如钩虫卵）混淆，可根据卵壳的厚薄、卵内的结构等特征进行鉴别。

观察蛔虫卵：先在低倍镜下找到虫卵，然后在高倍镜下观察虫卵结构。应反复观察多个虫卵，以充分掌握其结构特征。

（三）技术操作——粪便直接涂片法（操作演示）

1. 操作步骤 取洁净的载玻片 1 张，用左手的拇指和中指夹持载玻片的两端，右手拿吸管吸取生理盐水，滴 1 滴在载玻片中央。右手用竹签挑取绿豆粒大小的粪便，均匀涂布于生理盐水中。涂片的厚度以能透过涂片隐约辨认书上的字迹为宜。挑取标本时要避免大块粪渣，尽量挑取异常部分，如有黏液或脓液的部分进行涂片。

如须用高倍镜观察，应加盖片。用右手拇指和示指夹持盖玻片的两侧，先使盖玻片的一边与粪膜接触，然后轻轻放下，避免气泡产生。

2. 镜检方法 先在低倍镜下寻找虫卵，再用高倍镜观察虫卵的细微结构。转换镜头前应先将观察对象移至视野中央，再转换高倍镜。

调节焦距时，先转动粗准焦螺旋使载物台向上移动，以载玻片靠近接物镜但不与之接为宜。然后转动粗准焦螺旋将载物台缓慢下移，基本确定焦距后，改用细准焦螺旋调节标本至最佳清晰度。观察时禁止盲目转动粗准焦螺旋，以免损坏镜头和标本。高倍镜观察时只能用细准焦螺旋调节。

镜检时应按照阅读顺序，即从上到下、从左到右依次观察整张涂片，以免造成漏检。观察时应调节好光线亮度，颜色浅或透明的标本应减小光圈或光线亮度，反之则应增大光圈或光线亮度。镜检过程中应防止观察标本干燥，当涂片已经干燥不透光时，应重新涂片再进行观察。

每种蠕虫卵都有固有的形态特征，即在形状、大小、颜色、卵壳和内含物（如卵细胞、卵黄细胞、幼虫）方面存在各自的特点。但上述特征可因虫卵的位置、生死、个体发育差异、粪便中在外界放置的时间长短发生变化，实验中应分析具体情况，再做出正确的判断。

粪便中常有许多与虫卵相似的杂质，如食物残渣、动植物细胞、脂肪滴、花粉粒、孢子、淀粉颗粒等。观察时必须仔细与虫卵相区别，以免发生错误。

3. 粪便直接涂片法优缺点 此法适用于多种蠕虫卵、原虫包囊和滋养体的检查，因操作简便、快速而应用广泛。但由于取材少，如果粪便内被检的病原体数量少时容易出现漏检。因此，为提高检出率，一份粪便标本应制作 3 张涂片检查为宜。

【实验报告】

绘图：蛔虫受精卵和未受精卵，并注明观察倍数及结构名称。

【思考题】

1．受精蛔虫卵和未受精卵形态区别有哪些？
2．粪便检查是否可诊断所有的蛔虫感染？
3．蛔虫引起的主要并发症有哪些？
4．为什么蛔虫病在世界各地都能广泛传播？
5．洗手对预防蛔虫感染有何实际意义？

实验二　毛首鞭形线虫

一、理论知识要点

【形态】

1．成虫　毛首鞭形线虫（*Trichuris trichiura*，简称鞭虫 whipworm）前细后粗，外形似马鞭，前部尖细，约占体长的 3/5，后 2/5 明显粗大。雌虫长 35 ～ 50 mm，尾端钝圆，阴门位于虫体粗大部前方的腹面。雄虫长 30 ～ 45 mm，尾端向腹面呈环状卷曲，有交合刺一根。两性成虫的生殖系统均为单管型。

2．虫卵　鞭虫卵呈纺锤形或腰鼓形，黄褐色，卵壳较厚，两端各有一个盖塞，为透明状的突起。卵壳内含一个未分裂的卵细胞。

【生活史】

成虫→虫卵→感染期卵→幼虫（小肠）→成虫（盲肠）。成虫寄生部位：盲肠；感染阶段：感染期卵；感染方式：经口感染；营养摄取：血液和组织液。

【致病】

虫体产生的机械性损伤和分泌物的刺激作用，可致慢性炎症、增生、肠壁肉芽肿等病变。鞭虫以组织液和血液为食，重度感染者可因慢性失血致贫血，或者引起肠梗阻、肠套叠和直肠脱垂等严重并发症。

【实验诊断】

临床上常用粪便生理盐水涂片法检查鞭虫卵。因鞭虫卵较小，应连续检查 3 次以上，以提高检出率。还可采用自然沉淀集卵法或饱和盐水浮聚法提高检出率。

【流行】

鞭虫广泛分布于热带及温带地区，温暖、潮湿的环境更有利于鞭虫卵的发育和传播。在我国，南方地区鞭虫感染率明显高于北方地区，儿童的感染率高于成年人。

二、实验知识要点

【目的与要求】

1. 掌握鞭虫卵的形态结构特征。
2. 熟悉鞭虫成虫的形态结构特征。
3. 熟悉鞭虫的生活史和致病要点。

【实验内容】

（一）示教标本

1. 镜下示教标本 成虫封片标本（卡红染色）：可直接用肉眼观察，成虫的外部形态特征同固定标本。在低倍镜下观察，身体前端内含一条细长的咽管，咽管外包绕一串较大的杆状细胞。雄虫尾部末端有交合刺一根。

2. 大体示教标本

（1）成虫浸制标本（10% 甲醛溶液固定）：灰白色，长 3 ～ 5 cm，形似马鞭，前 3/5 细如毛发，后 2/5 明显粗大。雌虫大，雄虫小。雌虫尾端钝圆，雄虫尾端向腹面卷曲。

（2）鞭虫成虫寄生于盲肠病理标本（10% 甲醛溶液固定）：可见虫体以细长的前端插入肠壁组织中寄生，后端游离于肠腔中。

（二）自学标本

鞭虫卵封片标本：先在低倍镜下寻找，在高倍镜下观察虫卵的外形、颜色和卵壳厚薄。鞭虫卵形状呈腰鼓形，大小为（50 ～ 54）μm ×（22 ～ 23）μm，呈黄褐色、卵壳厚、两端有透明盖塞是其主要特征。新鲜粪便中所见到的虫卵内含一个卵细胞。

【实验报告】

绘图：鞭虫虫卵，并注明观察倍数及结构名称。

【思考题】

1. 鞭虫成虫和虫卵各有何特征？
2. 鞭虫和蛔虫的生活史有何异同？

实验三 蠕形住肠线虫

一、理论知识要点

【形态】

1. 成虫 蠕形住肠线虫（*Enterobius vermicularis*，又称蛲虫 pinworm）的虫体细小呈乳白色，雌虫体长 8 ～ 13 mm，尾部长而尖细，如针状。雄虫体长 2 ～ 5 mm，尾部向腹面卷曲。

2. 虫卵 无色透明，呈不规则椭圆形，一侧扁平，另一侧稍凸。卵壳较厚，卵壳内含一条盘曲的幼虫。

【生活史】

成虫→虫卵→感染性虫卵→幼虫→成虫。成虫寄生部位：盲肠；感染阶段：感染性虫卵；感染方式：经口感染；营养摄取：肠腔内容物、组织或血液。

【致病】

1. 蛲虫对消化系统损害不明显，以雌虫产卵时引起肛门及会阴部皮肤瘙痒为主要表现。
2. 异位寄生引起阑尾炎、尿道炎、阴道炎、子宫及附件炎症等。

【实验诊断】

1. 根据雌虫产卵部位采用肛门拭子法查虫卵，检查应在清晨未排便、未洗澡前进行。
2. 夜晚在肛周检获成虫也可确诊。
3. 在粪便中偶见虫卵。

【流行】

蛲虫病分布广泛，多见于城市，儿童感染率高于成年人，尤其是在集体生活的儿童中感染率较高，具有群体聚集性和家族聚集性的发病特点。

二、实验知识要点

【目的与要求】

1. 掌握蛲虫卵的形态特征。
2. 掌握透明胶纸法和棉签拭子法两种蛲虫病的诊断方法。
3. 熟悉蛲虫成虫的形态结构特征。
4. 熟悉蛲虫生活史。

【实验内容】

（一）示教标本
1. 镜下示教标本

（1）雌虫封片标本（卡红染色）：肉眼观察可见虫体染成红色，尾部细长而尖细，尖细部占体长 1/3。低倍镜下可见虫体前端两侧的角皮膨大形成头翼，咽管的末端膨大呈球状，称咽管球。虫体中部大部分被子宫占据，内含大量虫卵。

（2）雄虫封片标本（卡红染色）：雄虫尾端向腹面弯曲，末端有交合刺一根。头翼及咽管球的特征与雌虫相同。

2. 大体示教标本　成虫浸制标本（10% 甲醛溶液固定）：固定液中呈灰白色，虫体小，雌虫长约 1 cm，尾部尖细如针状。雄虫体长不到雌虫一半，尾部向腹面弯曲。

（二）自学标本
蛲虫卵封片标本：先在低倍镜下寻找，然后在高倍镜下观察虫卵的外形、颜色和卵壳厚薄。虫卵为不规则椭圆形，镜下呈"D"字形，大小为（50～60）μm×（20～30）μm，无色透明、卵壳较厚，由外到内为蛋白质膜、壳质层、脂层，但光镜下仅见内、外两层。卵壳内为一条盘曲着的幼虫。

蛲虫卵无色透明，观察时应注意光线不宜过强。

（三）技术操作

1. 棉签拭子法（操作演示） 先将棉签浸于生理盐水的试管中，取出时在试管口挤出过多的盐水，在肛门周围皮肤皱襞处擦拭，随后将棉签放回试管中搅动，使棉签上的虫卵洗入试管盐水中。提起棉签，在试管内壁挤去多余的水分后弃去。试管静置 10 分钟，或者经离心后，用吸管吸取试管底部的沉渣镜检。

也可将棉签放入盛有饱和盐水的试管中搅动，将虫卵洗入饱和盐水中，再加饱和盐水至管口处，覆盖载玻片，保证载玻片与液面接触，5 分钟后取下载玻片镜检。

2. 透明胶纸法（操作演示） 取一段长约 6 cm、宽约 2 cm 的透明胶带，胶面向外包在镊子柄或载玻片的一端的两面，在肛周皮肤皱襞处粘拭，然后将有胶面的一侧平贴于载玻片上，进行镜检。贴时注意尽量不要留有气泡。

以上两种方法是根据蛲虫夜间在人体肛门周围产卵的生活史特点设计的，检查应在清晨排便和洗澡前进行。同时，检查使用过的棉签、载玻片等器具应放入指定的废弃物收集处妥善处理，以免造成感染。

【实验报告】

绘图：蛲虫卵，并注明观察倍数及结构名称。

【思考题】

1. 蛲虫病诊断常用的诊断方法有哪些？操作中应注意什么？
2. 为什么蛲虫病诊断不用粪便检查？
3. 人感染蛲虫病的方式有哪些？
4. 为什么蛲虫病在儿童，尤其是集体生活的儿童中感染率较高？

实验四　十二指肠钩口线虫和美洲板口线虫

一、理论知识要点

【形态】

1. 成虫 十二指肠钩口线虫（*Ancylostoma duodenale*，简称十二指肠钩虫）和美洲板口线虫（*Necator americanus*，简称美洲钩虫）的虫体细长，长约 1 cm，活体时肉呈红色，头部具头腺，可分泌抗凝素。口囊发达，十二指肠钩虫口囊腹侧有两对钩齿，美洲钩虫口囊腹侧有一对板齿。雌虫尾部呈圆锥状，雄虫虫体末端角皮膨大成交合伞。

2. 虫卵 椭圆形，卵壳薄，无色透明，新鲜粪便虫卵内含 2 ~ 4 个卵细胞。

【生活史】

成虫→虫卵→杆状蚴→丝状蚴（皮下组织→血管、淋巴管→右心→肺→气管→会厌→胃→小肠）→成虫。成虫寄生部位：小肠；感染阶段：丝状蚴；感染方式：经皮肤感染；营养摄取：血液和淋巴液。

【致病】

1. 幼虫致病　钩蚴性皮炎和呼吸系统病变。

2. 成虫致病　慢性失血导致贫血；机械性损伤导致消化道症状（异嗜症）；引起婴幼儿钩虫病。

【实验诊断】

1. 可用粪便生理盐水涂片法查钩虫卵。

2. 饱和盐水浮聚法检出率比直接涂片法检出率高，更为常用。

3. 采用钩蚴培养法检查钩蚴阳性率比直接涂片法高 7.2 倍，而且能鉴定虫种，更为实用。

4. 也可用免疫学检查，如皮内试验、间接荧光抗体试验进行钩虫产卵前的早期诊断。

【流行】

钩虫病呈世界性分布，广泛分布于热带、亚热带地区。在我国南方感染率较高，南方流行虫种以美洲钩虫为主，北方以十二指肠钩虫为主。

二、实验知识要点

【目的要求】

1. 掌握钩虫卵的形态特征。

2. 掌握饱和盐水浮聚法和钩蚴培养法两种检查方法。

3. 熟悉十二指肠钩虫和美洲钩虫成虫的形态鉴别要点。

4. 熟悉钩虫的生活史和致病方式。

【实验内容】

（一）示教标本

1. 镜下示教标本

（1）十二指肠钩虫和美洲钩虫口囊玻片标本（卡红染色）：低倍镜下移动推尺，观察口囊的构造，体会口囊对外张开时的立体形态，着重观察口囊腹侧钩齿和板齿的形态、数目以鉴别虫种。十二指肠钩虫腹侧有 2 对三角形钩齿，美洲钩虫则为 1 对半月形板齿。

（2）十二指肠钩虫和美洲钩虫交合伞玻片标本（卡红染色）：交合伞系由钩虫尾端角皮延伸膨大而形成，内有若干肌性指状辐肋支撑。交合伞撑开时从顶面观察，十二指肠钩虫外观略近似圆形，美洲钩虫略扁。

辐肋包括背辐肋、侧辐肋、腹辐肋。其中，背辐肋的分支特点是虫种鉴别的重要依据之一。十二指肠钩虫背辐肋从远端分为 2 支，每支再分为 3 小支；美洲钩虫背辐肋由基部分为 2 支，每支再分为 2 小支。

（3）十二指肠钩虫和美洲钩虫交合刺玻片标本（卡红染色）：交合刺有 1 根，黄褐色，呈细长鬃状，基部略粗钝，末端尖细，从肠管背面的交合刺鞘向体外伸出，交合刺末端形状是虫种鉴别的重要依据之一。十二指肠钩虫的 2 根交合刺末端分开，美洲钩虫 1 根交合刺末端呈钩状，包套于另 1 根的凹槽内。

（4）杆状蚴玻片标本（卡红染色）：头端钝圆，尾端尖细，此虫期口腔未封闭，可摄食。

（5）丝状蚴玻片标本（卡红染色）：较杆状蚴粗长，第一次所蜕角皮形成鞘状物覆盖在体表，此虫期口腔封闭，不能摄食。

2. 大体示教标本

（1）两种钩虫成虫浸制标本（10% 甲醛溶液固定）：肉眼直接观察其外部形态特征。虫体细长，呈圆柱形。固定液中呈灰白色，长 1 cm 左右，十二指肠钩虫体长略大于美洲钩虫。雌虫较大，尾端钝圆；雄虫尾部末端膨大成交合伞。十二指肠钩虫头部与尾部均向背侧弯曲，似"C"字形；美洲钩虫头部向背侧弯曲，尾向腹面弯曲，似"S"字形。两种钩虫虫体形状是虫种鉴别的重要依据之一。

（2）钩虫寄生于小肠病理标本（10% 甲醛溶液固定）：肉眼观察可见肠黏膜表面有许多呈白线状的钩虫，钩虫以口囊咬附于小肠黏膜。

（二）自学标本

钩虫卵封片标本：先在低倍镜下寻找，观察时应注意光线不宜过强。在高倍镜下观察虫卵的外形、颜色、卵壳及内含物。虫卵大小为（56 ~ 76）μm×（36 ~ 40）μm，呈长椭圆形，卵壳薄而透明，新鲜粪便中的虫卵内含 2 ~ 4 个细胞，随粪便搁置时间的延长，细胞数目增多，细胞与卵壳间有明显的环形空隙。

应注意将钩虫卵与脱去蛋白质膜的受精蛔虫卵相区别。十二指肠钩虫和美洲钩虫的虫卵在光镜下形态没有区别。

（三）技术操作

1. 饱和盐水浮聚法　利用比重大的液体会使比重小的物体上浮原理，使蠕虫卵集中于液体表面。此法用于检查钩虫卵，效果最好。也可用于检查其他线虫卵和微小膜壳绦虫卵，但不适用于检查吸虫卵和原虫包囊。

用竹签挑取黄豆粒大小的粪便，置于浮聚瓶（高 3.5 cm、直径 2 cm 的圆形直筒瓶）中，加入少量饱和盐水调匀，慢慢加入饱和盐水至液面的凹面与瓶口平齐。此时在瓶口覆盖 1 张载玻片，静置 15 分钟后，提起载玻片并迅速翻转，加盖片，进行镜检。

注意事项：①粪便在饱和盐水中应充分搅拌成悬液，达到虫卵浓集的目的。②滴入饱和盐水略高于瓶口，既要防止溢出，又要防止放置玻片后留有气泡，影响检查结果。③及时镜检，以免载玻片久置后盐水出现结晶而影响检出效果。④镜检时小心操作，避免粪便污染载物台及物镜。使用过的器具应放入指定的收集处妥善处理，以免造成感染。

饱和盐水配制：将食盐缓缓加入盛有沸水的容器中，不断搅动，直至食盐不再溶解为止。

2. 硫酸锌离心浮聚法　适用于检查线虫卵、微小膜壳绦虫卵、原虫包囊和球虫卵囊。取粪便约 1 g，加入 10 ~ 15 倍的水，充分搅碎。按离心沉淀法过滤，反复离心 3 ~ 4 次至清水为止，倒去上清液，在沉渣中加入 33%（比重 1.18）的硫酸锌溶液，调匀后再加入硫酸锌溶液至管口约 1 cm 处，离心 1 分钟。用金属环钩取表面的粪液置于载玻片上（检查标本为包囊时，应滴加碘液 1 滴），用金属环轻轻接触液面即可，切勿搅动。离心后，应立即取标本镜检。若放置时间为 1 小时以上，则包囊或虫卵会因变形而影响观察效果。

3. 钩蚴培养法　根据钩虫卵在适宜条件下，能在短时间内孵出幼虫的原理设计。取 1 支洁净试管（10 cm×1 cm），加冷开水约 1 ml 于试管内，将滤纸剪成与试管等宽但比试管稍长的"T"字形纸条。取粪便约 0.5 g（蚕豆粒大小），均匀地涂抹在滤纸条竖向的上部 2/3 处。再将纸条插入横架于试管口，下端浸泡在水中但粪便不接触水面。将试管置于 27 ℃ 左右的孵箱内培养，培养期间每天沿管壁补充冷开水，以保持水面高度。3 天后，将滤纸条取出，肉眼或放大镜检查试管底部，钩蚴虫体透明，在水中呈蛇形运动。如需定量检查，可滴加碘液杀死钩蚴后，收集全部虫体进行计数，如果数目太多，可加水稀释 5 ~ 10 倍，再取定量液体镜检计数。

注意事项：①取粪便不宜过多，如需计数，精确称取粪便量。②涂布粪便时厚薄要均匀。③观察结果时应注意与其他线虫的幼虫进行区别。④小心操作，切勿使虫体与皮肤接触。使用过的器具应放入指定的收集处妥善处理，以免造成感染。

【实验报告】

绘图：钩虫卵，注明观察倍数及结构名称。

【思考题】

1. 粪便检查钩虫卵为什么推荐使用饱和盐水浮聚法？
2. 两种钩虫的形态鉴别点有哪些？
3. 如何鉴别钩虫卵和脱去蛋白质膜的受精蛔虫卵？
4. 钩虫与蛔虫在生活史上有何异同？

实验五　班氏吴策线虫和马来布鲁线虫

一、理论知识要点

【形态】

1. 成虫　班氏吴策线虫（*Wuchereria bancrofti*，简称班氏丝虫）和马来布鲁线虫（*Brugia malayi*，简称马来丝虫）呈丝线状，乳白色，雌虫体长：（58.5 ~ 105）mm ×（0.2 ~ 0.3）mm，尾端略向腹面弯曲；雄虫体长：（28.2 ~ 42）mm ×（0.1 ~ 0.15）mm，尾端向腹面卷曲 2 ~ 3 圈。

2. 微丝蚴　卵胎生，头端钝圆，尾端尖细，体外被覆鞘膜，体内有体核，头端无核区称头间隙。

【生活史】

成虫→微丝蚴→腊肠期幼虫→丝状蚴→成虫。寄生部位：淋巴管、淋巴结；终宿主：人；中间宿主：蚊；感染阶段：丝状蚴；感染方式：经皮肤（蚊虫叮咬）感染；营养摄取：淋巴液。

【致病】

1. 微丝蚴血症。
2. 急性期过敏和炎症反应，包括淋巴结炎、淋巴管炎、丹毒样皮炎。班氏丝虫还可引起急性精索炎、睾丸炎、附睾炎。
3. 慢性期阻塞性病变，包括象皮肿、鞘膜积液和乳糜尿。
4. 隐性丝虫病。

【实验诊断】

1. 血液检查　厚血膜法、新鲜血滴法、浓集法、乙胺嗪（海群生）诱出法查找微丝蚴。
2. 体液检查　取鞘膜积液、淋巴结液、腹水、尿液进行微丝蚴检查。
3. 组织活检　摘取可疑的结节、淋巴结，制成病理切片，检查虫体。
4. 免疫学检查　可用（皮内试验、间接荧光抗体试验、酶联免疫吸附试验、检测循环抗原等）进行辅助性诊断。

【流行】

1. 主要流行于热带与亚热带地区。班氏丝虫：世界性分布，以亚洲较为严重；马来丝虫：仅流行于亚洲。我国山东、海南和台湾仅流行班氏丝虫。

2．传播媒介　班氏丝虫：淡色库蚊；马来丝虫：中华按蚊。

二、实验知识要点

【目的与要求】

1．掌握班氏微丝蚴与马来微丝蚴的形态鉴别点。

2．掌握微丝蚴的常用诊断方法。

3．熟悉丝虫生活史。

4．了解丝虫成虫形态。

【实验内容】

（一）示教标本

1．镜下示教标本

（1）腊肠期蚴：在中华按蚊胸肌内，虫体粗短，形似腊肠状。

（2）丝状蚴：在中华按蚊口器内，虫体细长。

2．大体示教标本

（1）两种丝虫成虫浸制标本（10% 甲醛溶液固定）：虫体细长如丝状，体表光滑，雌虫大，雄虫小，雌虫尾部钝圆，雄虫尾部卷曲，有 2～3 圈。两种丝虫外观难以区别，班氏丝虫体形较马来丝虫大。

（2）犬丝虫寄生于犬心脏的病理标本：观察丝虫成虫形态特征。

（3）中华按蚊：见第三十二章昆虫纲部分。

（4）淡色库蚊：见第三十二章昆虫纲部分。

（二）自学标本

1．微丝蚴（苏木精染色）　先用低倍镜寻找，再换高倍镜或油镜观察。标本染成蓝色，在低倍镜下可见红细胞之间有细丝状弯曲的虫体。虫体外被一层透明的鞘膜，在头部和尾部较明显，着色浅。头端钝圆，尾部尖细，虫体内充满细胞核称为体核。

2．班氏微丝蚴　大小为（244～296）μm×（5.3～7.0）μm，体态柔和，弯曲自然，头间隙较短，长宽比例约为 1∶1 或 1∶2。体核成圆形或椭圆形，各核分开，排列整齐，清晰可数，班氏微丝蚴的尾端无尾核。

3．马来微丝蚴　大小为（177～230）μm×（5～6）μm。虫体弯曲僵硬，大弯上有小弯，马来微丝蚴头间隙较长，长宽比例约为 2∶1。体核形状不规则，大小不等，排列紧密，相互重叠，不易分清。马来微丝蚴的尾端有 2 个尾核，尾核处的角皮略膨大。

（三）技术操作

从外周血液中检查出微丝蚴是丝虫病诊断的可靠依据。采血的时间以晚 10 时至次日凌晨 2 时为宜，血液检查常用的方法有以下几种。

1．薄血膜法（操作演示）　在载玻片的 1/3 与 2/3 交界处滴 1 小滴血（约 10 mm³），以边缘光滑的载片的一端为推片，将推片的一端置于血滴之前，待血液沿着推片端缘扩散后，自右向左推成薄血片。操作时，两载片间的角度为 30°～45°，移动速度适宜。理想的薄血膜应是一层均匀分布的血细胞，血细胞间无间隙，且涂成的血膜末端呈扫帚状。

2．微丝蚴厚血膜法（操作演示）　取 3 大滴血（约 60 mm³），将血滴于玻片中央，用另一玻片的一角将血液由内向外以螺旋形涂成均匀的直径为 1～2 cm 的圆形血膜，血膜为多层血细胞的重叠，约为 20 倍薄血膜的厚度，此时无法镜检，平置晾干。待血膜完全干燥后，滴加蒸馏水或直接把载玻片浸于水中 15 ～ 20 分钟，溶去血红蛋白后的血膜呈灰白色，即可置于显微镜下检查。也可用苏木精染色法染色以后观察。

3. 微丝蚴浓集法（操作演示）　在 10 ml 的离心管内加蒸馏水半管，加血液 10 ～ 12 滴，再加生理盐水混匀。离心（3000 r/min）沉淀 3 分钟，取沉渣检查。或者取静脉血 1 ml，置于盛有 0.1 ml 3.8% 枸橼酸钠溶液的试管中，摇匀，加水 9 ml，待红细胞溶血后，再离心两分钟，倒去上清液，加水再离心，取沉渣镜检。

4. 乙胺嗪（海群生）诱出法　对于夜间采血不便者，白天给受检者口服乙胺嗪，服药后 30 ～ 90 分钟采血。

【实验报告】

绘图：班氏微丝蚴和马来微丝蚴图，注明观察倍数及结构名称。

【思考题】

1. 班氏微丝蚴和马来微丝蚴形态的主要鉴别点有哪些？
2. 丝虫病的检查方法有哪些？检查时应注意什么问题？
3. 输血是否会感染丝虫病？为什么？
4. 班氏丝虫病与马来丝虫病的临床表现有何不同？

实验六　旋毛形线虫

一、理论知识要点

【形态】

1. 成虫　旋毛形线虫（*Trichinella spiralis*，简称旋毛虫）为细小线状，虫体后端稍粗，消化道的咽管结构特殊。雌虫大小为（3.0 ～ 4.0）mm×0.06 mm，雄虫大小为（1.4 ～ 1.6）mm×（0.04 ～ 0.05）mm。雌、雄虫生殖器官均为单管型。

2. 幼虫囊包　寄生于宿主的横纹肌肉内，呈梭形，其纵轴与肌纤维平行，大小为（0.25 ～ 0.5）mm×（0.21 ～ 0.42）mm。一个囊包内通常含 1 ～ 2 条卷曲的幼虫，多达 6 ～ 7 条。

【生活史】

成虫→新生幼虫→幼虫囊包→成虫。终宿主和中间宿主：人或哺乳动物；成虫寄生部位：小肠；幼虫寄生部位：横纹肌；感染阶段：幼虫囊包；感染方式：经口感染；营养摄取：成虫食肠绒毛，幼虫食血液。

【致病】

临床表现复杂，其病程可分为三个时期。

1. 侵入期　病变部位主要发生在肠道，此期又称为肠型期。

2. 幼虫移行期　本阶段病变主要发生在肠道以外的肌肉，此期又称为肌型期。

3. 囊包形成期　因幼虫刺激导致宿主肌肉组织损伤，由于受损的肌细胞修复、增生而形成肌腔包绕虫体。

【实验诊断】

1. 取患者吃剩的肉类压片检查旋毛虫囊包。

2. 若发病 10 天以上，可组织活检取患者腓肠肌或肱二头肌压片或切片，查旋毛虫囊包；也可用 1% 胃蛋白酶和 1% 盐酸消化肌肉，离心检查，以提高检出率。

3. 免疫学检查　旋毛虫具有较强的免疫原性，免疫诊断有较大意义。可用间接荧光抗体试验、酶联免疫吸附试验等方法进行诊断。

4. 在旋毛虫所导致的严重腹泻患者的粪便中，偶尔可查见幼虫或成虫，也可作为诊断依据。

【流行】

旋毛虫病广泛分布于世界各地，我国有 17 个省、自治区、直辖市有人体感染的报告，本病为动物源性疾病，同时也是食源性寄生虫病。多种哺乳动物是其保虫宿主，食物链的关系和人群生活习惯是导致本病流行的主要原因。

二、实验知识要点

【目的与要求】

1. 掌握旋毛虫幼虫囊包形态特征。
2. 熟悉旋毛虫常用诊断方法。
3. 熟悉旋毛虫的生活史和致病方式。

【实验内容】

(一) 镜下示教标本

成虫玻片标本（卡红染色）：虫体细小，越向前端直径越小，咽管长占虫体的 1/3 ~ 1/2，咽管开始为毛细管形，然后膨大，之后又变为毛细管状，咽管后段的背面为一列圆盘状杆细胞组成的杆状体。

雄虫：无交合刺，在虫体后端有两叶交配附器。

雌虫：尾部钝圆，阴门开口于虫体前 1/5 处。卵巢位于体后部，输卵管短窄，子宫较长，其内充满虫卵，越近阴道处越发育成熟，在阴门附近已有逐渐发育成熟的幼虫。

(二) 自学标本

幼虫囊包标本（HE 染色）：低倍镜下观察，可见囊包切面，囊包内有幼虫的横切面或纵切面。

(三) 技术操作

1. 肌肉活检法　用外科手术方法从（感染动物或患者）腓肠肌或股二头肌取米粒大小的肌肉一块，置于载玻片上，加 50% 甘油一滴，盖上另一载玻片，用力压平，载玻片两端用线扎紧。在低倍镜下观察，可见内含旋毛虫幼虫的梭形囊包。

2. 动物接种法

(1) 腹腔注入法：用绞肉机将含有旋毛虫幼虫的肌肉搅碎，放置于含有 1.0% 的胃蛋白酶的三角烧瓶内（按每 1 g 肌肉中加入 60 ml 1% 胃蛋白酶的比例消化），置于 37 ~ 40 ℃温箱内 10 ~ 18 小时，消化过程中经常摇动三角烧瓶。待肌肉消化后，倒去上层液体，用 37 ~ 40 ℃的温水反复清洗或经离心沉淀收集幼虫，再用生理盐水洗涤 2 ~ 3 次，取 100 ~ 200 条幼虫，注入小鼠或大鼠的腹腔内。感染 5 周后，可在感染动物的肌肉中找到旋毛虫幼虫囊包。如需保种，可按此法转种新鼠。

（2）动物喂食法：取含有旋毛虫幼虫的猪肉，剪成米粒大小，压片镜检，选取含有 100 ～ 200 个幼虫囊包的肌肉组织，经口饲喂健康小鼠或大鼠即可感染。

注意事项：①检查活旋毛虫囊包时应佩戴手套，以免造成感染。②操作中所用器具，实验后应做高温消毒处理，以免造成实验室或环境污染。

【实验报告】

绘图：旋毛虫幼虫囊包，注明观察倍数及结构名称。

【思考题】

1．旋毛虫幼虫囊包的形态特点有哪些？
2．旋毛虫的生活史有何特点？

实验七　广州管圆线虫

一、理论知识要点

【形态】

1．成虫　广州管圆线虫（*Angiostrongylus cantonensis*）的虫体呈线状，体表具微细环状横纹。头端钝圆，头顶中央有一小圆口，无口囊。雄虫体长（11 ～ 26）mm×（0.21 ～ 0.53）mm，尾端呈斜锥形，交合伞呈肾形，对称。雌虫体长（17 ～ 45）mm×（0.3 ～ 0.66）mm，尾端呈斜锥形，阴门开口于肛孔之前。子宫双管型，呈白色，与充满血液的肠管缠绕成红（或黑褐）、白相间的螺旋纹，十分醒目。

2．三期幼虫　无色透明，大小为（11 ～ 26）μm ×（0.21 ～ 0.53）μm，头部稍圆，尾部末端骤然变细，食管、肠管、排泄孔、生殖原基、肛孔均易看到。

【生活史】

成虫→虫卵→一期幼虫→二期幼虫→三期幼虫→四期幼虫→五期幼虫。终宿主：主要为啮齿类动物；中间宿主：淡水螺类；转续宿主：蛙、蟾蜍、鱼等；感染阶段：三期幼虫；感染方式：经口感染。

【致病】

幼虫在人体内移行，侵犯中枢神经系统引起嗜酸性粒细胞增多性脑膜脑炎或脑膜炎，以脑脊液中嗜酸性粒细胞显著升高为特征。病变集中在脑组织，除大脑及脑膜外，病变还波及小脑、脑干和脊髓等处。主要病理改变为充血、出血、脑组织损伤及肉芽肿性炎症反应。

【实验诊断】

1．出现典型的症状与体征。
2．脑脊液压力升高，白细胞明显增多，其中嗜酸性粒细胞数超过 10%，多数在 20% ～ 70%。
3．免疫学诊断阳性或从脑积液中发现病原体。

【流行】

主要分布于热带和亚热带地区，为食源性寄生虫病。国内已有 13 个省、市、自治区有本病群体暴发流行和散在发病的病例报告。

二、实验知识要点

【目的与要求】

了解广州管圆线虫成虫形态结构。

【实验内容】

镜下示教标本——成虫玻片标本（卡红染色）：外形细线状，角皮透明光滑，体表具环状横纹。头部钝圆，头顶中央有一个小圆口，缺口囊。

雄虫尾端交合伞对称，呈肾形。

雌虫尾端呈斜锥形，子宫双管型，呈白色，与充满血液的肠管缠绕呈红（或黑褐色）、白色相间的螺旋纹。阴门开口于肛孔之前。

【思考题】

1．广州管圆线虫生活史是如何循环的？
2．广州管圆线虫病的主要临床表现有哪些？
3．广州管圆线虫病常见的终宿主、中间宿主和转续宿主有哪些？

实验八　结膜吸吮线虫

一、理论知识要点

【形态】

1．成虫　结膜吸吮线虫（*Thelazia callipaeda*）的虫体细长，乳白色，半透明，体表除头、尾两端光滑外，其余部分均有细微的环状横纹，横纹边缘锐利，呈锯齿状。头端钝圆，有大而圆的角质口囊。

雌虫大小为（6.2 ~ 20）mm ×（0.3 ~ 0.85）mm，近阴门端子宫内的虫卵逐渐变为内含盘曲的幼虫，卵胎生直接产出幼虫。雄虫大小为（4.5 ~ 15）mm ×（0.3 ~ 0.75）mm，尾端向腹面弯曲，由泄殖腔伸出长短交合刺 2 根。雌、雄虫肛门周围均有数对乳突。

2．幼虫　大小为（350 ~ 414）μm ×（13 ~ 19）μm，外被鞘膜，盘曲状。尾部连一大的鞘膜囊。

【生活史】

成虫（主要寄生于犬、猫等动物的眼结膜囊内及泪小管内）→幼虫（经 2 次蜕皮）→感染期幼虫（蝇喙内）→成虫。终宿主：犬、猫（人）；中间宿主：蝇；感染阶段：感染期幼虫；感染方式：媒介昆虫舔舐眼部感染。

【致病】

成虫多寄生于人眼结膜囊内，以上穹窿部外眦侧多见，其次为眼前房、泪小管、泪腺等。患者可有眼部异物感、痒感，以及畏光、流泪、分泌物增多、眼痛等症状，但视力一般不受影响。取出虫体后，症状便可自行消失。

【实验诊断】

眼部有异物感，并有瘙痒、畏光、流泪等不适时，应检查眼部，从眼部检获成虫即可确诊。

【流行】

本病属人兽共患寄生虫病，主要分布于东亚、东南亚和南亚地区。国内除青海、西藏、宁夏、甘肃、海南、台湾以外，均有本病的分布。夏秋季较多见。流行为 6～9 月份。

二、实验知识要点

【目的与要求】

了解结膜吸吮线虫成虫形态结构。

【实验内容】

成虫玻片标本（卡红染色）：外形细线状，体表具细微横纹，纹缘呈锯齿状。头部钝圆，有角质口囊，其外周体表有内外两圈乳突。雌、雄虫肛周均有数个乳突。

雄虫尾端向腹面卷曲，有 2 根形状和长短各异的交合刺。

雌虫肛门距尾端很近，阴门位于虫体前端，子宫内充满虫卵，越靠近阴门处虫卵越大，内含发育成熟的盘曲的幼虫。

【思考题】

1. 结膜吸吮线虫病的主要临床表现有哪些？
2. 结膜吸吮线虫是如何感染人的？

第二十九章

吸　虫

实验一　华支睾吸虫

一、理论知识要点

【形态】

1. 成虫　华支睾吸虫（*Clonorchis sinensis*，又称肝吸虫 liver fluke）的虫体狭长，背腹扁平，前端较窄，后端钝圆。大小为（10～25）mm×（3～5）mm，身体前端有口、腹吸盘。消化道简单，为不完整消化道。雌雄同体，雌性生殖器官和雄性生殖器官的末端共同开口于腹吸盘前缘的生殖腔。

2. 虫卵　形似芝麻粒，前端较窄，后端钝圆。黄褐色。平均大小为 29 μm×17 μm，前端有一卵盖，卵盖周围卵壳增厚，形成肩峰，另一端有一小疣状突起，内含一成熟毛蚴。

【生活史】

成虫→虫卵→毛蚴→胞蚴→雷蚴→尾蚴→囊蚴→后尾蚴。

成虫寄生部位：肝胆管；感染阶段：囊蚴；感染方式：经口感染（生食含有囊蚴的淡水鱼、虾）；营养摄取：血细胞。终宿主：人或食肉动物（狗、猫）；第一中间宿主：淡水螺，如豆螺、沼螺、涵螺；第二中间宿主：淡水鱼、淡水虾。

【致病】

虫体寄生于次级肝胆管，引起宿主的肝受损病变。刺激胆管出现局限性扩张、管壁增厚、胆汁淤积。合并细菌感染可引起胆管炎、胆囊炎，甚至继发肝脓肿、肝硬化。

【实验诊断】

1. 粪便直接涂片法。

2. 集卵法　检出率较粪便直接涂片法高，如水洗离心沉淀法，乙醚沉淀法。

3. 十二指肠引流胆汁检查　引流胆汁进行离心沉淀检查虫卵，虫卵检出率高，适用于住院患者。

4. 免疫学诊断　常用的方法有皮内试验、间接血凝试验、间接荧光抗体试验、酶联免疫吸附试验、胶体金免疫层析法。

5. 影像学诊断　B 型超声波检查、CT。

【流行】

华支睾吸虫病主要流行于亚洲东部和东南亚地区。我国除青海、宁夏、新疆、内蒙古、西藏外，其余省份均有不同程度的流行。本病属于人兽共患寄生虫病，同时也是食源性寄生虫病。

二、实验知识要点

【目的与要求】

1. 掌握肝吸虫虫卵的形态结构特征。
2. 熟悉肝吸虫的生活史、致病方式和诊断方法。
3. 了解肝吸虫成虫及各期幼虫的形态特征。

【实验内容】

（一）示教标本

1. 镜下示教标本

（1）肝吸虫成虫压片标本（卡红染色）：虫体透明，背腹扁平，体形狭长，前窄后宽，呈葵花籽状。口吸盘位于虫体前端，略大于腹吸盘。腹吸盘位于虫体前 1/5 处。口位于口吸盘中央，其后有咽及短的食管。肠分为左右两支，延伸至虫体后端，各自末端形成盲端。2 个睾丸呈分支状，前后排列于虫体后1/3 处。卵巢边缘分叶，位于睾丸之前。卵巢和睾丸之间有椭圆形的受精囊与输卵管相通，旁边有劳氏管，劳氏管细长，弯曲开口于虫体背面。虫体两侧分布有滤泡状卵黄腺，从腹吸盘向下延伸至受精囊水平，输卵管的远端为卵膜，管状子宫从卵膜开始盘绕向上，开口于腹吸盘前缘的生殖腔。排泄孔开口于虫体末端。

（2）肝吸虫寄生于肝胆管病理切片标本（HE 染色）：在同一胆管组织的病理切片上，可见几条虫的切面，依照组织部位的不同，可分别观察到华支睾吸虫的吸盘、消化管、子宫（其内充满虫卵）、卵巢、卵黄腺及睾丸等结构。肝吸虫的体壁与器官之间为网状实质组织。

（3）毛蚴玻片标本（卡红染色）：虫体微小，近圆形，外被密集的纤毛。

（4）胞蚴玻片标本（卡红染色）：虫体呈袋状，内含许多胚细胞、胚细胞团和正在发育的雷蚴。

（5）雷蚴玻片标本（卡红染色）：雷蚴与胞蚴相似，身体的一端可见咽管及原肠，内有胚细胞、胚细胞团和正在发育的尾蚴。

（6）尾蚴玻片标本（卡红染色）：尾蚴分为体部和尾部，体部为长椭圆形，前端有棕黑色的眼一对。尾部较长，为体部的 2 ~ 3 倍，单尾型，有鳍。

（7）囊蚴玻片标本（卡红染色）：囊蚴近圆形或椭圆形，淡黄色，大小为 120 ~ 140 μm，可见口吸盘和腹吸盘、肠管及含有黑色颗粒的排泄囊。

2. 大体示教标本

（1）肝吸虫寄生于猫肝的病理标本（10% 甲醛溶液固定）：在猫肝的切面上，剖开的肝胆管中可见有虫体寄生，胆管内壁增厚，管腔变窄。

（2）第一中间宿主：豆螺、沼螺，螺体中等大小，活体时壳为青灰色，死后变为灰白色。壳光滑，螺层少。

（3）第二中间宿主（10% 甲醛溶液固定）：淡水鲤科鱼、淡水虾。

（二）自学标本

虫卵玻片标本：镜下观察肝吸虫虫卵呈以下特点。①外形：似芝麻粒。是人体寄生虫卵中最小的，大小为（30～35）μm×（12～20）μm。②颜色：黄褐色。③卵壳：较厚，前端较窄，有明显的卵盖，卵盖周围的卵壳增厚突起，称为肩峰，后端钝圆、有一逗点状的小突起。④内含物：卵由宿主粪便排出时，其内已含有一个发育成熟的毛蚴，标本内毛蚴死亡，结构不清。

（三）技术操作

1. 改良加藤法　又称定量板透明法，适用于粪便中的各种虫卵的检查及计数。可测定人体内蠕虫的感染度，也可判断药物驱虫效果。

操作时将大小约为 4 cm×4 cm 的 100 目尼龙网或金属筛网覆盖在粪便标本上，从筛网上用刮片刮取粪便。将聚苯乙烯定量板（40 mm×30 mm×1.3 mm，中央有 8 mm×4 mm 长圆形的模孔，两端呈半圆形，孔内可含粪便样约为 41.7 mg）置于载玻片上，用一手的两指压住定量板的两端，将刮片上的粪便涂满模孔，刮去多余粪便，移去定量板。载玻片上即留下一个长形粪样，在粪样上覆盖用甘油 - 孔雀绿溶液浸泡的玻璃纸条。轻压玻璃纸，使玻璃纸下的粪便铺成长椭圆形。在 25 ℃经 1 小时粪便透明后即可镜检。顺序观察并记录粪便中的全部虫卵数。所得虫卵数乘以 24，再乘以上述粪便性状系数，即为每克粪便虫卵数。

粪便性状系数：成形粪便为 1；半成形粪便为 1.5；软湿形粪便为 2；粥状粪便为 3；水泻样粪便为 4。

注意事项：须把握粪膜厚度和透明时间，若透明时间过长，虫卵易变形不易辨认；若粪膜透明时间短，则难以发现虫卵。

2. 鱼肉压片检查活囊蚴　取米粒大小的鱼肌肉一块，放置于两载玻片之间，轻轻压平。低倍镜下检查有无肝吸虫囊蚴，囊蚴呈椭圆形，大小约为 0.138 mm×0.15 mm。囊壁较厚而光滑，分两层，囊内有一条幼虫。有时可见幼虫的两个吸盘和排泄囊。囊内充满黑褐色颗粒。

【实验报告】

绘图：华支睾吸虫虫卵，注明观察倍数及结构名称。

【思考题】

1. 华支睾吸虫成虫和虫卵的形态特点有哪些？
2. 除粪便直接涂片法外，还可用什么方法检查华支睾吸虫虫卵？
3. 在某些地区引起华支睾吸虫病流行的主要原因是什么？
4. 吸虫的生活史与线虫有哪些不同？

实验二　布氏姜片吸虫

一、理论知识要点

【形态】

1. 成虫　布氏姜片吸虫（*Fasciolopsis buski*，又称肠吸虫 intestinal fluke）活体呈肉红色。是人体肠道中体形最大的吸虫，大小为（20～75）mm×（8～20）mm×（0.5～3）mm。前端稍窄，后端钝圆，形似干姜片。口吸盘与腹吸盘相距较近，腹吸盘发达，明显大于口吸盘。消化道为不完整消化道。雌雄同体。

2. 虫卵　淡黄色，呈椭圆形。是人体寄生虫中最大的蠕虫卵，大小为（130～140）μm×（80～85）μm。卵壳较薄且光滑，卵盖较小，内含 1 个卵细胞和 20～40 个卵黄细胞。

【生活史】

成虫→虫卵→毛蚴→胞蚴→母雷蚴→子雷蚴→尾蚴→囊蚴→后尾蚴。

成虫寄生部位：小肠；感染阶段：囊蚴；感染方式：经口感染（生食含有囊蚴的水生植物）；营养摄取：肠道内营养；终宿主：人（猪、野猪）；中间宿主：扁卷螺；传播媒介：菱角、荸荠、茭白、水浮莲等。

【致病】

1. 机械性损伤　成虫以发达的吸盘吸附于肠黏膜，导致肠黏膜及其附近的组织受损，引起炎症、出血、水肿等，患者出现不同程度的消化道症状，甚至出现贫血、腹水等。虫体覆盖肠黏膜面，阻碍营养物质的消化和吸收，造成消化功能紊乱和消化不良，虫体较多时，可引起肠梗阻。

2. 虫体的代谢产物、分泌物可导致宿主嗜酸性粒细胞增多及免疫病理反应。

【实验诊断】

1. 布氏姜片吸虫卵较大，易于识别。多采用粪便直接涂片法，一般一次粪检 3 张涂片检出率达 90% 以上。

2. 采用虫卵沉淀法可提高检出率。用改良加藤法可对虫卵进行计数，确定感染程度。

3. 成虫有时可随患者粪便自然排出，或者偶然呕吐成虫，可依成虫形态做出诊断。

布氏姜片吸虫卵与肝片吸虫卵、棘口吸虫卵的形态相似，应注意鉴别。

【流行】

本病属人兽共患寄生虫病，也是食源性寄生虫病。主要分布于亚洲的温带及亚热带地区，国内除西北地区以外，均有本病的分布。人、猪的粪便污染水源和生食水生植物是本病流行的重要因素。

二、实验知识要点

【目的与要求】

1. 掌握布氏姜片吸虫虫卵的形态结构特点。

2. 熟悉布氏姜片吸虫成虫形态结构特点。

3. 了解布氏姜片吸虫中间宿主和媒介传播植物，加深对生活史的理解。

【实验内容】

（一）示教标本

1. 镜下示教标本　姜片吸虫成虫玻片（酸性卡红染色）：为自然状态的成虫置于两载玻片间，双面加压虫体变薄后，染色制成的标本。用肉眼或放大镜观察，成虫外形硕大，虫体肥厚，呈椭圆形，背腹扁平，前窄后宽。体表有细的皮棘，两吸盘相距很近，口吸盘亚顶位，直径约为 0.5 mm，腹吸盘呈漏斗状，肌肉发达，较口吸盘大 4～5 倍。肉眼可见。咽和食管短，肠支在腹吸盘前分叉呈波浪状向后延伸至末端成盲管。睾丸 2 个，高度分支如珊瑚状，前后排列于虫体后半部。分支状的卵巢位于睾丸之前。子宫盘曲于卵巢与腹吸盘之间。

2. 大体示教标本

（1）布氏姜片吸虫成虫浸制标本（10% 甲醛溶液固定）：成虫属大型吸虫，虫体大小差异较大，虫体肥厚，肌肉发达，背腹扁平，形似干姜片。在固定液中呈灰白色，体壁微透明。肉眼可见其发达的腹吸盘（有明显的凹陷）和高度分支的睾丸。

（2）中间宿主：扁卷螺。形似蜗牛，螺体较小扁平，壳光滑，浅棕色。

（3）植物传播媒介：茭白、荸荠、菱角。

（二）自学标本

姜片虫卵：呈椭圆形，淡黄色，卵壳薄且均匀，一端有一不明显的小卵盖。近卵盖端有一个卵细胞和 20～40 个呈多边形的卵黄细胞。

【实验报告】

绘图：布氏姜片吸虫卵，注明观察倍数及结构名称。

【思考题】

1. 布氏姜片吸虫卵和华支睾吸虫卵有哪些不同特点？

2. 布氏姜片吸虫和华支睾吸虫的生活史有哪些异同点？

实验三　卫氏并殖吸虫

一、理论知识要点

【形态】

1. 成虫　卫氏并殖吸虫（*Paragonimus westermani*，又称肺吸虫 lung fluke）的虫体肥厚，呈椭圆形，背面隆起，活体时呈暗红色，半透明。大小为（7～15）mm×（4～6）mm×（3.5～5）mm，活体伸缩时，虫体形态变化较大，长宽比为（1.3～2.3）：1。口、腹吸盘大小相近，口吸盘位于虫体前端，腹吸盘位于虫体中横线之前。消化道为不完整消化道，雌雄同体。

2. 虫卵　金黄色，椭圆形，多数不对称，一端较宽，一端较窄，大小为（80～118）μm×（48～60）μm。卵壳厚薄不均匀，宽端有一个大而明显的卵盖，窄端卵壳明显增厚。卵内含有一个卵细胞和 10～20 个卵黄细胞。

【生活史】

成虫→虫卵→毛蚴→胞蚴→母雷蚴→子雷蚴→尾蚴→囊蚴→后尾蚴。

成虫寄生部位：肺；感染阶段：囊蚴；感染方式：经口感染（生食或半生食含有囊蚴的淡水蟹或蝲蛄）；营养摄取：血液和坏死组织；终宿主：人和多种肉食性哺乳动物（虎、豹、犬、猫等）；第一中间宿主：黑贝科和蜷科的淡水螺；第二中间宿主：淡水蟹、蝲蛄；转续宿主：猪、鼠、羊、兔、蛙、鸟、鸡。

【致病】

1. 机械性损伤　虫体在在宿主肺中寄居和移行。

2. 虫体的代谢产物、分泌物、排泄物可引起宿主免疫病理组织学反应。

3. 异位寄生　在宿主的皮下、肝、脑、肾、脊髓等器官内寄生引起异位损害。

【实验诊断】

1. 痰液或粪便检查 痰液可采用生理盐水直接涂片法，除虫卵外还可发现夏科 - 莱登结晶。粪便检查可采用直接涂片法或浓集法。

2. 活组织检查 手术摘取皮下包块及病理组织，若检获童虫、成虫或虫卵即可确诊。

3. 免疫学检查 皮内试验、酶联免疫吸附试验、间接血凝试验、补体结合试验等。

4. 影像学检查 胸肺型、脑脊髓型、肝型肺吸虫病可采用 X 线、CT、B 超等影像学技术检查。

【流行】

本病属人兽共患寄生虫病，呈世界性分布，主要分布于东南亚地区，国内除西北地区以外，均有本病的分布。本病为食源性寄生虫病，人感染肺吸虫病主要与生食或半生食淡水蟹和蝲蛄的饮食习惯有关。

二、实验知识要点

【目的与要求】

1. 掌握虫卵的形态结构特点。

2. 熟悉成虫形态结构。

3. 了解中间宿主，加深对生活史的理解。

4. 掌握痰液检查方法。

【实验内容】

（一）示教标本

1. 镜下示教标本

（1）卫氏并殖吸虫成虫玻片（酸性卡红染色）：将处于自然状态的成虫置于两载玻片间，双面加压虫体变薄后，染色制成的标本。肉眼或用放大镜观察，虫体呈椭圆形，背腹扁平，体表有细小体棘。口吸盘和腹吸盘大小相近，口吸盘位于虫体前端。腹吸盘位于虫体中横线之前。消化道由口、咽、食道和肠管组成，口位于口吸盘中央。其后是球形的咽管和短小的食道，食道之后分为的两肠支，位于虫体两侧呈波浪状，有 3 ~ 4 个弯曲，至虫体末端形成盲端。生殖系统为雌雄同体，卵巢分为 5 ~ 6 叶，形如指状，与盘曲的子宫并列于腹吸盘之后，子宫内充满虫卵，呈黄褐色。睾丸 2 个，细小分支，左右排列于虫体后 1/3 处。卵黄腺由许多密集的卵黄滤泡组成，分布于虫体两侧。雌、雄生殖器官左右并列为本虫的显著形态特点，故称为并殖吸虫。

成虫外部形态、口吸盘和腹吸盘位置、卵巢分叶、睾丸分支等的特征是并殖吸虫形态鉴别的重要依据。

（2）囊蚴玻片标本：乳白色，呈球形，较大，直径 300 ~ 400 μm，肉眼可见。囊壁厚，低倍镜下可见吸盘，囊壁分内外两层，后尾蚴的两侧有显著褶叠迂曲的肠管，两肠管间为充满黑色颗粒的排泄囊。

2. 大体示教标本

（1）卫氏并殖吸虫成虫寄生于犬肺的病理标本（10% 甲醛溶液固定）：肺表面可见椭圆形突起的结节，属占位性病变，为肺吸虫虫囊。在肺的切面上，可见洞穴样的虫囊，囊壁内可见虫体，黄豆粒大小，呈灰白色，每个虫囊内成虫多为 2 个。囊内充满黑褐色坏死组织。

（2）第一中间宿主：川卷螺，黑褐色，螺层粗大，壳不光滑，螺尖常因生活在溪流中与石碰撞而缺损。

（3）第二中间宿主：溪蟹、蝲蛄。

（二）自学标本

卫氏并殖吸虫卵：镜下注意观察虫卵的颜色、形状、卵壳的厚薄和卵盖的形态特点，以及虫卵的内含物。

（三）技术操作——肺吸虫卵痰液检查法

1. 直接涂片法　在载玻片上滴加 1 ～ 2 滴生理盐水，取患者痰液（清晨用力咳出气管深处的痰液，勿混入唾液、鼻咽分泌物、食物、漱口水等）少许，最好选铁锈红色的痰液，涂成痰膜，加盖玻片镜检。如未发现肺吸虫卵，但发现有夏科 - 莱登晶体，提示可能是肺吸虫感染。多次涂片检查为阴性者，可用浓集法。

2. 浓集法　又称消化沉淀法。收集患者 24 小时痰液，置于玻璃杯中，加入等量 10% NaOH 溶液，用玻棒搅匀，放入 37 ℃ 恒温箱内，数小时后待痰液消化成稀液状，倒入离心管，以 1500 r/min 离心 5 ～ 10 分钟，取沉渣数滴涂片检查。

【实验报告】

绘图：卫氏并殖吸虫卵，注明观察倍数及结构名称。

【思考题】

1. 卫氏并殖吸成虫和虫卵的形态特点有哪些？
2. 常用的卫氏并殖吸病原学诊断方法有哪些？

实验四　斯氏狸殖吸虫

一、理论知识要点

斯氏狸殖吸虫（*Paragonimus skrjabini*）主要分布于我国，人是斯氏狸殖吸虫的非适宜宿主，该虫在人体内不能发育为成虫，在人体主要引起皮肤型和内脏型的幼虫移行症。本病的传染源是家猫、犬、豹猫、果子狸、狐等哺乳动物。大鼠、小鼠、蛙、鸡、鸟等动物可作为本虫的转续宿主。人因生食或半生食含有活囊蚴的淡水蟹或含有童虫的转续宿主而感染此病。

二、实验知识要点

【目的与要求】

熟悉斯氏狸殖吸虫成虫、虫卵的形态结构特点，为病原学诊断打下基础。

【实验内容】

镜下示教标本

（1）斯氏狸殖吸虫成虫玻片标本（酸性卡红染色）：虫体较窄长，两端较尖，形似梭形。大小为（11.0 ～ 18.5）mm×（3.5 ～ 6）mm，长宽之比为（2.4 ～ 3.2）：1，虫体最宽处位于腹吸盘水平位置（虫体前约 1/3 处），腹吸盘大于口吸盘。

消化道：虫体前端的咽、食道、肠支不甚清晰，后端可见两侧弯曲延伸的肠支，无肛孔。

雄性生殖器官：睾丸 1 对，有细而多的分支，左右排列于虫体后 1/3 偏前处。

雌性生殖器官：卵巢 1 个，分支细而多呈珊瑚状，位于虫体腹吸盘后方一侧，嗜染红色。其子宫呈袋状盘绕，子宫内含虫卵，被染成棕黄色，位于卵巢相对一侧，卵黄腺位于虫体两侧。

排泄器官：斯氏狸殖吸虫的后端中央透明区，为其排泄囊的位置，末端有排泄孔通向体外。

（2）斯氏狸殖吸虫虫卵：与卫氏并殖吸虫虫卵相似。呈金黄色，椭圆形，其外形不对称，卵壳厚薄不均匀等特征不如卫氏并殖吸虫虫卵明显。卵内含卵细胞 1 个和 9～12 个卵黄细胞。虫卵大小因地区、宿主不同有较大差异。平均大小为 79.2 μm×45.6 μm。

【思考题】

1．斯氏狸殖吸虫和卫氏并殖吸的形态特点有哪些异同？
2．斯氏狸殖吸虫对人体的损害有哪些？

实验五　日本血吸虫

一、理论知识要点

【形态】

1．**成虫**　日本血吸虫（*Schistosoma japonicum*，简称血吸虫 schistosome）形似线虫，雌雄异体，雄虫粗短，大小为（10～20）mm×（0.5～0.55）mm。雌虫细长，大小为（12～28）mm×（0.1～0.3）mm。雌雄虫呈合抱状态。

2．**虫卵**　淡黄色，呈椭圆形，平均大小为 89 μm×67 μm。卵壳厚薄均匀，内含有 1 成熟毛蚴。

3．**尾蚴**　形似蝌蚪，长为 280～360 μm，分体部和尾部，体部有吸盘，尾部分尾干和尾叉。

【生活史】

成虫→虫卵→毛蚴→母胞蚴→子胞蚴→尾蚴→童虫。

成虫寄生部位：门脉 - 肠系膜静脉系统；感染阶段：尾蚴；感染方式：经皮肤感染（裸露的皮肤与含有尾蚴的疫水接触感染）；营养摄取：吞食红细胞和通过体壁摄取单糖、氨基酸；终宿主：人和多种哺乳动物；中间宿主：钉螺。

【致病】

在血吸虫感染过程中，尾蚴、童虫、成虫和虫卵均可对宿主造成损伤。各个虫期释放的抗原物质均能诱发宿主的特异性免疫应答，导致一系列免疫病理组织学变化。

1．**尾蚴**　钻入宿主皮肤可引起尾蚴性皮炎。

2．**童虫**　在宿主体内移行时所经过的器官，特别是肺出现一过性的血管炎、毛细血管栓塞、破裂、局部细胞浸润和点状出血。

3．**成虫**　利用口、腹吸盘在寄生血管内交替吸附于血管壁做短距离移动，可引起静脉内膜炎。

4．**虫卵**　主要沉着在宿主的肝及结肠壁等组织，虫卵释放的可溶性虫卵抗原导致的肉芽肿及其随后发生的纤维化是血吸虫病的最基本病变，虫卵是造成免疫病理反应的最主要致病原因。

【实验诊断】

1. 病原学诊断　可采用粪便直接涂片法、尼龙袋集卵法、毛蚴孵化法、透明法、直肠镜组织活检等方法检查血吸虫虫卵。

2. 免疫学诊断　可通过环卵沉淀试验（COPT）、间接血凝试验（IHA，又称间接红细胞凝集试验）、酶联免疫吸附试验（ELISA）、免疫印迹试验（immunoblotting）、快速试纸法（dipstickassay）、间接荧光抗体试验（IFA）、胶乳凝集试验（LA）等方法检测抗体或检测循环抗原。

【流行】

日本血吸虫病属人兽共患寄生虫病，日本血吸虫主要流行于中国、日本、菲律宾、印度尼西亚，国内分布于长江流域及以南的地区。感染方式与人的生活、生产方式有密切联系。我国血吸虫病流行区域分平原水网型、湖沼型和山丘型三种类型。

二、实验知识要点

【目的与要求】

1. 掌握日本血吸虫成虫、虫卵的形态特点。
2. 熟悉血吸虫毛蚴、尾蚴的形态特点。
3. 熟悉血吸虫常见的诊断方法。
4. 通过形态学内容的学习，加深对生活史和致病知识的理解。

【实验内容】

（一）示教标本

1. 镜下示教标本

（1）血吸虫成虫玻片标本（卡红染色）：雌雄虫均为不完整消化道，口位于口吸盘内，向后为食管及肠管，在腹吸盘前方，肠管分成左右两支，至身体后 1/3 处又会合成一支，肠管末端为盲端。

雄虫染色玻片标本：在低倍镜下观察，口、腹吸盘相距很近，腹吸盘突出如杯状，其后为抱雌沟。腹吸盘下方背侧有 7 个成串珠状排列的椭圆形睾丸。

雌虫染色玻片标本：卵巢呈椭圆形，位于虫体中部。子宫位于虫体前部两肠管之间，子宫内含有虫卵，虫体后部肠管两侧为卵黄腺。

（2）毛蚴玻片标本（卡红染色）：刚孵化的毛蚴周身被有纤毛，常在静水面做直线来往运动，运动自如。在染色标本中，高倍镜下观察，毛蚴呈梨形，可见前端有一锥状突起。

（3）胞蚴玻片标本（卡红染色）：子胞蚴呈袋状，内含许多尾蚴，因为尾蚴的发育成熟程度不同，镜下形态不典型。

（4）尾蚴玻片标本（卡红染色）：活体尾蚴呈乳白色，分体部和尾部，体部为椭圆形，尾部分叉。可见口吸盘、腹吸盘，腹吸盘位于虫体后 1/3 处，腹吸盘周围有 5 对左右对称排列的单细胞腺体，称穿刺腺（钻腺）。

2. 大体示教标本

（1）血吸虫成虫大体浸制标本（10% 甲醛溶液固定）：雌雄异体，在标本中雌、雄虫呈合抱状态。

雄虫大体标本：虫体粗短，呈乳白色、圆柱形，虫体自腹吸盘后扁平的身体向腹面弯曲呈沟槽状，形成抱雌沟。身体两端向腹面弯曲，虫体前端较细，口吸盘和腹吸盘不易看出。

雌虫大体标本：身体细长，呈灰褐色。身体前部较后部更细，口吸盘、腹吸盘较小，不明显。

（2）中间宿主钉螺：小型淡水螺类，螺壳小，形似螺丝钉。顶端尖，底部大，有 6 ~ 8 个右旋的螺层，呈高锥形。壳口卵圆形，略向外翻，螺壳表面有条纹者，称为肋壳钉螺，壳长约 10 mm，宽约 4 mm。若壳表面无条纹，光滑者称为光壳钉螺，壳长约 6 mm，宽约 3 mm。活钉螺软体部分伸出时，可见头部有一对触角，基部有黑色眼点，眼点之上有黄色色素颗粒形成的聚集区，称为假眉。

（3）血吸虫寄生于兔肠系膜病理标本（10% 甲醛溶液固定）：成虫寄生在肠系膜静脉中，可见肠系膜静脉管内乳白色的雄虫和暗褐色的雌虫。肠壁上有虫卵肉芽肿形成的灰白色小结节。

（4）血吸虫虫卵沉积在兔肝病理标本（10% 甲醛溶液固定）：可见病兔肝表面有许多虫卵沉着而形成的灰白色或黄色的虫卵结节，病变使得肝呈萎缩状，表面不平整，凹凸不平，可见散在的浅沟纹，故其有槟榔肝之称。

（二）自学标本

血吸虫虫卵：呈椭圆形，淡黄色，卵壳薄，无卵盖，在虫卵的一侧常可以看到一个侧棘。虫卵从宿主体内排出时已发育成熟，虫卵内含有一个发育成熟的毛蚴，毛蚴前端尖细，在毛蚴和卵壳之间可见毛蚴的分泌物呈油滴状，为可溶性虫卵抗原。虫卵随粪便排出时，卵壳外面常附着有宿主坏死组织及粪渣等。

虫卵是病原学诊断的依据，镜下应仔细观察。观察时光线应稍微暗一些。

（三）技术操作

1．水洗沉淀法 原理：根据日本吸虫虫卵相对密度大的特点，经沉淀可达到将其浓集的目的。日本血吸虫卵在适宜的条件下，卵内毛蚴可在水中较快孵化出毛蚴，而毛蚴有向上、向光和向清的特点，常聚集于水表层做直线运动，易于查见，在短时间内可判断结果。本方法适用于疑似患血吸虫病，或者多次直接涂片镜检呈阴性者。

取受检者粪便 20 ~ 30 g（乒乓球大小），加入去氯自来水制成悬浊液。用 40 ~ 60 目的金属筛网滤去粪渣，将过滤的粪便液置于沉淀杯内，再加入去氯水至杯口，静置 20 ~ 30 分钟，待粪便液沉淀分成明显两层后，弃去上层液；再加入去氯水至杯口，静置。如此反复 3 ~ 5 次，直至上层液清亮为止。最后倒去上层液，取沉渣涂片，镜检可查出虫卵。

2．毛蚴孵化法 将水洗后的粪便沉渣倒入 500 ml 清洁的三角烧瓶中，加水至瓶口，置于 20 ~ 30 ℃下，经 4 ~ 12 小时毛蚴即可孵出。如果未查见毛蚴，可再放置 4 ~ 6 小时观察，观察 2 ~ 3 次。

肉眼观察：在较亮的光线下，在三角烧瓶的后面衬一张黑纸，在接近三角烧瓶颈部的水中，可见到针尖大小的白色小点呈直线运动，此为粪便中孵出的毛蚴。

毛蚴孵化法的第 1 个步骤是虫卵沉淀浓集法，两法兼用效果会更好。在沉淀中若查到虫卵就不必再进行孵化法检查，因未成熟、变性和死亡的虫卵用孵化法不能孵化出毛蚴，若单用孵化法检查，可能会得出错误的阴性结果。

注意事项：孵化时所用的水为去氯自来水。用河水、井水等自然水体时，要煮沸放凉后再用。检查所用的粪便要新鲜，否则虫卵易于死亡。夏季做毛蚴孵化法时，沉淀时间不宜过长，以免毛蚴孵出被倒掉。因此，做沉淀时必须严格掌握换水时间，也可用 1% 的 NaOH 溶液代替清水，但最后一次必须用清水。

【实验报告】

绘图：日本血吸虫卵，注明观察倍数及结构名称。

【思考题】

1．日本血吸虫主要寄生在人的门脉肠系膜静脉，为什么能在粪便中查到虫卵？

2．按血吸虫患者不同的临床表现，可采取哪些相应的实验诊断方法进行病原学检查？

3．日本血吸虫的感染阶段是什么？是怎样感染的？

4．日本血吸虫对人体致病的阶段有哪些？为什么虫卵是日本血吸虫的主要致病阶段？

第三十章

绦　　虫

实验一　猪带绦虫和牛带绦虫

一、理论知识要点

　　猪带绦虫（*Taenia solium*）又称链状带绦虫，牛带绦虫（*Taenia saginata*）又称肥胖带绦虫。两种绦虫的成虫均寄生在人体小肠，妊娠节片成熟后从虫体脱落排出，节片破裂释放出虫卵，虫卵被中间宿主（猪或牛）吞食，在中间宿主的体内（如肌肉和结缔组织）发育成囊尾蚴，人因生食或半生食含有活的囊尾蚴的肉类而感染绦虫病。绦虫病为食源性寄生虫病，人的感染与饮食习惯有密切关系。

　　猪带绦虫卵被人误食后，可在肠腔以外的各组织和器官内发育成囊尾蚴。囊尾蚴病的感染与人的卫生习惯有关，猪带绦虫病患者可以通过自体感染方式引起致病性更为严重的猪囊尾蚴病，因此，猪带绦虫感染较牛带绦虫感染更为危险。人对牛带绦虫虫卵具有天然免疫力，通常人不感染牛囊尾蚴病。

二、实验知识要点

【目的与要求】

　　1. 掌握两种带绦虫的头节、成节、孕节和虫卵的形态特征。

　　2. 掌握绦虫虫卵的形态特征。

　　3. 掌握两种带绦虫的大体形态和鉴别要点。

　　4. 熟悉两种绦虫囊尾蚴的形态，结合病理标本加深对生活史和致病的理解。

【实验内容】

（一）示教标本

1. 镜下示教标本

　　（1）猪带绦虫头节玻片标本（卡红染色）：在低倍镜下观察，头节呈圆球形，直径 1 mm 左右，被染成粉红色。可见 4 个杯状吸盘，顶部有一个向上突出的顶突，其上有 25 ～ 50 个小钩，排列成内外两圈，外圈小钩较小，内圈较大。

　　（2）牛带绦虫头节玻片标本（卡红染色）：在低倍镜下观察，头节近方形，直径 1.5 ～ 2 mm，具有 4 个杯状吸盘，无顶突及小钩。

　　（3）猪带绦虫成节玻片标本（卡红染色）：节片近方形，其内有发育成熟的雌性和雄性生殖器官。雄性生殖器官可见呈滤泡状的睾丸，睾丸数目为 150 ～ 200 个，分布于节片的两侧。每个睾丸发出一小输出管，汇合成输精管，其后膨大为储精囊，开口于节片一侧的雄性生殖孔。雌性生殖器官可见长管状的子宫，为一盲管，位于节片的中部。节片后 1/3 处为卵巢，卵巢分三叶，左、右两叶较大，中央为一小叶。节片下端中部有一堆染成粉红色的卵黄腺，阴道和输精管平行，一端与卵模相通，另一端开口于雌性生殖孔，雌、雄性生殖器官末端共同汇合成生殖腔，生殖腔位于节片的一侧。

（4）牛带绦虫成节玻片标本（卡红染色）：在低倍镜下观察，卵巢分为两叶，其余结构同猪带绦虫相似。

（5）猪带绦虫孕节玻片标本（墨汁染色）：孕节为长方形节片，制作标本时，将墨汁注入子宫内，以便于观察子宫的形状和分支情况。在低倍镜下观察，孕节内部主要是树枝状分支的子宫。子宫从主干向两侧发出侧支，从主干基部开始计数，每一侧的分支数为 7 ～ 13 支，每一分支又分为多支，呈不规则的树枝状。子宫内约有 4 万个虫卵。

（6）牛带绦虫孕节玻片标本（墨汁染色）：孕节外形同猪带绦虫，但较大。节片内为发达呈分支状的子宫，子宫分支较整齐，每侧有 15 ～ 30 支。

（7）猪囊尾蚴玻片标本（卡红染色）：有头节外翻型和头节内陷型 2 种形态，在低倍镜下观察，囊尾蚴被染成粉红色，头节形态与成虫头节相似，有顶突、小钩和 4 个吸盘。

（8）牛囊尾蚴玻片标本（卡红染色）：形态与猪囊尾蚴相似，但头节呈方形，无顶突和小钩。此外，还可观察到许多颜色较暗的颗粒物，此为石灰小体。

2．大体示教标本

（1）猪带绦虫成虫大体浸制标本（10% 甲醛溶液固定）：整个虫体缠绕固定于标本缸的玻璃板上，乳白色、带状，长为 2 ～ 4 m，前端较细，向后渐扁阔，整个虫体的节片均较薄，略透明。虫体最细端可见其头节，近似球形，约小米粒大小。颈部纤细，直径约为头节的 1/2。链体由 700 ～ 1000 个节片组成，前段靠近颈部的节片细小，外形短而宽，中段的成节较大，近方形，末端的孕节最大，为长阔形节片。

（2）牛带绦虫成虫大体浸制标本（10% 甲醛溶液固定）：虫体外形与猪带绦虫很相似，长为 4 ～ 8 m，链体由 1000 ～ 2000 个节片组成，节片肥厚不透明。

（3）囊尾蚴寄生于猪肉中的病理标本（10% 甲醛溶液固定）：在肌肉的切面上，可见黄豆粒大小的椭圆形囊状物突起，此为绦虫的幼虫囊尾蚴。有时囊尾蚴脱落，留下一个椭圆形的空穴。若在新鲜肌肉中，肌肉呈红色，囊尾蚴呈白色，则更容易观察识别。应注意与皮下脂肪球、切面呈椭圆形的软骨组织相区别。

（4）囊尾蚴大体标本（10% 甲醛溶液固定）：囊尾蚴从中间宿主的肌肉中剥离后单独浸泡于固定液中。可见囊尾蚴为黄豆粒大小，呈乳白色，半透明状，形状多为椭圆形。囊内充满囊液，囊壁内有一小白点，为向内翻卷收缩的头节，其形态结构和成虫的头节一样。

（二）自学标本

绦虫卵：先用低倍镜寻找，找到圆形棕色的小圆点，再转换高倍镜观察。虫卵呈圆球形，直径 30 ～ 40 μm，外层为胚膜，棕褐色，较厚，有放射状条纹。胚膜内含有一个淡黄色球形幼虫，即六钩蚴，调节细准焦螺旋，在不同层面可看到六钩蚴的 3 对小钩。有时因虫卵固定时间较久或因为观察角度的关系，不能完全观察到 6 个小钩。完整的虫卵在胚膜外还有一层薄而无色的卵壳，在卵壳和胚膜之间含有无色透明的液体，其内有卵黄细胞或卵黄颗粒，卵壳很薄而且脆弱，虫卵自孕节散出后多数已脱落，或者仅见其破裂残余部分。猪带绦虫虫卵与牛带绦虫虫卵相似，镜下难以鉴别。

（三）技术操作

1．肌肉组织中囊尾蚴的剥离和压片检查法　剥离肌肉组织中的囊状白色小泡外的纤维膜，将囊状物完整地分离出来，再将囊状物放在两张载玻片之间，放两小条滤纸防止囊状物滑动并吸收囊液，用两手各持载玻片一端，突然加力使囊状物破裂压扁。置于低倍镜下观察，如发现吸盘、顶突、小钩等结构，即为囊尾蚴。

2. 囊尾蚴孵化法　将纤维膜剥除干净的完整囊尾蚴，置于培养皿中，加入生理盐水和猪胆汁各半的溶液中，以淹没囊尾蚴为宜。放入 25 ～ 30 ℃的恒温箱中，培养 3 ～ 4 小时后观察，可见伸出头节且活动的囊尾蚴孵化出来。

【实验报告】

1. 绘带绦虫卵图并注明观察倍数及结构名称。
2. 绘两种带绦虫头节的彩图并注明观察倍数及结构名称。

【思考题】

1. 猪带绦虫和牛带绦虫的形态学鉴别点有哪些？
2. 为什么猪带绦虫比牛带绦虫对人体的危害更大？
3. 如何诊断绦虫病和囊尾蚴病？
4. 人是如何感染绦虫病的？
5. 人感染囊尾蚴病的途径有哪些？

实验二　细粒棘球绦虫

一、理论知识要点

细粒棘球绦虫（*Echinococcus granulosus*，又称包生绦虫）成虫寄生在犬、狼、狐等食肉动物小肠中，含虫卵的孕节脱落随粪便排出体外，污染牧草、水源。中间宿主多为牛、羊等偶蹄类食草动物，虫卵在中间宿主体内发育成棘球蚴（包虫）。人因误食虫卵而患棘球蚴病（包虫病），棘球蚴寄生于人体肝、肺等多种组织器官。棘球蚴生长缓慢，对人体的危害以机械性损害为主，棘球蚴病的临床表现极其复杂，主要有毒性和过敏反应、继发性感染、局部压迫和刺激症状。

二、实验知识要点

【目的与要求】

1. 掌握细粒棘球蚴的形态结构，掌握囊壁及原头蚴的形态特征。
2. 掌握细粒棘球绦虫成虫的形态特征。
3. 结合病理标本加深对细粒棘球绦虫生活史和致病的理解。

【实验内容】

（一）示教标本

1. 镜下示教标本

（1）细粒棘球绦虫成虫玻片标本（卡红染色）：成虫体长 2 ～ 7 mm。在低倍镜下观察，细粒棘球绦虫成虫由头节及链体组成，链体仅具幼节、成节和孕节各一节，偶或多一节。头节略呈梨形，具有顶突和 4 个吸盘，顶突有两圈小钩，为 28 ～ 48 个。成节的结构与带绦虫相似，生殖孔位于节片一侧的中部偏后，睾丸 45 ～ 65 个，均匀分布于生殖孔水平线的前后方。孕节最长大，子宫有不规则的分支和侧突（侧囊），含虫卵 200 ～ 800 个。

（2）棘球蚴囊壁切片标本（HE 染色）：在低倍镜下观察，囊壁分两层，外层为角皮层，染色为粉红色，厚约 1 mm，镜下无细胞结构呈多层纹理状。内层为生发层（胚层），厚为 22 ～ 25 μm，此层有细胞结构，大小不等，有正在发育的原头蚴、生发囊。生发囊呈圆形或不规则形，为只有一层生发层的小囊，无角皮层。从生发囊囊壁上可生成许多原头蚴（数量不等）。

2．大体示教标本

（1）棘球蚴寄生于羊、肝和肺的病理标本（10% 甲醛溶液固定）：肉眼观察，在有病变脏器的表面可见大小不等突起的灰白色结节，呈水泡样，外被宿主纤维结缔组织膜，为单房性囊。

（2）棘球蚴浸制标本（10% 甲醛溶液固定）：标本是从中间宿主有病变脏器中完整分离出的棘球蚴。用肉眼观察，棘球蚴为乳白色球形或近似球形的囊，最外层为角皮层。轻晃标本缸，囊内囊液震颤引起角皮层波动，为典型的液态囊。

（3）棘球蚴囊壁浸制标本（10% 甲醛溶液固定）：标本为肝棘球蚴病（肝包虫病）患者手术摘除的棘球蚴囊壁的一部分。肉眼从囊壁切面观察，角皮层较厚，呈乳白色，状似粉皮；轻晃标本缸，可见薄纱状且透明的一层为生发层。标本缸底部有大小不等的小囊，为子囊或育囊，育囊与子囊相比较，囊壁透明且更薄，仅有一层生发层。缸底沉着大量针尖大小的白色小点，为原头蚴。

（二）自学标本

1．原头蚴玻片标本（卡红染色）　呈椭圆形或近圆形，大小为 170 μm × 122 μm，被染成红色。大多数原头蚴的顶突内陷（有的头节翻出），内陷型原头蚴有顶突的一端凹陷，凹陷孔两侧可见 4 个染色较深的吸盘（重叠可见 2 个），其下为顶突，顶突上着生有小钩（黑色）。凹陷孔的另一端有时可见小蒂。

2．虫卵　与带绦虫卵相似。

【实验报告】

绘图：原头蚴，注明观察倍数及结构名称。

【思考题】

1．棘球蚴在人体最常见的寄生部位有哪些？
2．棘球蚴病的病原学诊断不宜采用穿刺检查的方法的原因是什么？
3．细粒棘球绦虫对人体的主要危害有哪些？

实验三　多房棘球绦虫

一、理论知识要点

多房棘球绦虫（*Echinococcus multilocularis*，又称泡状棘球绦虫）的生活史与细粒棘球绦虫相似，成虫主要寄生在以狐为代表的犬科食肉动物的小肠，中间宿主多为啮齿类动物或食草类动物，幼虫称泡球蚴或多房棘球蚴。人误食虫卵后，会引起泡球蚴病（泡性包虫病、多房性包虫病），其原发病灶几乎100% 在肝，泡球蚴在肝实质内弥漫性芽生蔓延，可逐渐波及整个肝，严重破坏和取代肝组织，比棘球蚴病更严重，有"虫癌"之称。

二、实验知识要点

【目的与要求】

1．掌握多房棘球蚴的形态结构。
2．掌握多房棘球绦虫成虫的形态特征。并与其他绦虫相区别。
3．结合病理标本加深对多房棘球绦虫生活史和致病的理解。

【实验内容】

1．镜下示教标本

（1）多房棘球绦虫成虫玻片标本（卡红染色）：虫体长 1.2 ～ 3.7 mm，常有 4 ～ 5 个节片，头节有 4 个吸盘，顶突有 13 ～ 34 个小钩。成节生殖孔位于节片中横线偏前，睾丸数较少，为 26 ～ 36 个，都分布在生殖孔水平线后方。孕节子宫无侧囊。

（2）多房棘球蚴切片标本（HE 染色）：在低倍镜下观察，为囊泡状团块，整个泡球蚴与周围组织间无被膜分隔，由无数囊泡聚集而成，相邻的囊泡彼此连通。囊泡为圆形或椭圆形，为多发外生性的囊，以出芽的方式向周围组织增殖出许多小囊。囊壁有两层，外层的角质层很薄，无细胞结构，常不完整。内层为生发层，囊泡内含囊液和原头蚴或含胶状物而无原头蚴。

2．大体示教标本　泡球蚴寄生于人体肝的病理标本（10% 甲醛溶液固定）：用肉眼观察，在肝切面上寄生有泡球蚴的肝组织与周围正常组织颜色明显不同，泡球蚴在肝实质内呈弥漫性生长，无数的小囊堆积在一起形成一个巨块，其中心部位常发生缺血性坏死、崩解液化，从而形成蜂窝形空腔或钙化，周围的组织则因受压迫而发生萎缩。

【实验报告】

绘图：多房棘球蚴，注明观察倍数及结构名称。

【思考题】

1．细粒棘球绦虫和多房棘球绦虫哪种对人体的致病作用更严重？为什么？
2．棘球蚴病为什么多在畜牧业发达的地区流行？
3．棘球蚴病和囊虫病的感染期、感染方式及临床表现有何异同？

实验四　微小膜壳绦虫

一、理论知识要点

微小膜壳绦虫（*Hymenolepis nana*，又称短膜壳绦虫）的成虫寄生在鼠类或人的小肠内，脱落的孕节或虫卵随宿主粪便排出体外，若被另一宿主吞食，虫卵在其小肠内孵出六钩蚴，然后钻入肠绒毛，经 3 ～ 4 天发育为似囊尾蚴，感染 6 ～ 7 天后似囊尾蚴破肠绒毛回到肠腔，以头节上的小钩和吸盘附着在肠壁上，逐渐发育为成虫。从虫卵进入宿主到发育为成虫产卵，需要 2 ～ 4 周，成虫的寿命为 4 ～ 6 周。

微小膜壳绦虫的致病作用主要是成虫头节上的小钩、吸盘和体表的绒毛对宿主肠壁的机械性损伤，以及虫体的毒性分泌物所致，感染者（尤其是儿童）可出现消化系统与神经系统的症状。

二、实验知识要点

【目的与要求】

1. 掌握微小膜壳绦虫成虫的形态结构。
2. 熟悉微小膜壳绦虫虫卵的形态特征。

【实验内容】

1. 镜下示教标本

（1）微小膜壳绦虫玻片标本（卡红染色）：头节细小，呈球形，直径为 0.13 ～ 0.4 mm，头节上有 4 个吸盘，中央有一顶突，顶突上有 20 ～ 30 个小钩，呈单圈排列。

节片均宽大于长，从成节开始逐渐增宽，成节中有 3 个圆球形睾丸，横列于节片中部；卵巢呈分叶状位于节片中央，其后方有球形的卵黄腺，孕节的子宫呈袋状，占据整个节片，其内充满虫卵。

（2）微小膜壳绦虫虫卵玻片标本：呈圆形或椭圆形，无色透明，大小为（48 ～ 60）μm ×（36 ～ 48）μm，卵壳很薄，卵壳内有较厚的胚膜，胚膜内含有一个六钩蚴。胚膜的两端稍隆起，并由此各发出 4 ～ 8 根丝状物，极丝弯曲延伸在胚膜和卵壳之间。

2. 大体示教标本　微小膜壳绦虫浸制标本（5% 甲醛溶液固定）：虫体纤细，呈乳白色，体长 5 ～ 80 mm，宽为 0.5 ～ 1 mm，链体由 100 ～ 200 个节片组成，多达 1000 节，所有节片宽大于长并向后逐渐增大，各节片生殖孔均位于节片同侧。

【实验报告】

绘图：微小膜壳绦虫卵，注明结构名称。

【思考题】

1. 微小膜壳绦虫的生活史有何特点？
2. 微小膜壳绦虫的虫卵有哪些形态特征？
3. 微小膜壳绦虫的主要致病机制是什么？

实验五　曼氏迭宫绦虫

一、理论知识要点

曼氏迭宫绦虫（*Spirometra mansoni*，又称孟氏裂头绦虫）的成虫寄生于终宿主猫和犬的小肠内，虫卵随粪便排出，在水中适宜的条件下，经过 2 ～ 5 周孵出钩球蚴，被剑水蚤吞食，经过 3 ～ 11 天发育为原尾蚴。含有原尾蚴的剑水蚤被第二中间宿主蝌蚪吞食后，随蝌蚪的发育，原尾蚴在蛙的体内发育成为裂头蚴，蛇、鸟类、猪可作为曼氏迭宫绦虫的转续宿主。成虫偶然寄生于人体，引起曼氏迭宫绦虫病。其幼虫裂头蚴可寄生于人体，裂头蚴进入人体后保持幼虫状态并在人体内移行，侵犯多种组织器官，引起曼氏裂头蚴病。裂头蚴所致危害远较成虫大。

二、实验知识要点

【目的与要求】

1．掌握曼氏迭宫绦虫成虫的形态特征。

2．掌握裂头蚴的形态特征。

3．熟悉曼氏迭宫绦虫卵和第一中间宿主剑水蚤的形态特征。

【实验内容】

1．镜下示教标本

（1）曼氏迭宫绦虫成虫头节玻片标本（卡红染色）：曼氏迭宫绦虫属于假叶目，其虫体的一个重要特征为头节很小，长为 1 ~ 1.5 mm，宽为 0.4 ~ 0.8 mm，呈指状，在其背腹两面各有一条纵行凹陷的吸槽。

（2）裂头蚴玻片标本：呈长带状，乳白色，大小约为 300 mm × 0.7 mm，头端稍膨大，中央有一明显凹陷。头节与成虫相似，末端钝圆，虫体不分节，有不规则横皱褶。

（3）裂头蚴寄生于蛙肌肉组织的病理标本（10% 甲醛溶液固定）：在蛙股部肌肉可见一条分离出的裂头蚴虫体片段，呈乳白色。借助放大镜观察，可见虫体无分节现象，但体表面有横纹。

（4）曼氏迭宫绦虫卵玻片标本：呈近椭圆形，两端稍尖，不对称，大小为（52 ~ 76）μm ×（31 ~ 44）μm。呈现浅灰黄色，卵壳较薄，一端有卵盖，通常位于尖细的一端，卵盖与卵壳结合紧密，交界不十分明显。卵壳内含有一个卵细胞及若干个卵黄细胞，充满整个虫卵，细胞界限不清晰。曼氏迭宫绦虫卵与斯氏狸殖吸虫卵相似，应从它们的形状、颜色、卵壳、卵盖等方面相鉴别。

（5）曼氏迭宫绦虫第一中间宿主剑水蚤玻片标本：虫体分节，有附肢，虫体末端体外两侧有一对卵巢。

2．大体示教标本　曼氏迭宫绦虫成虫浸制标本（10% 甲醛溶液固定）：虫体呈乳白色，长约 1 m，头节很小，颈部细长，链体有节片 1000 个左右，节片一般宽大于长，但远端的节片长宽几乎相等，体壁略透明。自前端靠后的节片开始至末端，在每一节片的中央，肉眼可看到节片中间有一近三角形的白色点状物，即为子宫。

【实验报告】

绘图：曼氏迭宫绦虫卵，注明结构名称。

【思考题】

1．曼氏迭宫绦虫的生活史有何特点？

2．人在什么情况下会充当曼氏迭宫绦虫的中间宿主和终末宿主？

3．人患裂头蚴病和生活中的哪些行为有关？

第三十一章

原　虫

实验一　溶组织内阿米巴

一、理论知识要点

溶组织内阿米巴（*Entamoeba histolytica*，又称痢疾阿米巴）生活史有滋养体和包囊两个阶段。滋养体为摄食、运动、生殖、寄生和致病阶段，包囊是溶组织内阿米巴在不良环境下的相对静止阶段。其四核包囊是感染期，经口感染，包囊在小肠下段脱囊形成滋养体，在结肠上段寄居，依靠伪足运动，以二分裂繁殖，至横结肠后滋养体脱水分泌囊壁，形成包囊。滋养体在一定条件下侵入宿主组织引起病变，可致肠内阿米巴病和肠外阿米巴病。肠内阿米巴病包括急、慢性的阿米巴结肠炎和无症状带虫；肠外阿米巴病包括阿米巴性肝脓肿、肺脓肿和脑脓肿等。

二、实验知识要点

【目的与要求】

1. 掌握溶组织内阿米巴滋养体和包囊的形态特征。
2. 熟悉溶组织内阿米巴的病原学检查方法。
3. 观察病理标本，加深对溶组织内阿米巴生活史和致病知识的理解。

【实验内容】

（一）示教标本

1. 镜下示教标本　溶组织内阿米巴滋养体玻片标本（铁苏木精染色）：用油镜观察，体积小，直径 $10 \sim 20\ \mu m$，细胞质分内质和外质，外质透明，伪足呈指状或舌状，内质染蓝色，内质中含颗粒状食物泡，为细菌或红细胞，红细胞被染成蓝灰色。内质中有 1 个直径为 $4 \sim 7\ \mu m$ 的球形泡状核，核膜内缘均匀分布着一层大小一致的染色质粒，核仁位于核中央，以纤维细丝与核周染色质粒相连，核的结构是阿米巴虫种鉴别的重要依据之一。

2. 大体示教标本

（1）阿米巴痢疾患者的结肠病理标本（10% 甲醛溶液固定）：滋养体侵入肠黏膜下层繁殖，破坏肠黏膜，形成口小底大的溃疡。在肠黏膜上可见到多个小的溃疡开口，溃疡底部向周围扩展，使相邻溃疡底部沟通形成隧道，偶见表面黏膜大片坏死、脱落。

（2）阿米巴肝脓肿的病理标本（10% 甲醛溶液固定）：滋养体随门静脉血流进入肝，形成阿米巴肝脓肿，脓肿腔内肝细胞坏死、液化成脓液，滋养体分布于脓肿壁边缘，脓肿常为一个。

（二）自学标本

溶组织内阿米巴包囊玻片标本（铁苏木精染色）：用油镜观察，包囊为圆球形，直径 5 ~ 20 μm，染色后包囊呈蓝褐色，其外的囊壁无色透明，囊内可见 1 ~ 4 个细胞核，核为泡状核，核膜与核仁清晰，与滋养体相似但稍小。其中 1 ~ 2 核包囊为未成熟包囊，在未成熟包囊中可见糖原泡和拟染色体，糖原泡未着色呈空泡状。拟染色体为特殊的营养储存结构，由核糖体颗粒组成，为蓝褐色，呈两端钝圆的棒状，其形状有虫种鉴别意义。4 核包囊为成熟包囊，拟染色体和糖原泡消失。

碘液染色的包囊呈棕黄色，核膜与核仁均为浅棕色，糖原泡呈黄棕色，拟染色体不着色，呈透明的棒状。

（三）技术操作

包囊碘染法：此法为检查粪便中阿米巴包囊或其他原虫包囊最常用方法。加 1 滴碘液于载玻片上，用竹签挑取芝麻粒大小的粪便，在碘液中涂匀，厚薄以能透过粪膜看到书上的字迹为宜，然后盖上盖片，用吸水纸吸去溢出的液体。置油镜下观察。经碘液染色，包囊被染成棕黄色，细胞核呈透明泡状，糖原泡染成棕色，拟染色体不清晰。

【实验报告】

绘图：溶组织内阿米巴包囊，注明结构名称。

【思考题】

1. 溶组织内阿米巴的感染阶段、致病阶段是什么？
2. 检查急、慢性肠阿米巴病有何不同？

实验二 其他消化道阿米巴

一、理论知识要点

其他消化道阿米巴包括迪斯帕内阿米巴（*Entamoeba dispar*）、结肠内阿米巴（*Entamoeba coli*）、哈门内阿米巴（*Entamoeba hartmani*）、微小内蜒阿米巴（*Entamoeba nana*）。寄生在人体消化道内的阿米巴，除了溶组织内阿米巴具有侵袭性外，其他均为肠腔共栖型阿米巴原虫。一般不侵入组织、不具有致病性。但有些虫种与溶组织内阿米巴形态相同或相似，粪便检查时常易误诊，因此临床上具有鉴别诊断意义。

二、实验知识要点

【目的与要求】

1. 掌握迪斯帕内阿米巴、结肠内阿米巴、哈门内阿米巴、微小内蜒阿米巴的形态特征。
2. 识别人体肠道内的非致病性阿米巴。

【实验内容】

（一）镜下示教标本

1. 迪斯帕内阿米巴滋养体和包囊玻片标本（铁苏木精染色）　用油镜观察，形态上与溶组织内阿米巴相似，曾被误认为是溶组织内阿米巴的肠腔共栖型小滋养体，后又曾被认为是溶组织内阿米巴复合种群的一个无毒株。但同工酶、免疫学、基因组学，以及临床和流行病学的研究结果表明，迪斯帕内阿米巴是一个独立的虫种。

2. 结肠内阿米巴滋养体玻片标本（铁苏木精染色）　用油镜观察，结肠内阿米巴分布广泛，多与溶组织内阿米巴共存，是肠腔内最常见的非致病性阿米巴。其滋养体直径为 15 ～ 50 μm，平均 25 μm，经铁苏木精染色后，核仁大、常偏于一侧，核周染色质粒大小不一，排列不整齐，胞质呈颗粒状，内含空泡、食物泡、细菌、酵母菌等。

3. 哈门内阿米巴滋养体和包囊玻片标本（铁苏木精染色）　滋养体直径为 4 ～ 12 μm，胞质内不含红细胞。哈门内阿米巴无致病性，滋养体和包囊均小于溶组织内阿米巴。其形态特征、生活史与溶组织内阿米巴极为相似。

包囊直径为 4 ～ 10 μm，糖原泡不明显，拟染色体细小、呈棒状，成熟包囊有 4 个核。在流行病学调查中，若查到直径小于 10 μm 的包囊，则可认为是哈门内阿米巴。

4. 微小内蜒阿米巴滋养体和包囊玻片标本（铁苏木精染色）　滋养体直径为 6 ～ 15 μm，胞质呈颗粒状并含有空泡，食物泡内含有细菌，外形和大小极似哈门内阿米巴。微小内蜒阿米巴呈世界性分布，是人类结肠内最小的阿米巴原虫，不致病，以细菌为食。感染率较结肠内阿米巴低。

包囊直径为 5 ～ 14 μm，呈椭圆形，含 1 ～ 4 个泡状核，核仁粗大明显且偏于一侧，核膜薄且不易见到，核周无染色质颗粒，核仁与核膜之间有清晰的空隙和相连的核丝，无拟染色体，偶见形状不一的糖原泡。

（二）自学标本

结肠内阿米巴包囊玻片标本（铁苏木精染色）：结肠内阿米巴包囊呈球形，直径为 10 ～ 35 μm，成熟包囊有 8 个泡状核，细胞核的结构与滋养体相同。未成熟包囊内含 1 ～ 4 个核，可见糖原泡和草束状的拟染色体。结肠内阿米巴包囊的这些特征极易与溶组织内阿米巴包囊鉴别。

【实验报告】

绘图：结肠内阿米巴包囊，注明结构名称。

【思考题】

1. 结肠内阿米巴与溶组织内阿米巴的形态有何异同？
2. 消化道中非致病性的阿米巴有哪些？

实验三　杜氏利什曼原虫

一、理论知识要点

杜氏利什曼原虫（*Leishmania donovani*）寄生于人体巨噬细胞，通过媒介昆虫白蛉的叮咬传播，在白蛉体内是前鞭毛体，前鞭毛体在人体的巨噬细胞发育为无鞭毛体（利杜体）阶段。无鞭毛体在巨噬细胞内大量增殖，使巨噬细胞被大量破坏，从而导致肝、脾、淋巴结广泛性肿大，引起内脏利什曼病（黑热病）。

二、实验知识要点

【目的与要求】

1. 掌握杜氏利什曼原虫无鞭毛体的形态特征。
2. 熟悉前鞭毛体的形态特征。
3. 通过标本观察加深对杜氏利什曼原虫生活史和致病知识的理解。

【实验内容】

（一）示教标本

1. 镜下示教标本

（1）前鞭毛体（NNN 培养基体外培养，吉姆萨染色）：在油镜下观察，染色后前鞭毛体为淡紫红色，虫体以有鞭毛的一端聚集在一起呈菊花状排列，发育典型的前鞭毛体虫体呈梭形，大小为（14.3～20）μm×（1.5～1.8）μm，前端稍钝，后端尖。细胞核位于虫体中央，被染成紫红色，动基体位于虫体前端，基体在动基体之前，在一般光学显微镜下不易看清。虫体前端由基体发出一根鞭毛，与虫体等长，或者稍长于虫体。

（2）无鞭毛体（取自感染动物肝、脾印片或骨髓涂片，吉姆萨染色）：油镜下观察，虫体呈卵圆形，大小为（2.9～5.7）μm×（1.8～4.0）μm，胞质呈淡蓝色，细胞核为圆形，染成红色或淡紫色，动基体位于核旁，细小、呈杆状，着色深，虫体前端为颗粒状的基体，由基体发出 1 根丝体，基体与根丝体在普通光学显微镜下难以区分。

无鞭毛体寄生于巨噬细胞内，虫体很小，其长度仅为红细胞直径的 1/3。在制片时，巨噬细胞常被破坏，使无鞭毛体游离于细胞外，游离的无鞭毛体更容易看清其结构。所以应在巨噬细胞内或细胞外仔细寻找、观察，注意与视野下的其他颗粒物（如染料颗粒）相区别。

2. 大体示教标本   白蛉（干封标本或针插标本）：用放大镜观察，白蛉成虫较蚊成虫小，呈黄褐色。全身多毛，头部有 1 对明显的黑色复眼，触角 1 对，细长多毛。胸部背面隆起，呈驼背状，翅 1 对，停落时翅向上伸展，与胸背部呈 45°，有 3 对足。

（二）自学标本

1. 前鞭毛体玻片标本（吉姆萨染色）   形态同示教标本。

2. 无鞭毛体玻片标本（吉姆萨染色）   形态同示教标本。

【实验报告】

绘杜氏利什曼原虫无鞭毛体和前鞭毛体彩图并注明结构名称。

【思考题】

1. 杜氏利什曼原虫是如何完成生活史循环的？
2. 杜氏利什曼原虫对人体的致病作用有哪些？

实验四　阴道毛滴虫

一、理论知识要点

阴道毛滴虫（*Trichomonas vaginalis*）的生活史中只有滋养体阶段，无包囊。生活史属人际传播型，滋养体既是寄生致病阶段，又是传播感染阶段。滋养体无色透明，有折光性，借助鞭毛和波动膜运动，以二分裂法繁殖，通过直接或间接接触传播。主要寄生于女性阴道，以后穹窿多见，偶可侵入尿道，是女性滴虫性阴道炎和尿道炎的病原体。男性感染一般见于尿道、前列腺，也可见于睾丸、附睾及包皮下组织。

二、实验知识要点

【目的与要求】

1. 掌握阴道毛滴虫滋养体的形态特点。
2. 熟悉阴道毛滴虫的病原学检查方法。
3. 通过标本观察加深对阴道毛滴虫生活史和致病知识的理解。

【实验内容】

（一）镜下示教标本

阴道毛滴虫滋养体（吉姆萨染色）：虫体大小为（7～32）μm×（5～15）μm，活体时无色透明，有折光性，体态多变，活动力强。染色固定后呈椭圆形或梨形。

在油镜下观察，在虫体前端 1/3 处可见一个椭圆形的泡状细胞核。细胞核上缘有 5 个排列成环状的基体，由此发出 5 根鞭毛，其中 4 根向前伸出为前鞭毛；另 1 根向后延伸为后鞭毛，与波动膜的外缘相切。虫体一侧的前 1/2 处呈波浪状突起称为波动膜，波动膜是细胞膜延伸形成的极薄的膜状物。1 根纤细透明的轴柱从前向后贯穿虫体，由后端伸出体外，胞质内有深染的紫红色颗粒状物质，为本虫特有的氢化酶系。

（二）自学标本

阴道毛滴虫滋养体玻片标本（吉姆萨染色）：形态同示教标本。

【实验报告】

绘阴道毛滴虫彩图并注明结构名称。

【思考题】

1. 阴道毛滴虫的生活史有何特点？
2. 阴道毛滴虫的致病机制和主要临床症状是什么？

实验五　蓝氏贾第鞭毛虫

一、理论知识要点

蓝氏贾第鞭毛虫（*Giardia lamblia*）的生活史有滋养体及包囊两期。生活史属人际传播型，滋养体寄生于人和某些哺乳动物的小肠，以二分裂法繁殖，引起以腹泻和消化不良为主要症状的蓝氏贾第鞭毛虫病（贾第虫病）。偶可侵犯胆道系统造成炎性病变，同时蓝氏贾第鞭毛虫也是一种机会性致病原虫，可与艾滋病合并感染。

二、实验知识要点

【目的与要求】

1. 掌握蓝氏贾第鞭毛虫滋养体和包囊的形态特征。
2. 熟悉蓝氏贾第鞭毛虫的诊断方法。
3. 通过标本观察加深对蓝氏贾第鞭毛虫生活史和致病知识的理解。

【实验内容】

（一）镜下示教标本

1. 蓝氏贾第鞭毛虫滋养体（铁苏木精染色）　在油镜下观察，虫体呈倒置梨形，前端宽钝，后端尖细，腹面扁平，背部隆起，两侧对称。大小为（9～21）μm×（5～15）μm×（2～4）μm，腹面前半部向内凹陷成一对吸盘状的陷窝，2 个呈卵圆形的细胞核并列于陷窝的底部，每个核内各有 1 个大核仁。虫体中间有 1 对轴柱向尾部延伸，两个陷窝前缘之间有基体复合体，由此发出 4 对鞭毛，按其位置分为前、后侧、腹侧、尾鞭毛。1 对半月形或逗点状中心体位于吸盘后虫体中间。

2. 蓝氏贾第鞭毛虫包囊（铁苏木精染色）　在油镜下观察，呈椭圆形，大小为（8～14）μm×（7～10）μm，被染成蓝黑色，囊壁较厚，不着色，与虫体间有明显的间隙。未成熟包囊内含有 2 个细胞核，成熟包囊含 4 个细胞核，分散或聚集于一端排列。胞质内可见丝状物结构，为中体和鞭毛的早期形态。

（二）自学标本

1. 蓝氏贾第鞭毛虫滋养体玻片标本（铁苏木精染色）　形态同示教标本。

2. 蓝氏贾第鞭毛虫包囊玻片标本（铁苏木精染色）　形态同示教标本。

（三）技术操作

十二指肠液和胆汁检查方法：用十二指肠引流管抽取十二指肠液及胆汁，以直接涂片法镜检。也可离心浓集后，取沉渣镜检。

将十二指肠引流液（十二指肠液、胆汁）滴于载玻片上，加盖玻片后直接镜检。为提高检出率，可将十二指肠引流液加适量生理盐水搅拌稀释后，装于离心管内，以 2000 r/min 离心 5～10 分钟，吸取沉渣涂片镜检。若引流液过于黏稠，应先加 10% NaOH 溶液消化后再离心。引流液中的蓝氏贾第鞭毛虫滋养体常附着在黏液小块上，或者聚集成絮片状物。

此法可用于蓝氏贾第鞭毛虫滋养体、华支睾吸虫卵、肝片形吸虫卵和布氏姜片吸虫卵的检查（肝片形吸虫卵与布氏姜片吸虫卵不易鉴别。但前者多见于胆汁，而后者只见于十二指肠液中）。在急性阿米巴肝脓肿患者胆汁中偶然可发现滋养体。本法多在临床症状可疑，而粪便检查阴性时采用。

【实验报告】

绘图：蓝氏贾第鞭毛虫包囊，注明结构名称。

【思考题】

1. 蓝氏贾第鞭毛虫与溶组织内阿米巴的包囊在形态上有何不同？
2. 蓝氏贾第鞭毛虫的病原学诊断方法有哪些？

实验六　疟原虫

一、理论知识要点

寄生于人体的疟原虫（*Plasmodium*）有四种，即间日疟原虫（*Plasmodium vivax*）、恶性疟原虫（*Plasmodium falciparum*）、卵型疟原虫（*Plasmodium ovale*）、三日疟原虫（*Plasmodium malariae*），在我国流行的主要有间日疟原虫和恶性疟原虫。疟原虫须经世代交替，经人体内的无性生殖阶段和蚊体内的有性生殖阶段完成生活史。疟原虫的子孢子为感染阶段，子孢子随蚊叮咬吸血进入人体，在肝细胞内经过红外期裂体增殖发育形成裂殖子，进入红细胞内开始红内期的裂体增殖，经数次分裂后，部分裂殖子再次侵入红细胞，核增大但不分裂形成雌、雄配子体。配子体进入蚊体内经配子生殖发育成子孢子。四种疟原虫生活史相似，但红内期的形态各异，红内期虫体的形态可作为诊断或虫种鉴别诊断依据。除蚊虫叮咬子孢子感染外，经输血也可感染疟疾。

典型的疟疾发作表现为寒战、发热和出汗退热 3 个连续阶段。有的疟原虫，如间日疟原虫、卵型疟原虫，其感染可表现为再燃与复发。恶性疟原虫、三日疟原虫，因无迟发型子孢子而只表现有再燃，而无复发。疟疾的多次发作还可导致严重的贫血、脾大、凶险型疟疾和疟疾性肾病等。

二、实验知识要点

【目的与要求】

1. 掌握间日疟原虫在红细胞内寄生的各期，以及恶性疟原虫环状体和配子体的形态特征。
2. 掌握薄血膜、厚血膜涂片制作及染色技术，为临床病原学诊断奠定基础。
3. 通过标本观察加深对疟原虫生活史和致病知识的理解。

【实验内容】

（一）镜下示教标本

1. 间日疟原虫玻片标本（间日疟患者薄血膜涂片，吉姆萨染色） 在油镜下观察，可观察到间日疟原虫红内期的多个发育阶段。

（1）环状体：细胞质被染成蓝色，呈纤细环状，细胞核圆形，被染成红色，镶嵌在环状细胞质的一侧，中间为染色较淡的空泡，整个虫体形似宝石戒指。环状体的直径占红细胞直径的 1/3，每个红细胞中通常寄生 1 个环状体，两个以上环状体同时感染 1 个红细胞少见，被寄生的红细胞无变化。

（2）滋养体：虫体大小变化较大，有 1 个细胞核并显著增大，细胞质增多，形状不规则，有伪足伸出，有时有空泡，细胞质分布不均匀，有时可见少量的细小棕褐色颗粒，为疟色素。晚期滋养体形状比较规则，被寄生的红细胞胀大，着色浅，红细胞表面密布细小而颜色鲜红的小点，为薛氏小点。

（3）裂殖体：为疟原虫增殖阶段，有 2 个以上细胞核，根据形态分为未成熟裂殖体和成熟裂殖体。未成熟裂殖体的细胞核开始分裂成 2～4 个时，细胞质尚未分裂，虫体仍可活动，细胞核增多使虫体渐成圆形空泡消失，疟色素开始集中。

成熟裂殖体有 12～24 个细胞核，每个细胞核被一团细胞质包绕，形成 12～24 个裂殖子。裂殖子排列不规则，疟色素聚集成堆，存留在剩余的细胞质中。被寄生的红细胞变化与滋养体时期相同。

（4）配子体：呈圆形或椭圆形，细胞核 1 个，细胞质形状规则，分布均匀，几乎占满胀大的红细胞。疟色素集中在虫体中央或一侧。

雌配子体：细胞质为蓝色。核小致密，染色呈深红色，多偏于一侧，疟色素较多且分散。

雄配子体：细胞质为蓝色，略带红色。细胞核较大，疏松、呈淡红色，多位于虫体中央，疟色素较少而细小。

2．恶性疟原虫玻片标本（恶性疟患者薄血膜涂片，吉姆萨染色）　在油镜下观察，因恶性疟原虫的大滋养体和裂殖体均寄居在内脏和皮下脂肪的毛细血管内，故在恶性疟原虫感染者外周血涂片中一般仅可查见环状体和配子体阶段。

（1）环状体：细小呈环状，其直径为红细胞直径的 1/4～1/5，常有多核（1 个环状体有 2 个细胞核）、多环（1 个红细胞内有 2 个环状体），呈边缘型（环状体位于红细胞边缘，呈飞鸟状）。被寄生的红细胞偶见少量古铜色茂氏小点。

（2）配子体：细胞核位于虫体中央，疟色素堆积，覆盖在核上或分布于核的周围，所寄生的红细胞常因胀破而不见或仅能见到一部分附着在配子体凹面的一侧。

雌配子体：呈新月形，两端较尖，细胞质蓝色，核致密、深红色，位于中央，疟色素黑褐色，多分布于细胞核周围。

雄配子体：呈腊肠形，两端钝圆，细胞质蓝略带红色，核疏松、浅红色，位于中央，疟色素多分布于细胞核周围。

3．三日疟原虫玻片标本（三日疟患者薄血膜涂片，吉姆萨染色）　在油镜下观察。

（1）滋养体：虫体较小，细胞质深蓝色，胞质分布不均匀，呈长圆形或带状，空泡小或无，偶成大环状，核 1 个，疟色素为深褐色粗大颗粒，沿虫体边缘分布，被寄生的红细胞无变化。

（2）成熟裂殖体：几乎充满红细胞，6～12 个裂殖子，常为 8 个，可排列成菊花环状，疟色素常集中在中央，被寄生的红细胞无变化。

4．疟原虫子孢子玻片标本（蚊唾腺涂片，吉姆萨染色）　在油镜下观察。子孢子呈长梭形，核紫红色，位于虫体中央。细胞质纤细，淡蓝色。

（二）自学标本

间日疟原虫玻片标本（间日疟患者薄血膜涂片，吉姆萨染色）：油镜下观察红内期各期的形态，形态同示教标本。

观察时先认清有血膜的一面为观察面，将玻片置于低倍显微镜下，对准焦距。在涂片上红细胞分散均匀的区域滴加香柏油 1 滴，在油镜下仔细按顺序观察。红细胞被染成红褐色，疟原虫的细胞质被染成天蓝色，核染成紫红色，视野中并非每一个红点或蓝块都为疟原虫，其可能为染液沉渣或其他异物，区别异物的主要依据是上下移动显微镜的细准焦螺旋，观察红点或蓝块，若与红细胞在同一平面且具有一定的虫体轮廓和结构，可确定是疟原虫，反之则为异物。确定为疟原虫后，则进一步辨认其为红细胞内期发育的哪一个阶段。

（三）技术操作——薄、厚血膜涂片的制作及染色

1．薄血膜涂片的制作　取一张洁净的载玻片，在载玻片的 1/3 处滴加 1 小滴（约 1 mm³）血液，以另一边缘光滑的载片为推片，将推片的一端置于血滴之前，待血液沿推片端边缘扩散后，自右向左推成薄血膜。操作时两载片间的夹角为 45°，推动速度应适宜，不宜太快或太慢。理想的薄血膜应是只有一个血球的厚度，血细胞均匀分布不重叠且无空隙，血膜末端呈扫帚状或舌状，自然晾干。

2．厚血膜涂片的制作　在一张洁净的载玻片的中央滴 2 ～ 3 滴（2 ～ 3 mm³）血液，用另一边缘光滑载玻片的一角，由里向外按一个方向旋转，将血滴涂成直径 1 cm 的圆形厚血膜，充分晾干后，置于蒸馏水中溶血约 15 分钟，待血膜呈灰白色时，取出晾干。

3．瑞特染液（Wright stain）染色

（1）用滴管吸取瑞特染液 5 ～ 10 滴，滴于薄、厚血膜上，覆盖全部血膜（染液必须覆盖全部血膜）。

（2）经 15 ～ 30 秒固定后，滴加与染液等量的蒸馏水，轻轻摇动使之与染液充分混匀，可见灿铜色浮膜，染 3 ～ 5 分钟。

（3）用自来水或缓冲液轻轻冲洗载玻片的一端，冲去染液，切勿直接对血膜冲洗。斜置载片晾干后镜检。

4．瑞特染液的配制方法　取瑞特染剂粉 0.1 ～ 0.5 g、甘油 3 ml、甲醇 97 ml。将瑞特染剂粉和甘油置于洁净的研钵中，充分研磨，然后加入少量甲醇，将研磨好的染液倒入棕色玻璃瓶内。再分几次用甲醇清洗研钵中的剩余染液，倒入瓶中，直至甲醇全部用完。塞紧瓶口，充分摇匀，置阴暗处，1 ～ 2 周后过滤使用。也可置于 37° 温箱内，24 小时后过滤备用。

【实验报告】

绘观察到的间日疟各期的形态彩图并注明结构名称。

【思考题】

1．疟疾的复发、再燃与疟原虫在人体内的发育有何关系？

2．造成疟疾周期发作的发病机制是什么？

3．临床上常用的疟原虫病原学诊断方法有哪些？各有什么特点？

实验七　刚地弓形虫

一、理论知识要点

刚地弓形虫（*Toxoplasma gondii*）为专性细胞内寄生原虫，生活史中包括滋养体、包囊、裂殖体、配子体和卵囊 5 个阶段。滋养体和包囊寄生于各种中间宿主（恒温动物）的有核细胞内，进行无性增殖；裂殖体、配子体和卵囊，仅在终宿主（猫类）小肠上皮细胞内发育，进行有性增殖。卵囊和滋养体均为感染期，传染源主要为动物，误食猫粪内排出的卵囊或食入含有包囊的肉、奶类为主要感染方式，也可通过胎盘血流垂直传播给胎儿。所致疾病分为：先天性弓形虫病，可导致流产、早产、死产或脑积水、脑钙化等畸形性病变；获得性弓形虫病，系出生后外界感染所致，常无特异性症状和体征，有症状者可表现为多脏器受累，其中脑、淋巴结、眼、肝、肺、心肌等部位易产生病变。

本病为人兽共患寄生虫病，呈世界性分布。对人类健康和畜牧业生产造成严重危害。人感染弓形虫较普遍，感染者多数呈无症状的隐性感染状态。但在宿主免疫功能低下或缺陷时，可与艾滋病合并感染致严重后果，属一种重要的机会性致病原虫。

二、实验知识要点

【目的与要求】

1. 掌握弓形虫滋养体的形态特征。
2. 熟悉弓形虫卵囊的形态特征。
3. 通过标本观察加深对弓形虫的生活史及致病知识的理解。

【实验内容】

（一）镜下示教标本

1. 弓形虫滋养体玻片标本（吉姆萨染色）　在油镜下观察，虫体呈香蕉形或半月形，一端较尖，一端钝圆，一侧较扁平，一侧较膨隆，经吉姆萨或瑞萨染色后可见滋养体的胞质呈蓝色，胞核呈紫红色，位于虫体中央。核与尖端之间有一浅红色颗粒，称副核体。

2. 弓形虫包囊玻片标本（吉姆萨染色）　呈圆形或椭圆形，直径为 5 ~ 100 μm，其外具有一层虫体分泌的富有弹性的坚韧囊壁，囊内虫体称缓殖子，有数个至数百个，其形态与速殖子相似，但个体较小。

3. 弓形虫卵囊玻片标本（吉姆萨染色）　呈圆形或椭圆形，直径 10 ~ 12 μm，具有两层光滑透明囊壁，未成熟的包囊囊内充满均匀小颗粒；成熟的卵囊含 2 个孢子囊，每个孢子囊内含 4 个新月形的子孢子。

（二）自学标本

弓形虫滋养体玻片标本（吉姆萨染色）：滋养体又称速殖子，油镜下呈香蕉形或半月形，或散在或多个聚集于涂片之上，平均大小为 2 μm×5 μm，胞质呈蓝色、胞核呈紫红色，位于虫体中央稍偏后。

【实验报告】

绘弓形虫速殖子形态彩图并注明结构名称。

【思考题】

1. 弓形虫对人体的感染阶段有几个？
2. 弓形虫对优生优育有什么影响？如何防治弓形虫病？

实验八　隐孢子虫

一、理论知识要点

隐孢子虫（*Cryptosporidium*）的生活史简单，完成整个生活史只需要一个宿主。生活史可分无性生殖、有性生殖和孢子生殖三个阶段，在宿主体内的时期称为内生阶段。随宿主粪便排出的成熟卵囊为感染期，被牛、羊或人吞食后在消化道内逸出子孢子，便进入肠上皮细胞的刷状缘发育为滋养体、裂殖体和雌、雄配子体，雌、雄配子结合为合子，继续发育为卵囊，可再污染外环境。虫体的寄生与破坏可影响肠绒毛的正常功能，引起腹泻。

寄生于人体的虫种主要是微小隐孢子虫，可引起以腹泻为主要临床表现的人兽共患性寄生虫病。同时，微小隐孢子虫也是一种机会性致病原虫。

二、实验知识要点

【目的与要求】

认识粪便内的隐孢子虫卵囊的形态特征。

【实验内容】

镜下示教标本——隐孢子虫卵囊玻片标本（感染动物或人粪便涂片，抗酸染色）：在油镜下观察，卵囊为玫瑰红色，背景为蓝绿色，对比性很强。卵囊呈圆形或椭圆形，直径 4～6 μm，成熟卵囊内含 4 个裸露的子孢子和残留体。残留体由颗粒状物和一空泡组成。子孢子为月牙形，囊内子孢子排列不规则，呈多态状，残留体为暗黑色或棕色颗粒状。

【实验报告】

绘隐孢子虫卵囊形态彩图并注明结构名称。

【思考题】

1. 简述隐孢子虫生活史的发育过程。
2. 简述隐孢子虫引起宿主腹泻的机制。

第三十二章

昆 虫 纲

昆虫是动物界种类最多、数量最大的一个类群，主要特征是虫体分头、胸、腹三部分，头部有触角1对，胸部有翅2对、足3对。除海洋外，其余所有的生态环境都有昆虫分布，与人类生活密切相关。与医学有关的主要种类有蚊、白蛉、蝇、蚤、虱等。大多为传播疾病的媒介。

昆虫的个体发育包括胚胎发育和胚后发育两个阶段，前者在卵内完成，后者为从卵孵化为幼虫到成虫性成熟的整个发育过程。昆虫从卵发育到成虫经历外部形态、内部结构、生理功能和生活习性一系列变化，称为变态。变态是昆虫个体发育的特征，发育过程中需要经历蛹期的，称为完全变态。处于蛹前发育阶段的昆虫称为幼虫，如处于蛹前发育阶段的蚊、蝇、白蛉、蚤等，其外部形态、生活习性与成虫有显著差别。发育过程不需要经过蛹期的，称为不完全变态。处于成虫前的发育阶段的昆虫称为若虫，如处于成虫前发育阶段的虱、臭虫、蜚蠊等，其形态特征及生活习性与成虫差别不显著，通常仅表现为虫体较小、性器官未发育或未发育成熟。昆虫的幼体（幼虫、若虫）破卵而出的过程称为孵化。幼体发育过程中需要蜕皮，两次蜕皮之间的虫态称龄，每蜕皮一次进入一个新龄期。幼虫发育为蛹的过程称为化蛹。成虫从蛹中脱壳而出的过程称为羽化。

医学昆虫对人体的危害包括直接危害和间接危害两方面。吸血昆虫通过叮刺、吸血、毒害和寄生等方式直接危害人类健康；也可作为媒介传播疾病，被称为媒介昆虫或病媒虫，其传播的疾病称虫媒病。

在昆虫纲（Insecta）形态学学习中，应重点掌握虫种的形态学鉴别特征及与致病、传播病原体有关的形态结构。

实验一　蚊

一、理论知识要点

蚊（Mosquitoes）属于双翅目蚊科，是最重要的一类医学昆虫。蚊的种类繁多，其中，与人类疾病关系密切的是按蚊属、库蚊属、伊蚊属的种类。

蚊为完全变态昆虫，生活史分卵、幼虫（孑孓）、蛹、成虫四个阶段，前三个阶段生活于水中，成虫陆生可飞行。雌虫交配后吸血才能产卵，雄蚊不吸血，吸食植物的汁液。蚊虫的交配以群舞的方式进行，时间一般在清晨或黄昏。

蚊除骚扰、叮刺吸血外，更严重的是传播疾病。在我国蚊可传播疟疾、丝虫病、流行性乙型脑炎和登革热。在国外，蚊还可传播黄热病和多种马脑炎等。

二、实验知识要点

【目的与要求】

1. 掌握三属蚊的主要区别特征。
2. 熟悉蚊各期幼虫的形态。
3. 认识刺吸式口器的构造，了解其传播疾病方式。

【实验内容】

1. 镜下示教标本

（1）雌性蚊口器玻片标本：蚊的口器为刺吸式。在低倍镜下观察，以上唇、舌各1个，上、下颚各1对共同组成细长的针状结构，包藏在鞘状下唇之内。舌位于上唇之下，与上颚共同把开放的底面封闭起来组成食物道吸取液体食物。上颚末端较宽如刀状，其内侧具有细锯齿，是蚊吸血时首先用于切割皮肤的工具。下颚末端较窄、呈细刀状，末端具有锯齿，吸血时随皮肤切开之后起锯刺皮肤的作用。下唇末端裂为两片，称唇瓣，当蚊吸血时，针状结构刺入皮肤，而唇瓣在皮肤外夹持所有的刺吸器官，下唇向后弯曲留在皮外，具有保护和支持刺吸器官的作用。

（2）蚊卵玻片标本：在低倍镜下观察，蚊卵呈椭圆形，长约1 mm。按蚊属卵呈船形，两侧有浮囊。虫卵在水中散开，漂浮于水面。库蚊属卵呈圆锥形，无浮囊，产出后聚集呈筏块状，漂浮于水面。伊蚊属卵近橄榄形，单个分散，沉于水底。

（3）蚊幼虫玻片标本：在低倍镜下观察，蚊幼虫分为头、胸、腹三部分。头部有触角、复眼、单眼各1对，口器为咀嚼式口器，两侧有细毛密布的口刷。胸部略呈方形，不分节。腹部细长，可见9节，前7节形状相似，第8腹节的背面，库蚊属和伊蚊属均有一呼吸管，幼虫停留时，虫体倒垂水面下，与水面形成角度。库蚊属幼虫的呼吸管细而长，伊蚊属幼虫呼吸管粗而短。按蚊属幼虫无呼吸管，第8腹节背面有1对呼吸孔，第1～第7腹节背面有成对的掌状毛，幼虫停留时，虫体与水面平行。

（4）蚊蛹玻片标本：在低倍镜下观察，蚊蛹形似逗点，虫体分头胸部和腹部，头胸部背面有1对呼吸管。腹部分9节，第8腹节末端有1对尾鳍。按蚊属蛹的呼吸管粗短，口宽呈漏斗形，有深的裂隙，尾鳍上具有尾鳍毛和副尾鳍毛，两者前后排列。库蚊属蛹的呼吸管细长、呈管状、口小无裂隙，尾鳍毛与副尾鳍毛（或缺1）并列。伊蚊属蛹的呼吸管长短不一，口斜向或呈三角形，无裂隙，仅具尾鳍毛，无副尾鳍毛。

2. 大体示教标本

（1）成虫针插标本：先肉眼观察蚊的大小、颜色，然后用放大镜或解剖镜按头、胸、腹三部分顺序观察。

头部：呈半球形，上有复眼1对、触角1对、触须1对、口器（喙）1个。雌、雄蚊主要根据触角上轮毛的长短和疏密区别。触须的长短与形状因种而异，库蚊属和伊蚊属雌蚊的触须明显比喙短，而雄蚊的触须则比喙长或与喙等长。按蚊属雌、雄蚊的触须均与喙等长。但雄蚊触须的末端膨大，且向外弯。

胸部：由前胸、中胸和后胸组成。中胸发达，每一胸节的腹面各有1对足，足细长。每足分基节、转节、股节、胫节和跗节，跗节又分为5节，跗节的末端有爪、爪垫和爪间突。中胸的背面有翅1对。后翅1对，退化为平衡棒。

腹部：腹部分11节，可见8节，最后3节特化为生殖器。雌蚊有尾须1对，雄蚊有构造复杂的外生殖器，在腹节的背面，有的蚊种有淡色鳞片组成的横带、纵纹或斑。

（2）三属蚊成虫针插标本：用放大镜或解剖镜观察，从蚊体的颜色、大小、触须，以及足上有无白环、翅前缘有无白斑、胸部背面有无白纹等方面的差异鉴别蚊种。

淡色库蚊：呈黄棕色。翅无白斑，喙及跗节均无白环，腹部背面有基白带，其下缘平整。

中华按蚊：呈灰褐色。触须上具有 4 个白环，顶端两个宽，另两个窄。翅前缘具 2 个白斑，尖端白斑大，第 6 纵脉上有两个暗斑，后足 1 ~ 4 跗节有窄的白环。

白纹伊蚊：体黑色，有银白色斑纹，胸部背面（中胸）有一银白色纵纹，后足 1 ~ 4 跗节有基白环，末节全白。

【实验报告】

绘图：蚊的口器，注明结构名称。

【思考题】

1. 与人体健康有关的蚊有哪几属？
2. 蚊对人体的危害有哪些？
3. 简述蚊的生活史过程。

实验二　蝇

一、理论知识要点

蝇（Fly）属双翅目，环裂亚目，全世界蝇种类有 1 万多种。与人体健康有关的蝇类多属花蝇科、厕蝇科、蝇科、丽蝇科、麻蝇科、狂蝇科、皮蝇科、胃蝇科等。

蝇为完全变态昆虫。生活史有卵、幼虫、蛹和成虫四期。大多数种类成虫产卵，有些种类（如狂蝇、舌蝇、麻蝇等）直接产幼虫。幼虫的孳生地可分为粪便类、垃圾类、植物质类和动物质类四类。

除骚扰人、污染食物和吸血蝇的叮刺吸血外，蝇更重要的是传播多种疾病和引起蝇蛆病。蝇通过体内、外携带病原体可机械性传播痢疾、霍乱、伤寒、脊髓灰质炎、肠道原虫病、肠道蠕虫病、结核病、细菌性皮炎、雅司病、沙眼和结膜炎等。通过生物性传播眼结膜吸吮线虫病、人体锥虫病。狂蝇科、皮蝇科、胃蝇科等多见于牧区，其幼虫可寄生于动物或人体，是蝇蛆病的病原体。

二、实验知识要点

【目的与要求】

1. 掌握蝇类的形态特征，识别常见蝇种。
2. 掌握蝇的唇瓣和爪垫形态结构，了解其与传播疾病的关系。
3. 熟悉蝇类生活史各期的形态特征。

【实验内容】

（一）镜下示教标本

1. 蝇卵玻片标本　用低倍镜观察，呈香蕉形，长约 1 mm，呈乳白色。

2. 蝇头部玻片标本　用低倍镜观察，蝇类口器大多为舐吸式，由基喙、中喙和口盘组成，基喙上触须 1 对，中喙包括上唇、舌及下唇，口盘由 1 对半圆形的唇瓣组成，两唇瓣的中央处为蝇口，唇瓣腹面有对称排列的几丁质环，是食物流入的通道。

3. 蝇足玻片标本 用低倍镜观察，足上多毛，跗节分 5 节，末端有爪和发达的爪垫各 1 对，爪垫间有刚毛状爪间突，爪垫密布纤毛。

（二）大体示教标本

1. 常见蝇类成虫针插标本 肉眼或放大镜观察，体长 4～14 mm。体呈暗灰、黑灰、黄褐、暗褐等，有些种类呈蓝、绿、青、紫等金属光泽，全身被有鬃毛。

头部：近半球形，复眼大，通常雄蝇两眼间距离较窄或相接，雌蝇两眼间距离较宽。头顶有 3 个排成三角形的单眼，非吸血蝇类的口器为舐吸式，口器可伸缩折叠。吸血蝇类的口器为刺吸式，中喙细长而坚硬，唇瓣退化，喙齿发达。

胸部：前、后胸退化，中胸特别发达。在中胸背板两侧有膜质翅 1 对，在后胸侧板的上方有 1 对平衡棒。足上多毛，跗节分 5 节，末端具爪及发达的爪垫各 1 对，爪垫间有刚毛状爪间突。爪垫密布纤毛，可分泌黏液，可黏附携带病原体。

腹部：呈圆筒形，末端尖圆。背板可见 4～5 节，其余各节形成尾器。雌蝇通常形成产卵器，产卵时伸出。

（1）家蝇（舍蝇）：呈灰褐色，长 6～7 mm，胸部背面有 4 条等宽黑色纵纹，第 4 纵脉末端向前急弯成折角，腹部橙黄色，基部两侧尤其明显，并具黑色纵条。

（2）丝光绿蝇：中等大小，具绿色金属光泽，颊部银白色。

（3）大头金蝇：体较大，头比胸宽，具亮蓝、青绿色金属光泽，复眼橙红色，颊部橙黄色。

（4）巨尾阿丽蝇：体大型，背部灰黑色，中胸背板前部、中部有三条黑色纵纹，中央的一条较宽。腹部背面具深蓝色金属光泽，颊部黑色。

（5）黑尾麻蝇：体较大，暗灰色，胸部背面有 3 条黑色纵纹，腹部背面具有黑白相间的棋盘状斑。

（6）厩螫蝇：为吸血蝇类。中等大小，呈暗灰色、形似家蝇，喙细而长，为刺吸式口器。胸背部有 4 条不清晰的纵纹，腹背部第 2、3 节有 3 个黑点。

2. 幼虫浸制标本（10% 甲醛溶液固定） 幼虫俗称蛆。呈乳白色，圆锥形，前尖后钝，无足无眼，腹部第 8 节后侧有后气门 1 对，由气门环、气门裂和钮孔组成。

3. 蛹浸制标本（10% 甲醛溶液固定） 为圆筒形，长 6 mm 左右，呈浅黄色、棕褐色或黑色。

【思考题】

1. 蝇的哪些形态和习性与疾病传播有关？
2. 蝇对人体的危害有哪些？

实验三　蚤

一、理论知识要点

蚤（Flea）属于蚤目，全世界已知的约 2500 多种。蚤属于完全变态昆虫，生活史有卵、幼虫、蛹和成虫四个阶段。蚤两性都吸血，通常一天需吸血数次，每次吸血 1～3 分钟，常因吸血过量以至于来不及消化而随粪便排出。蚤耐饥能力也很强，有些种类耐饥能长达 10 个月。蚤的宿主范围广泛，是哺乳动物和鸟类的体外寄生虫。蚤善于跳跃，可在宿主体表和窝巢内外自由活动。

蚤对人的危害为骚扰、吸血、寄生和传播疾病。蚤叮刺后，重者局部皮肤可出现丘疹。有些种类的蚤（如潜蚤）可以钻入宿主皮下寄生，引起潜蚤皮肤病。蚤还可携带病原体传播的疾病，包括：鼠疫、地方性斑疹伤寒（又称鼠型斑疹伤寒）、绦虫病。

二、实验知识要点

【目的与要求】

1. 掌握蚤的形态特征。
2. 认识蚤生活史各期的形态。
3. 熟悉蚤的生活史过程。

【实验内容】

（一）镜下示教标本

1. 蚤成虫玻片标本　用低倍镜观察，虫体两侧扁平，呈棕黄或深褐色，体长 3 mm 左右。体表有许多毛、刺及棘状鬃和粗壮扁形的栉，均向后方生长，以适于毛间潜行。头部略呈三角形，头部中央有触角窝，内有触角 1 对，分 3 节。眼位于触角窝前方，发育程度不同，有的种类完全退化。头的前下方有刺吸式口器。胸部分 3 节，每节由背板、腹板各 1 块及侧板 2 块构成。无翅，足 3 对，足长而发达，以后足基节最为宽大。跗节分 5 节，末节有爪 1 对。腹部有 10 节，前 7 节为正常腹节，每节由背板和腹板组成，雄蚤 8、9 腹节和雌蚤 7～9 腹节特化为外生殖器，第 10 腹节为肛节。

2. 蚤卵玻片标本　用低倍镜观察，椭圆形，长 0.4～2.0 mm，呈白色或暗黄色，表面光滑，无盖。

（二）大体示教标本

蚤幼虫瓶装标本（5% 甲醛溶液固定）：呈乳白色，虫体细长，蠕虫状，无眼，咀嚼式口器，虫体分 13 节，各节有长鬃。

【思考题】

1. 蚤能传播哪些疾病？
2. 蚤是如何传播鼠疫的？

实验四　虱

一、理论知识要点

寄生于人体的虱（Louse）有两种，即人虱和耻阴虱，分别属虱目、虱科、虱属和阴虱科、阴虱属。人虱又分为人头虱和人体虱两个亚种。虱属于不完全变态昆虫，生活史中有卵、若虫和成虫三个阶段。

人头虱寄生在人头上长有毛发的部分，产卵于发根。人体虱主要生活在贴身衣裤的衣缝皱褶处。耻阴虱主要寄生在体毛较粗的阴毛及肛毛上，有时也寄生于睫毛。

虱若虫和雌雄成虫都嗜人血，且不耐饥饿，若虫每日至少须吸血 1 次，成虫则须吸血数次。虱对温度和湿度都极其敏感，人虱主要通过人际间的直接或间接接触传播，耻阴虱主要是通过性接触传播。

虱叮刺后，局部皮肤可出现瘙痒和丘疹。此外，虱可携带病原体传播疾病，主要传播：流行性斑疹伤寒、虱传回归热（流行性回归热）。

二、实验知识要点

【目的与要求】

1. 掌握虱成虫形态特征。
2. 认识虱若虫和卵的形态。
3. 熟悉虱的生活史过程。

【实验内容】

1. 人虱（人头虱和人体虱）玻片标本 用低倍镜观察，成虫背腹扁平，身体分头、胸、腹三部分。体狭长，灰白色，雌虫体长为 2.5 ~ 4.2 mm，雄虫稍小。头部小、略呈菱形，触角分 5 节，与头等长，向两侧伸出，眼位于触角后方，口器为刺吸式。胸部 3 节融合，无翅，足粗壮，3 对足大小相似，其末端有一弯曲的爪，爪与胫突合拢形成强有力的的抱握器（攫握器）。腹部分节明显，外观可见 8 节，每节上均有气门。雌虱第 8 节腹面有一生殖腹片和 1 对生殖肢，雌虱呈"W"形；雄虱腹部后 3 个腹节内可见缩于体内的外生殖器，雄虫腹部末端呈"V"形。人头虱和人体虱形态区别不大，人头虱略小，体色稍深，触角较粗短。

2. 耻阴虱玻片标本 用低倍镜观察，成虫呈灰白色，体形宽短似蟹。雌虱体长为 1.5 ~ 2.0 mm，雄性稍小。胸部甚宽，腹部宽而短，前足及爪较细小，中、后足胫节和爪明显粗壮。胸、腹部背面有棘状刚毛，腹部前宽、后渐窄，气门 6 对。第 5 ~ 8 腹节侧缘各具锥形侧突，上有刚毛。

3. 虱卵玻片标本 用低倍镜观察，卵呈椭圆形，长 0.8 mm，白色或灰白色，卵壳透明，卵外有胶质，卵黏附在毛发或衣物纤维上，游离的一端有卵盖。

4. 若虫玻片标本 用低倍镜观察，形似成虫，但较小，色较浅，生殖器官尚未发育成熟。

【实验报告】

绘图：虱成虫和卵，注明结构名称。

【思考题】

1. 虱有哪些种类？各寄生在人体的哪些部位？
2. 蚤对人体的危害有哪些？
3. 比较蚤和虱生活史的不同点。

实验五 白蛉

一、理论知识要点

白蛉（Sandfly）属双翅目，毛蛉科，白蛉亚科。白蛉属于完全变态昆虫，生活史中有卵、幼虫、蛹和成虫四个阶段。各期幼虫均生活在温暖、潮湿、土质疏松、有机质丰富的土壤。成虫可飞行，但活动能力不强。雌蛉吸血，雄蛉不吸血。白蛉除叮刺吸血外，还可传播内脏利什曼病、东方疖、黏膜皮肤利什曼病和白蛉热。

二、实验知识要点

【目的与要求】

1. 熟悉白蛉成虫形态特征和分类特征。
2. 了解中华白蛉的形态结构。
3. 熟悉白蛉的生活史过程。

【实验内容】

（一）镜下示教标本

1. 中华白蛉成虫凹玻片整封标本　在低倍镜下观察。体色灰黄，体长 1.5 ~ 4.0 mm，全身密布细毛。头部有 1 对大而黑的复眼，无单眼。触角细长，分为 16 节，伸向前方，喙较蚊喙粗而短，喙旁有触须 1 对，分 5 节向头下方弯曲。中胸发达呈驼背状，翅 1 对，呈纺锤形，翅端较尖，翅脉上有毛。足 3 对，细长。腹部由 10 节组成，前 7 节形状相似，第 9、10 节演化为外生殖器，雄蛉尾端有抱握器，雌蛉腹部后端有 1 对尾须，第 2 ~ 6 腹节背面有竖立的毛。

2. 中华白蛉咽甲玻片标本　用显微镜低倍或高倍镜观察，最前方为喙或下唇，口腔紧接于喙，中华白蛉口腔中无特殊结构，口腔之后为咽，咽似烧瓶状，咽甲有许多尖齿，前部和中部的较大而稀疏，后部的较小而密，齿后有若干横脊。

3. 中华白蛉受精囊玻片标本　用显微镜低倍或高倍镜观察，形似玉米穗状，分 11 ~ 13 节，但分节不完全，长宽比例为 3∶1，顶端有一簇小毛。

（二）大体示教标本

白蛉成虫针插标本：肉眼或放大镜观察，虫体呈灰黄色或浅灰色，全身密被细毛。头部球形，有复眼 1 对，触角细长，口器为刺吸式，较粗短，约与头等长，触须向下后方弯曲。胸背隆起呈驼背状，翅和平衡棒各 1 对，翅狭长，末端尖，被有细毛，足细长。雌蛉腹部后端有 1 对尾须，雄蛉腹部后端形成复杂的外生殖器。

【实验报告】

绘图：中华白蛉咽甲，注明结构名称。

【思考题】

1. 比较白蛉和蚊形态上的不同点？
2. 由白蛉传播的疾病有哪些？

实验六　其他有害昆虫

一、理论知识要点

蠓（*Biting midge*）俗称"小咬"或"墨蚊"，属双翅目，蠓科。为全变态昆虫。生活史包括卵、幼虫、蛹、成虫四个时期。吸血蠓类孳生地广泛，可为各种水体、湿地、潮湿土壤。以卵或幼虫越冬，成虫多栖息于树丛、竹林、杂草、洞穴等避风、避光处。雌蠓吸血，吸血范围广，蠓刺吸人血时，被叮咬部位可出现局部过敏反应和奇痒，严重时可引起全身性过敏甚至休克。

蚋（*Black fly*）俗称"黑蝇"或"挖背"，属双翅目，蚋科。为全变态昆虫，雌蚋吸血。产卵于清静流水中的水草、树枝、树叶上。以卵或幼虫在水下越冬。吸血多在白天进行，除引起皮炎或强烈的过敏反应外，还可传播盘尾丝虫病、欧氏曼森线虫病。

虻（*Tabanid fly*）俗称"牛虻"或"瞎虻"，属双翅目，虻科。为全变态昆虫。孳生地广泛，幼虫多为肉食性，以幼虫越冬。雌虻吸血，以阳光强烈的中午吸血最为活跃，是牲畜锥虫病、血孢子虫病、焦虫病、兔热病、传染性贫血的传播媒介。叮刺人体可引起荨麻疹样皮炎，还可机械性传播兔热病、炭疽等人兽共患病。

臭虫（*Bed bug*）属半翅目，臭虫科。嗜吸人血的臭虫有温带臭虫和热带臭虫两种。生活史为半变态，若虫和成虫都嗜人血，主要栖息于室内墙壁、木质家具的缝隙、草垫、床席等处。臭虫有群居习性，白天隐匿，夜晚吸血。吸血可引起人体局部皮肤红肿、痛痒，还可携带多种病原体。

蜚蠊（*Cockroach*）俗称"蟑螂"，属蜚蠊目。生活史为半变态，杂食性昆虫。成虫有翅，但飞翔能力不强，爬行非常迅速。活动范围广，白天隐匿在阴暗隐蔽处，夜晚活动。皮壳下的蛋白质及其粪便散出的气味产生的"蟑螂抗原"可引起人体过敏反应；可机械性携带多种病原体，通过污染食物和餐具传播，还可作为美丽筒线虫、东方筒线虫、缩小膜壳绦虫的中间宿主。

二、实验知识要点

【目的与要求】

1．熟悉蠓、蚋、虻、臭虫、蜚蠊的成虫形态特征。
2．了解蠓、蚋、虻、臭虫、蜚蠊各期形态。
3．熟悉蠓、蚋、虻、臭虫、蜚蠊生活史过程。

【实验内容】

（一）镜下示教标本

1．库蠓成虫玻片 放大镜或显微镜低倍观察，虫体细长，长 1～4 mm，呈褐色或亮黑色。头部近球形，复眼 1 对，复眼发达，呈肾形，在触角基部上方有浅色的单眼 1 对。触角丝状，分 15 节，各节上有轮毛，雄性比雌性多；刺吸式口器，较短，与头等长。胸部分前、中、后胸部分，中胸有翅 1 对，翅脉较简单。腹部 10 节，雌虫末端有尾须 1 对，雄虫第 9、10 节特化为外生殖器。

2．蠓幼虫玻片标本 放大镜或显微镜低倍观察，呈蠕虫状或毛虫状，体分节。四龄幼虫长达 5～6 mm，头部深褐色，胸腹部淡黄色。

3．蠓蛹玻片标本 放大镜或显微镜低倍观察，分头胸部和腹部，头胸部膨大。体长 2～5 mm，早期呈淡黄色，羽化前呈深褐色或黑色。前胸背侧面有呼吸管 1 对，腹部末节有 2 个侧突。

4．蚋成虫玻片标本 用低倍镜观察，呈黑色或棕色，体长 1.5～5 mm，头部复眼明显，雄蚋复眼较大，两复眼间几乎相连，雌蚋复眼略小，两眼间被额明显分开，无单眼；触角粗短，9～12 节，各节形状相似；触须分 5 节，刺吸式口器。胸部背面明显隆起，膜质翅 1 对，宽阔且末端圆，平衡棒 1 对。足短较粗壮，腹部最后两节特化为外生殖器。

5．温带臭虫玻片标本 用低倍镜观察，体长 4～6 mm，卵圆形，红褐色，虫体背腹扁平，遍体生有短细毛。头部两侧有 1 对突出的复眼，无单眼；刺吸式口器。前胸背板大而明显，中胸小，其背板呈倒三角形，后胸背板被翅基遮盖。后胸腹面在中、后足基部间有 1 对新月形的臭腺孔。

6．热带臭虫玻片标本 用低倍镜观察，前胸前缘的凹陷较浅，两侧缘不外延。其他形态与温带臭虫相似。

（二）大体示教标本

1. 虻成虫针插标本 肉眼观察，体长 6 ~ 30 mm，呈棕褐色或黑色，多数有鲜艳色斑和光泽，体表多细毛。头部宽大，复眼明显，雄虻两眼相接，雌虻两眼分离，单眼数目因属而异，触角短，分 3 节，触须分两节。雌虻口器具有刺吸和舐吸式口器的综合特征，称为刮舐式。翅 1 对，透明或有色斑，平衡棒 1 对。足粗壮，腹部自第 8 节起特化为外生殖器。

2. 蜚蠊成虫瓶装标本 体呈椭圆形，黄褐色或暗褐色，背腹扁平。触角 1 对，细长呈鞭状；口器为咀嚼式，有翅 2 对，前翅革质状，有明显的翅脉，后翅薄而透明。足 3 对，均粗壮多毛。雄虫腹部末端有 1 对腹刺，雌虫腹部末端腹板分叶状，有夹持卵荚的作用。

【实验报告】

绘图：蜚蠊成虫，注明结构名称。

【思考题】

1. 蠓、蚋、虻、臭虫、蜚蠊分别能传播哪些疾病？

2. 根据蜚蠊的生活习性，应如何进行防治？

第三十三章

蛛 形 纲

蛛形纲（Arachnoidea）动物的特征是虫体分头胸部及腹部，或者头胸腹愈合为一体。成虫有足4对，无触角，无翅。与人体健康有关的蛛形纲动物包括蝎亚纲、蜘蛛亚纲、蜱螨亚纲，其中蜱螨亚纲是一个重要类群。

蜱螨亚纲的虫体外形呈圆形、卵圆形或长形等不同形状。虫体由颚体与躯体组成，颚体多位于躯体前端，其中央的下方有口下板，背面有1对螯肢，口下板和螯肢组成刺吸式口器。须肢1对，位于螯肢外侧，为感觉器官，其基节愈合为颚基。躯体呈囊状，躯体腹面前半部有生殖孔，后半部有肛门。腹面有足4对。

蜱螨亚纲的节肢动物发育为半变态，生活史分为卵、幼虫、若虫和成虫。幼虫有足3对，若虫与成虫有足4对，若虫与成虫形态相似，但生殖器官尚未发育成熟。成熟雌虫可产卵、产幼虫，有的可产若虫。有的种类可进行孤雌生殖。蜱螨亚纲的种类约有5万种，很多种类可吸血、毒螫、叮刺、致敏或寄生，也可储存和传播病原体。其中具有重要医学意义的种类有蜱、革螨、恙螨、疥螨、蠕形螨、尘螨等。

实验一　蜱

一、理论知识要点

蜱（Tick）属于蜱螨亚纲的寄螨总目，寄螨目，蜱总科。成虫躯体背面有盾板的称硬皮，无盾板的称软蜱。生活史有卵、幼虫、若虫和成虫四个阶段，蜱在生活史中有更换宿主的现象，幼虫、若虫、成虫都吸血，主要栖息于森林、草原、灌木，以及小型兽类的洞穴、禽舍、鸟巢房屋的缝隙等处。多在夜间侵袭宿主，吸血量是其体重的几倍至十几倍。

蜱叮刺吸血可造成局部的充血、水肿、急性炎症反应；有些蜱种吸血可导致宿主出现蜱瘫痪，甚至死亡。此外，蜱还可以携带病原体传播细菌性疾病，如森林脑炎、克里米亚 - 刚果出血热、Q热、北亚蜱传斑点热、莱姆病、人埃立克体病、蜱传回归热等。

二、实验知识要点

【目的与要求】

1. 通过蜱类的观察掌握蛛形纲的主要形态特征。

2．认识硬蜱及软蜱，了解其主要区别。

3．熟悉蜱的生活史过程。

【实验内容】

（一）镜下示教标本

1．硬蜱成虫玻片标本　先肉眼观察其形状、大小、颚体的位置、足的数目及躯体背面盾板的大小，然后用显微镜低倍观察。

虫体呈椭圆形，分颚体和躯体两部分。颚体称假头，位于躯体前端，从背面可见，由颚基、螯肢、口下板和须肢组成。颚基位于颚体基部，与躯体相连；因蜱属不同，颚基背面形状呈矩形、三角形、六角形或梯形。雌蜱的颚基背面有1对孔区，螯肢1对，为长杆状，末端有齿，由颚基正中向前伸出，螯肢为切割工具，其外有鞘包围。口下板1个，位于螯肢腹面，生有纵列倒齿，为吸血时固定于宿主皮肤内的附着器官。须肢1对，由4节组成，须肢第1节很短，第2、3节较长。

躯体呈圆形或椭圆形。体表光滑，背面有盾板。雄蜱盾板覆盖着整个背面，后缘有纹饰，雌蜱、幼蜱和若蜱的盾板仅覆盖背面的前部。躯体腹面有围绕生殖孔向后延伸的生殖沟，在肛门之前或之后有肛沟。雄蜱腹面可有骨板，数目因蜱属而异。足4对，分基、转、股、膝、胫、跗6节，第1对足跗节背缘有哈氏器。

2．软蜱成虫玻片标本　基本形态结构与硬蜱相似。颚体位于躯体腹面前部，从背面看不见，颚基较小，一般为方形。口下板的倒齿不发达。须肢各节均为长圆柱形，躯体背腹面无大块骨板。雌、雄虫外观不易区分，雌蜱生殖孔呈横沟状，雄蜱为半月形。

（二）自学标本

1．硬蜱瓶装标本　形态同示教标本。

2．软蜱瓶装标本　形态同示教标本。

【实验报告】

绘图：硬蜱或软蜱成虫形态，并注明结构名称。

【思考题】

1．硬蜱和软蜱有哪些区别？

2．硬蜱和软蜱分别传播哪些疾病？应如何进行防治？

实验二　恙螨

一、理论知识要点

恙螨（Chigger mite）属真螨目，前气门亚科，恙螨总科。生活史有卵、前幼螨、幼螨、若蛹、若螨、成蛹、成螨七个阶段。成螨和若螨，外形呈"8"字形，营自由生活；幼螨营寄生生活，宿主范围广泛，包括多种哺乳动物、鸟类、爬行类。恙螨分布广泛，多滋生在隐蔽潮湿的多草、多鼠等场所。

恙螨叮刺人可引起恙螨性皮炎，携带病原体传播恙虫病、肾综合征出血热。

二、实验知识要点

【目的与要求】

1. 掌握恙螨幼虫的主要形态特征。
2. 了解恙螨的生活史过程。

【实验内容】

镜下示教标本——恙螨幼虫玻片标本：身体呈椭圆形，分颚体和躯体两部分，颚体位于躯体前端，足 3 对。螯肢基节呈三角形，端节爪状，须肢呈圆锥形，分 5 节，第 1 节较小，第 4 节末端有爪，第 5 节着生于第 4 节腹面内侧缘，如拇指状。

颚基在腹面向前延伸，其外侧形成螯盔 1 对。躯体背面的前端有盾板，呈长方形、梯形、五角形、半圆形或舌形，盾板上通常有 5 根毛，中部有 2 个圆形感器基，由此生出丝状、羽状或球杆状感器。盾板后方的躯体上有横列的背毛。足分 6 节或 7 节，如为 7 节则股节又分为基股节和端股节，足末端有爪 1 对，爪间突 1 个，足上多羽状毛。

【实验报告】

绘图：恙螨幼虫形态，注明结构名称。

【思考题】

1. 恙螨幼虫的形态特征有哪些？
2. 如何防治恙螨？

实验三　革螨

一、理论知识要点

革螨（Gamasid mite）属于寄螨目、革螨总科，与医学有关的种类大多属于皮刺螨科、血革螨科和厉螨科。革螨生活史分为卵、幼虫、第一若虫、第二若虫和成虫五期，大多数营自生生活，少数营寄生生活。寄生生活的革螨，多数寄生于宿主的体表，少数寄生于体内，体外寄生的革螨分为巢栖型（整个发育和繁殖过程都在宿主巢穴中进行，仅在吸血时才与宿主接触）和毛栖型（长期寄生在宿主体表，较少离开宿主）两个类型。

革螨侵袭人体刺吸血液或组织液，可引起革螨皮炎，携带病原体传播森林脑炎、Q 热、野兔热、地方性斑疹伤寒等传染病。

二、实验知识要点

【目的与要求】

1. 掌握革螨的主要形态特征。

2．了解革螨的生活史过程。

【实验内容】

1．革螨成虫玻片标本　用低倍镜观察，虫体呈卵圆形，黄色或褐色，虫体分颚体和躯体两部分。颚体位于躯体前方，由颚基、螯肢及须肢组成。螯肢由螯杆和螯钳组成，雄螨的螯钳演变为导精趾。须肢呈长棒状，基部与颚基愈合，故仅见 5 节。躯体背面具背板，背板上有刚毛。躯体腹面靠近颚体后缘的正中有一个叉形的胸叉。雌螨腹面有几块骨板，由前而后分别为胸板、生殖板、腹板及肛板；雄螨腹面的骨板常愈合为一块全腹板。雌虫的生殖孔呈横缝隙状，位于胸板之后，被生殖板遮盖；雄虫的生殖孔位于胸板前缘，呈漏斗状。气门 1 对，呈圆孔状，位于第 3、4 对足基节间的外侧，有向前延伸成管状的气门沟。足 4 对，分 6 节。

2．柏氏禽刺螨（雌虫）玻片标本　雌虫背板狭长，在第 2 对足水平处最宽，以后逐渐狭窄，末端稍尖，背面表皮密生长刚毛。生殖板狭长，后端尖细，肛板为长椭圆形，螯肢呈剪状。

【实验报告】

绘图：革螨形态，注明结构名称。

【思考题】

1．革螨对人体的危害有哪些?
2．如何防治革螨?

实验四　疥螨

一、理论知识要点

疥螨（Sarcoptid mite）属真螨目、疥螨科。寄生于人体的疥螨为人疥螨，是一种永久性寄生螨类。疥螨生活史分为卵、幼虫、前若虫、后若虫和成虫五期。疥螨寄生在人体皮肤角质层内，啮食角质组织。以其螯肢和足跗节末端的爪在皮下开凿一条与体表平行纡曲的隧道，雌虫在此隧道产卵。通常寄生于人体皮肤较柔软、薄嫩处，常见于指间、腕屈侧、肘窝、腋窝前后、腹股沟、外生殖器、乳房下等处，儿童因皮肤薄嫩，全身皮肤可被侵犯。

疥螨寄生于人和哺乳动物的皮肤表皮层内，出现丘疹、水泡、脓疱、结节、肉芽肿，引起一种有剧烈瘙痒的顽固性皮肤病，即疥疮。

二、实验知识要点

【目的与要求】

1．掌握疥螨的主要形态特征。
2．掌握疥螨的检查方法。
3．了解疥螨的生活史过程。

【实验内容】

（一）镜下示教标本

疥螨成虫玻片标本：用低倍镜观察，虫体近圆形或椭圆形，背面隆起，呈乳白或浅黄色。雌螨大小为（0.3～0.5）mm×（0.25～0.4）mm；雄螨为（0.2～0.3）mm×（0.15～0.2）mm。颚体短小，位于前端，螯肢如钳状，尖端有小齿，须肢分 3 节。躯体背面有横形的波状横纹和成列的鳞片状皮棘，躯体后半部有几对杆状刚毛和长鬃。腹面光滑，仅有少数刚毛和 4 对足，足短粗，分 5 节，呈圆锥形。前两对足与后两对足之间的距离较大，足的基部有角质内突。雌、雄螨前 2 对足的末端均有长柄的爪垫，称吸垫。雌虫后 2 对足的末端均具长刚毛，而雄虫的第 4 对足末端具吸垫。雌螨的产卵孔位于后 2 对足之前的中央，呈横裂缝状；雄螨的外生殖器位于第 4 对足之间略后处。雌、雄螨肛门均位于躯体后缘正中。

（二）技术操作

1. 疥螨针挑检查法 此法适用于隧道或水疱样皮损。先仔细观察隧道，然后于盲端处找出淡黄色虫点，疥疮用消毒针头从侧旁刺入，在其底部把虫体挑出。水疱者，多在疱边缘处可找到虫点，按上述方法将其挑出。将挑出物置于载物玻片，加一滴生理盐水，盖上盖玻片，用放大镜或置于低倍镜下观察。在低倍镜下观察时可看清疥螨全貌，有时还能见到虫体的残体、虫卵、粪便等。

2. 皮肤刮片法 挑选早期丘疹，滴少许液状石蜡或植物油于皮损上，然后用外科刀在皮损表面轻刮数下，直至石蜡或植物油内出现小血点为止。将刮取物置于载玻片上，置于低倍镜下或用放大镜观察。

3. 解剖镜直接检查 采用解剖镜直接检查皮损部位，发现有隧道和其盲端的疥螨轮廓，用手术刀尖端挑出疥螨端，即可确诊。阳性率可达 97.5%。

注意事项：①在刀刃或病损上滴少许液状石蜡或植物油再取材，可提高疥螨检出率。②使用后的消毒针头或刀片等器具应消毒并放入指定的废弃物收集处妥善处理，防止疥螨感染和刺割伤害发生。

【实验报告】

绘图：疥螨成虫形态，注明结构名称。

【思考题】

1. 疥螨形态特征有哪些？
2. 疥螨有何致病特点？如何防治疥螨？

实验五　蠕形螨

一、理论知识要点

蠕形螨（Demodicid mite）属真螨目，肉食蠕螨总科，蠕形螨属，是一类永久性寄生螨。寄生于人和哺乳动物的毛囊和皮脂腺内。寄生于人体的螨有两种，即毛囊蠕形螨和皮脂蠕形螨。

两种螨生活史相似，分为卵、幼虫、若虫和成虫四个阶段。各阶段均寄生于人体皮肤。蠕形螨在人体的主要寄生部位：额、鼻、鼻沟、头皮、颏部、颧部和外耳道，还可寄生于颈、肩背、胸部、乳头、大阴唇、阴茎和肛门等处。毛囊蠕形螨寄生于毛囊，一个毛囊内常有多个虫体群居。皮脂蠕形螨常单个寄生于皮脂腺或毛囊中。蠕形螨生活史各期呈负趋光性，但对温度较敏感，发育最适宜的温度为 37 ℃。

蠕形螨主要刺吸宿主细胞和取食皮脂腺分泌物，也以皮脂、角质蛋白和细胞代谢物为食。可引起毛囊炎、脂溢性皮炎，引起毛囊扩张，上皮角化过度或角化不全，还与酒渣鼻、痤疮等皮肤病的发生有关。

二、实验知识要点

【目的与要求】

1. 掌握蠕形螨的主要形态特征。
2. 掌握蠕形螨的检查方法。
3. 了解蠕形螨的生活史过程。

【实验内容】

（一）镜下示教标本

1. 毛囊蠕形螨成虫玻片标本　用低倍镜观察，成虫体细长呈蠕虫状，乳白色，半透明，体长为 0.15～0.30 mm，雌螨略大于雄螨。颚体宽短呈梯形，位于躯体前端，螯肢针状，须肢分 3 节，端节有倒生的须爪。足粗短呈芽突状，足基节与躯体愈合成基节板，其余各节均很短，呈套筒状，跗节上有 1 对锚叉形爪，每爪分 3 叉。雄螨的生殖孔位于足体背面前半部第 1、2 对背毛之间；雌螨的生殖孔位于腹面第 4 对足基节板之间的后方。末体细长如指状，体表有环形皮纹。

2. 皮脂蠕形螨成虫玻片标本　形状大体与毛囊蠕形螨相似。皮脂蠕形螨粗短，末体约占虫体全长的 1/2，末端略尖，呈锥状。而毛囊蠕形螨较细长，末体约占虫体全长的 2/3 以上，末端较钝圆。

（二）技术操作

1. 挤压涂片法　通常采用痤疮压迫器刮取，或者用手挤压，或者用弯镊子、曲别针等刮取受检部位皮肤，用消毒弯镊将刮出的皮脂分泌物置于载玻片上，加 1 滴甘油或液状石蜡，涂开后加盖片镜检。

2. 透明胶纸粘贴法　晚上睡前清洗面部，将透明胶纸（5 cm 左右）粘贴于面部的额、鼻、鼻沟、颧及颏部等处，至次晨取下贴于载玻片上镜检。此法检出率高，简便易行，无痛苦。

【实验报告】

绘图：毛囊蠕形螨或皮脂蠕形螨成虫形态，注明结构名称。进行蠕形螨自体检查，并书写蠕形螨自检报告。

【思考题】

1. 两种蠕形螨的形态和生活史有何异同？
2. 如何预防蠕形螨的感染？

实验六　尘螨

一、理论知识要点

尘螨（Dust mite）分类上属于真螨目，麦食螨科。在已知的 34 种尘螨中，与人类过敏性疾病关系最密切的主要有屋尘螨、粉尘螨和小角尘螨。

尘螨的生活史分卵、幼虫、第一若虫、第二若虫和成虫五个阶段。尘螨分布广泛，普遍存在于人类居住场所的尘埃中，屋尘螨主要滋生于卧室内的枕头、褥被、软垫和家具中。粉尘螨可在面粉厂、棉纺厂及食品仓库、中药仓库等的地面以粉末性物质（如面粉、棉籽饼、动物皮屑和真菌等）为食，并大量滋生。

尘螨是一种强烈的过敏原，可引起尘螨性哮喘和过敏性鼻炎。

二、实验知识要点

【目的与要求】

1. 掌握尘螨的主要形态特征。
2. 了解尘螨的生活史过程。

【实验内容】

镜下示教标本——尘螨成虫玻片标本：用低倍镜观察，体长，呈椭圆形，乳黄色，大小为（0.2～0.5）mm×（0.1～0.4）mm。颚体位于躯体前端，螯肢呈钳状。躯体表面有指纹状的细密或粗皱的皮纹，躯体背面前端有狭长盾板。雄虫体背后部还有后盾板，两侧臀盾1对，背面前端有1对长鬃，尾端有2对长鬃。生殖孔在腹面正中，雌性为生殖孔，雄性为阳茎。肛门靠近后端，雄螨肛区呈菱形，有肛吸1对。躯体有足4对，跗节末端具爪和钟罩形爪垫各1个。

【实验报告】

绘图：毛尘螨成虫形态，注明结构名称。

【思考题】

对人体有危害的尘螨有哪些？

第六篇　医学微生物学

第三十四章

细菌形态与结构的观察

实验一　细菌不染色标本的观察

【实验目的】

了解细菌不染色标本的观察方法。

【实验准备】

1. 变形杆菌、葡萄球菌 8～12 小时肉汤培养物。
2. 盖玻片、载玻片、凹玻片、接种环、镊子、光学显微镜、香柏油、酒精灯、凡士林。

【内容和方法】

1. 原理　有鞭毛的细菌在液体培养基中可运动，而无鞭毛的细菌只发生分子颤动，以此可观察和了解细菌的运动能力。

2. 方法

（1）压滴法：用接种环取变形杆菌、葡萄球菌 8～12 小时肉汤培养物各 2～3 环，分别置于两张载玻片的中央。再用镊子夹住盖玻片覆盖于菌液上。覆盖时，先使盖玻片一边接触菌液，缓缓放下，以玻片之间不产生气泡、菌液也不外溢为适。标本立即置显微镜下观察，先用低倍镜找到标本，再用高倍镜观察。

（2）悬滴法：取凹玻片 2 张，在凹窝周围涂少量凡士林。然后取变形杆菌、葡萄球菌 8～12 小时肉汤培养物各 1 环，分别置于盖玻片的中央。将凹玻片反转，使凹窝对准盖玻片中央，覆于其上，轻轻按压，使粘住盖玻片后再反转，液滴即悬垂于凹窝中央。在显微镜下先用低倍镜找到悬滴边缘，再换高倍镜观察。

3. 结果　无论是压滴法还是悬滴法，有鞭毛的细菌可见到细菌细胞发生位移现象，而没有鞭毛的菌细胞不发生位置变化。

【注意事项】

1. 压滴法制备标本片时，盖玻片的一边接触菌液，轻轻向前推的同时缓缓放下。
2. 观察时，适当降低聚光器及缩小光圈，使视野光线变暗。

【思考题】

细菌不染色标本的检查有何实际意义？

实验二   细菌的鉴别——染色法

【实验目的】

1．了解细菌的单染色法及一般原理。

2．掌握细菌涂片标本的制备及革兰氏染色法。

【实验准备】

1．大肠埃希菌和白色葡萄球菌 18 ～ 24 小时斜面培养物。

2．载玻片、接种环、光学显微镜、香柏油、记号笔、酒精灯。

3．灭菌生理盐水、碱性亚甲蓝（美蓝）或苯酚（石炭酸）复红染液、革兰氏染色液。

【内容和方法】

（一）单染色法

1．原理　单染色法是用一种染料，如碱性亚甲蓝或苯酚复红稀释液等，使细菌染成一种颜色。此法只能显示细菌的形态大小，但对细菌无鉴别价值。

2．方法

（1）涂片：取洁净载玻片 1 张，在背面用记号笔划出两个涂片范围，并用数字或字母标记，用接种环各加生理盐水 1 ～ 2 环，接种环在酒精灯外焰上灭菌，冷却后先蘸取斜面培养物白色葡萄球菌少许与盐水混匀，涂成直径 1 cm 的均匀薄膜涂片。接种环灭菌冷却后，再蘸取斜面培养物大肠埃希菌少许与另一端的盐水混匀，涂成直径 1 cm 的均匀薄膜。如用液体标本（液体培养物、痰液、尿液、脓汁等）可直接涂片，无须用生理盐水。

（2）干燥：涂片最好在室温下自然干燥，必要时可将涂膜向上，小心间断地在弱火高处略烘，以助水分蒸发，但切勿紧靠火焰，以免涂膜烤枯，染色后难以检测。

（3）固定：手持干燥后的玻片一端（涂膜向上）在酒精灯火焰上快速地来回通过 3 次，注意温度不可太高，以玻片涂膜反面触及皮肤觉烫而尚能忍受为度。其目的为杀死细菌并使菌体与玻片黏附较牢，在染色时不致被染液和水冲掉；还可使菌体蛋白变性易着色。

（4）染色：滴加碱性亚甲蓝或稀释苯酚复红液 1 ～ 2 滴，使染液盖满涂片，染 1 ～ 2 分钟后，用流水冲去染液，吸水纸吸干，油镜检查。

3．结果观察　无论是葡萄球菌还是大肠埃希菌都被染成一种颜色（蓝色或红色）。

（二）革兰氏染色法

革兰氏染色法（Gram stain）是 1884 年丹麦细菌学家 Christian Gram 创建的，是细菌学中最为经典的染色法。其基本步骤是标本经涂片固定后，先用甲紫（结晶紫）初染，再用碘液媒染，使甲紫染液与细菌结合更为牢固，然后用 95% 乙醇溶液脱色，最后用苯酚复红稀释液复染。此法可将细菌染成两大类：不被乙醇溶液脱色仍保留紫色的为革兰氏阳性菌，被乙醇溶液脱色后复染成红色的为革兰氏阴性菌。

1．原理　革兰氏染色法的原理尚未完全阐明，主要与下列诸因素有关。

（1）通透性学说：革兰氏阳性菌细胞壁结构比较致密，肽聚糖层厚，脂质含量少，乙醇不易透入，反而可使细胞壁脱水而形成一道屏障，阻止染料向细胞外渗。革兰氏阴性细菌细胞壁疏松，肽聚糖层很薄，而外膜、脂蛋白、脂多糖均含有大量脂质，易被乙醇溶解，致使细胞壁通透性增高，细胞内的甲紫 - 碘复合物容易被乙醇溶解而脱出。

（2）等电学说：革兰氏阳性菌等电点（pH 2～3）比革兰氏阴性菌（pH 4～5）低，一般染色时染液的酸碱度在 pH 7.0 左右，电离后阳性菌带的负电荷比阴性菌多，因此与带正电荷的结晶紫染料结合牢固，不易脱色。

（3）化学学说：革兰氏阳性菌细胞内含有某种特殊化学成分，一般认为是核糖核酸镁盐与多糖的复合物，它和染料（媒染剂复合物）相互结合，使已着色的细菌不易脱色。

2．革兰氏染色液的配制

（1）甲紫染液：取甲紫 14.0 g，溶于 95% 乙醇溶液 100 ml 中，制成甲紫乙醇饱和液。取出此饱和液 20 ml 与 1% 草酸铵水溶液 80 ml 混匀。

（2）碘液：先将碘化钾 2.0 g 溶于约 2 ml 蒸馏水中，再加碘片 1.0 g 略加振摇，待碘片完全溶解后，再加蒸馏水至总量为 300 ml。

（3）稀释苯酚复红染液：取碱性复红 10.0 g 或碱性复红（新）40 g 溶于 95% 乙醇溶液 100 ml 中，配成碱性复红乙醇饱和液。取此饱和液 10 ml 与 5% 苯酚水溶液 90 ml 混匀，配成苯酚复红原液。

3．方法

（1）初染：在已固定好的细菌涂膜上滴加甲紫染液数滴，将涂膜面覆盖为宜，室温作用 1 分钟后，用细流水轻轻冲洗，并倒掉玻片上剩余的水。

（2）媒染：滴加媒染剂碘液数滴，室温作用 1 分钟，用细流水冲洗，并倒掉玻片上剩余的水。

（3）脱色：滴加 95% 乙醇溶液数滴，轻轻摇动玻片使均匀脱色，斜持玻片将脱掉的紫色随乙醇溶液流去，再滴加乙醇溶液，直到流下的液体无色或呈淡紫色为止，约作用 30 秒，立即用细流水冲洗乙醇并倒掉玻片上剩余的水。

（4）复染：滴加稀释苯酚复红染色液复染约 30 秒后，用细流水冲洗，并倒掉玻片上剩余的水。

（5）镜检：将染色标本晾干后，滴香柏油，用油镜观察，革兰氏阳性菌被染成紫色，革兰氏阴性菌被染成红色。

【注意事项】

1．制备标本片时，涂片不可过厚，一定要涂成薄膜。

2．革兰氏染色时，关键的环节是脱色。若脱色不够，革兰氏阴性菌可被染成阳性菌；若脱色过度，革兰氏阳性菌可呈现革兰氏阴性菌的结果。

【思考题】

1．为什么接种环在使用前、后都必须烧灼灭菌？忽略此步骤会有什么危害？

2．革兰氏染色法为何称为鉴别染色法？革兰氏染色有何实际意义？

实验三　细菌的特殊染色法

【实验目的】

学习并掌握细菌鞭毛、芽孢及荚膜染色方法。

【实验准备】

1．变形杆菌 18～30 小时肉汤培养物、枯草杆菌培养 3～5 天培养物。

2. 盖玻片、载玻片、毛细滴管、接种环、滤纸、光学显微镜、香柏油、标记笔。

3. 鞭毛染色液、芽孢染色液、荚膜染色液、墨汁等。

【内容和方法】

一、鞭毛染色法

1. 原理 细菌的鞭毛很纤细，直径 12 ～ 30 nm，用光学显微镜无法直接观察到，须用特殊染色法使鞭毛增粗后才能在普通光学显微镜下看到。鞭毛染色是借媒染剂和染色剂的沉积作用，染色前先用媒染剂（鞣酸）处理，让它沉积在鞭毛上，使鞭毛直径增粗，然后再进行染色（碱性复红或甲紫），细菌的鞭毛能被碱性复红乙醇饱和溶液着色，其原理在于，在染色过程中随着乙醇的蒸发，其染料沉积在鞭毛上，使鞭毛着色。

2. 染液的配制 ① 20% 钾明矾饱和液 2 ml；② 5% 苯酚溶液 2 ml；③ 20% 鞣酸溶液 2 ml；④碱性复红（11 g 碱性复红溶于 100 ml 95% 乙醇溶液中）或甲紫乙醇饱和液 1.5 ml。

将上述①②③液按比例混匀加热，一边振摇，一边缓慢地将④液滴加进去，直到完全溶解，过滤备用。

3. 方法

（1）鞭毛菌的培养及标本片制备：将变形杆菌（或其他鞭毛菌）接种于 2% 普通琼脂平板之一侧（采用点种法），37 ℃培养箱培养 12 小时，取远离接种点的细菌，如上法接种到另一 2% 普通平板之一侧。置 37 ℃培养 6 小时。近离接种点的细菌鞭毛细、菌体较短；远离接种点的细菌鞭毛粗、菌体长，根据所需取适宜部位细菌混悬于盛有无菌双蒸水的平皿内，使其浓度在 6 ～ 9 亿 / 毫升混浊度，于室温放置 10 ～ 15 分钟，使鞭毛膨大。然后用毛细滴管将菌液滴于无油脂的洁净玻片上，倾斜玻片任菌液流开，使之成为均匀薄膜，置室温自然干燥，或者用 37 ℃温箱烘干（切勿火焰固定）。

（2）染色镜检：在干燥标本片上滴加染液 1 ～ 2 滴，使覆盖于薄膜，作用 1 ～ 2 分钟后，轻轻用水冲，干后镜检，菌体被染成红色（或深紫色），鞭毛呈淡红色（或淡紫色）

二、芽孢染色法

1. 原理 芽孢于普通染色法不易着色，若加温可使其渗透性增强，可以吸收碱性染料而着色，着色后，一般不易被脱色。

芽孢染色法是利用细菌的芽孢和菌体对染料的亲和力不同的原理，用不同的染料进行染色，使芽孢和菌体呈不同的颜色而便于将其区分的一种染色方法。细菌的芽孢具有高度的折光性，外膜致密，渗透性低，着色、脱色均困难。通常芽孢染色采用苯酚复红在加热条件下进行，染色完毕用水冲洗。因苯酚复红是弱碱性染料，与菌体结合较差，因此易被水冲洗掉，而芽孢中的苯酚复红却难溶于水，水洗后再用碱性亚甲蓝加以复染。结果菌体呈蓝色，芽孢呈红色。

2. 染料配制

（1）苯酚复红原液：配法见革兰氏染色

（2）碱性亚甲蓝溶液：取亚甲蓝 2.0 g，溶于 95% 乙醇溶液 100 ml 中配成亚甲蓝乙醇饱和液。取此液 30 ml 与 0.01% 氢氧化钾水溶液 100 ml 混匀。

3. 方法

（1）涂片：用枯草杆菌培养物涂片，自然干燥，火焰固定。

（2）染色：滴加苯酚复红染液于涂片上，并用弱火加热，使其冒蒸气，持续约 5 分钟，冷却后水洗。

再用 95% 乙醇溶液脱色 2 分钟，水洗。碱性亚甲蓝复染 1 分钟，水洗。

（3）结果观察：晾干后加香柏油，用油镜观察，菌体为蓝色，芽孢为红色。

三、荚膜染色法

1. 原理　荚膜为细菌细胞壁外围的黏液性物质，对一般碱性染料亲合力低，不易着色，必须通过特殊染色法或衬托染色（墨汁负染色法）方能清晰辨认出荚膜。

2. Tyler 方法　涂片在空气中自然干燥。先加 1% 甲紫染液，室温保持 5～7 分钟后，倒去染液，再用 20% 硫酸铜水溶液冲洗，脱色要适度（冲洗两遍）。用吸水纸吸干并立即加 1～2 滴香柏油于涂片处，以防止硫酸铜结晶的形成。先用低倍镜再用高倍镜观察。结果为背景呈蓝紫色，菌体呈紫色，荚膜为无色或浅紫色。

3. 负染色法（湿墨水法）　加 1 滴墨水于洁净的载玻片上，挑取 2～3 环菌体与其充分混合均匀。放一清洁盖玻片于混合液上，然后在盖玻片上放一张滤纸，向下轻压，吸去多余的菌液。先用低倍镜、再用高倍镜观察。结果为背景灰色，菌体较暗，在其周围呈现一明亮的透明圈即为荚膜。

【注意事项】

1. 鞭毛染色时，鞣酸及钾明矾必须加温溶解，否则染色不佳，以新配的染液为宜，但新配染液染色时间不能过长，否则会出现许多黑点。

2. 荚膜染色时，因荚膜很薄涂片不宜用力过猛，不要滴加水，以防破坏荚膜原形。

3. 荚膜富含水分，制片时应自然干燥，不可加热固定，以防荚膜受热失水收缩变形影响结果观察。

【实验报告】

绘图说明你所观察到细菌的菌体和鞭毛、芽孢及荚膜的形态。

第三十五章

细菌的培养与消毒灭菌

实验一　基础培养基的制备

【实验目的】

1. 掌握基础培养基的制备方法。
2. 了解细菌生长的基本营养条件。

【实验原理】

充足的营养物质可以为细菌的新陈代谢及生长繁殖提供必需的原料和能量，一般包括水、碳源、氮源、无机盐和生长因子等。用人工方法将这些营养物质按比例混合配制而成的营养制品即培养基。另外培养基还需调整适宜微生物生长的酸碱度及渗透压，此外，还要有适宜的温度和气体环境并经过灭菌处理。培养基按物理状态分为液体、固体和半固体培养基三大类。按其营养组成和用途则分为基础培养基、增菌培养基、厌氧培养基、鉴别培养基及选择培养基。本实验主要介绍基础培养基的制备过程。

【实验准备】

1. 营养肉汤粉、营养琼脂粉、琼脂、0.1 mol/L NaOH 溶液、酚磺酞（酚红）指示剂、蒸馏水。
2. 量筒、分液器、试管、三角瓶、无菌平皿、试纸、天平、电炉、高压灭菌器。
3. 普通琼脂培养基、脱纤维兔血或羊血。

【内容和方法】

基础培养基按物理性状分为肉汤培养基、肉汤琼脂固体培养基、肉汤琼脂半固体培养基、血液琼脂培养基四种。制备方法如下。

（一）**肉汤培养基**

称取 18 g 营养肉汤粉加入 1000 ml 蒸馏水中。用玻璃棒搅拌加热至完全溶解，待冷却到 40 ~ 50 ℃时，用 0.1 mol/L NaOH 溶液调节 pH 至 7.6。按所需分装于试管或三角瓶中，塞好管口或瓶口置高压灭菌器内 121.3 ℃、15 ~ 20 分钟灭菌，4 ℃冰箱冷藏备用。

（二）**肉汤琼脂固体培养基**

肉汤琼脂固体培养基是常用的固体培养基，又称普通琼脂培养基。琼脂对细菌无营养作用，其特征是 100 ℃熔化，40 ℃以下时凝固。因此，可将其加入肉汤中，趁热可制成普通琼脂斜面、普通琼脂平板等不同类型的固体培养基，供细菌的分离培养、增菌培养等使用。

称取 41 g 营养琼脂粉加入 1000 ml 蒸馏水中搅拌加热至完全溶解，以 0.1 mol/L NaOH 调节 pH 至

7.6，分装于三角瓶或试管内，加塞后置高压灭菌器内 121.3 ℃灭菌 15 ～ 20 分钟，取出，趁热将试管倾斜一定角度放置，待琼脂凝固即成普通琼脂斜面培养基。三角瓶内的培养基冷却到 50 ～ 60 ℃时，以无菌操作将其倾注于灭菌平皿内（15 ～ 20 ml），凝固后即成琼脂平板培养基。

（三）肉汤琼脂半固体培养基

在上述制备的肉汤培养基中，加入 0.5% 琼脂，加热溶解后用 0.1 mol/L NaOH 调节 pH 至 7.6，分装于试管内（每管约 3 ml），塞好试管口，置高压灭菌器内 121.3 ℃、15 ～ 20 分钟灭菌即成。此培养基供观察细菌动力和保存菌种使用。

（四）血液琼脂培养基

脱纤维血液的制备：将采取的全血以无菌操作注入装有玻璃珠（10 ～ 20 个直径 5 mm 左右）的灭菌三角瓶中，塞好棉塞，单方向摇动烧瓶 5 ～ 10 分钟以脱去纤维蛋白使血液不凝固即成脱纤维血。

将已制成的普通琼脂培养基加热溶化，待冷却至 55 ℃左右时，以无菌操作加入 5% ～ 10% 的脱纤维兔血或羊血，混匀（注意勿产生气泡）后分装于灭菌试管或无菌平皿制成血琼脂斜面或血琼脂平板，放置 37 ℃ 24 小时进行质量监测，若无菌生长即可应用或放置冰箱冷藏备用。

【注意事项】

1．滴加酸碱溶液时必须一滴一滴加入，不可过量。
2．溶解培养基时最好用水浴加热。

【思考题】

1．影响细菌生长繁殖的条件是什么？
2．什么是培养基？培养基按用途和物理性状可分为哪几种？

实验二　细菌的分离与培养

【实验目的】

1．掌握无菌操作技术及细菌的分离方法。
2．熟悉细菌的培养方法。
3．了解细菌在不同培养基上的生长情况。

【实验准备】

1．接种环、接种针、酒精灯、火柴、恒温培养箱、厌氧培养箱。
2．普通琼脂平板、琼脂斜面培养基、肉汤培养基、半固体培养基、血琼脂平板。
3．葡萄球菌、大肠埃希菌、脑膜炎双球菌、厌氧菌、枯草杆菌。
4．碳酸氢钠（重碳酸钠）、浓盐酸、1% 氢氧化钠溶液、石蜡、高效干燥剂分子筛 3A、105 型脱氧催化剂（钯粒）、亚甲蓝、溴麝香草酚蓝。
5．N_2、H_2 和 CO_2 等气体。

【内容和方法】

（一）细菌的接种技术

1.平板划线接种法（分离培养法）　接种环和接种针是细菌实验中常用的工具，由绝缘柄、金属柄和金属丝三部分组成。接种环常用于涂片标本的制作、细菌划线分离和细菌纯培养。接种针主要用于挑取单个菌落和半固体培养基穿刺接种。具体操作如下。

（1）平板划线时右手持笔状拿接种环，先在酒精灯外焰中烧红金属丝部分，再把金属柄的部分在火焰中边捻动往返通过3次使其灭菌。冷却后，按无菌操作取标本（葡萄球菌与大肠埃希菌混合菌液）一环。

（2）左手斜持（呈45°）琼脂平板，略开盖，靠近酒精灯火焰，将接种环上的菌液接种于平板表面一侧边缘作原划线。

（3）烧灼接种环，冷却后将接种环自原划线的末端蘸取少许菌液，使接种环与平板表面呈30°～40°，用腕力将接种环在平板表面来回划线。划线要密，但不能重叠，充分利用平板的面积，不要划破琼脂表面，并注意无菌操作，防止空气中微生物的污染。

（4）接种完后，盖平皿盖，将平皿倒置经37℃18～24小时培养后取出，观察划线上的菌落，按菌落的大小、凸起、表面、边缘、透明度、颜色等特征的不同，用于菌种鉴定。

也可用分区划线法，与上述同法右手持接种环烧灼灭菌后，从含菌试管中取菌液一环。打开平皿盖，将蘸菌接种环在琼脂平板培养基表面之一端（约占平板总面积的1/5）涂成一薄膜后开始向下来回划线，划线要密但不重复。将接种环通过火焰灭菌，待冷却后即从原划线末端将接种环先通过1～2次，再做第二段连续划线。划线毕用火焰灭菌接种环，冷却后用同样方法蘸取细菌划线，共计4～5次。接种完后盖好平皿盖，将接种环烧灼灭菌搁置试管架上。通过区段划线，细菌数会逐渐减少，经过培养可获得单个菌落。

2.斜面培养基接种法

（1）左手握含菌管（葡萄球菌或大肠埃希菌）及接菌种管下端，两管口平齐，接菌种管斜面朝上。含菌管在外、接菌种管在内；右手持接种环并用环指与小指夹住两管棉塞，在火焰旁缓缓拔出，管口立即通过火焰灭菌。

（2）将灭菌过的接种环稍冷却后插入含菌管内，挑取菌液一环，立即移入接菌种管内，从斜面底部向上轻轻来回作连续划线，接种环烧灼后放回原处。

3.液体培养基接种法　按上法左手持试管，右手将烧灼过的接种环插入含菌管，待冷却后，蘸取菌液一环，立即移入接菌种管中，在接近液面的管壁上轻轻研磨，然后将试管稍倾斜，使菌液混合于培养基中。

4.半固体培养基接种法

（1）将烧灼过的接种针冷却后插入含菌管，蘸取少许菌液，立即垂直插入半固体培养基的中心至接近于管底处（深度达培养基的2/3或3/4），不可直刺至管底，然后沿原穿刺线退出。

（2）管口火焰灭菌后，塞上棉塞，接种针烧灼灭菌后放回原处。

（3）培养后，有鞭毛的细菌有动力，细菌像树根样四周扩散生长，而无鞭毛的细菌无动力，只沿穿刺线生长。

将上述已接种好的培养物，用记号笔写好标签（接种的菌名、接种者姓名及日期、班组等），放置37℃箱内培养，18～24小时后取出观察结果。

（二）细菌的培养技术

1.一般培养法　又称需氧及兼性厌氧培养法，将一定数量的细菌接种于液体培养基、半固体培养基、斜面培养基、平板等，置于37℃恒温箱中培养18～24小时，多数细菌即可于培养基中生长繁殖。但菌量很少或繁殖速度较慢的细菌须培养3～7天，甚至1个月才能生长繁殖（如结核分枝杆菌）。

2．二氧化碳培养法　是将某些细菌，如奈瑟菌属的细菌、肺炎球菌、布鲁杆菌等再含有 5% ～ 10% CO_2 的环境中进行培养的方法。产生 CO_2 的方法很多，常用的方法有烛缸法、化学法和二氧化碳培养箱法。

（1）烛缸法：将已接种好的细菌或标本的血琼脂平板置容量约 2000 ml 的磨口标本缸或干燥器内，缸盖及缸口周围涂上凡士林，将点燃的蜡烛直立于缸内离缸壁一定距离的位置，盖好缸盖，置于 37 ℃ 恒温箱中进行培养（缸内燃烛于 0.5 ～ 1 分钟因缺氧而自行熄灭，此时容器内 CO_2 含量为 5% ～ 10%）。

（2）化学法（碳酸氢钠盐酸法）：按每升容积加入碳酸氢钠 0.4 g 与浓盐酸 0.35 ml 的比例分别将两者置于容器（平皿）内，连同容器置于标本或干燥器内，盖紧缸盖后倾斜容器，使盐酸与碳酸氢钠接触生成 CO_2，以利于细菌生长。

（3）二氧化碳培养箱法：是通过在培养箱箱体内模拟形成一个类似细胞/组织在生物体内的生长环境。培养箱是具有稳定的温度（37 ℃）、稳定的 CO_2 水平（5%）、恒定的酸碱度（pH 7.2 ～ 7.4）、较高的相对饱和湿度（95%），以对细胞/组织进行体外培养的一种装置。

3．厌氧培养法（厌氧箱培养法）　培养厌氧菌时，须将培养基中或培养环境中的氧气去除，或者将氧化型物质还原，以降低其氧化还原电势，使厌氧菌生长。现有的厌氧培养法甚多，主要有物理学方法、化学方法、生物学方法和混合法四种。

（1）物理学方法：包括遮断空气法、煮沸法、真空法和空气置换法等。

（2）化学方法：包括碱性焦性没食子酸法、李伏夫（B M Jibbob）法等。

（3）生物学方法：包括与需氧菌共生好氧法、燕麦发芽法和疱肉法等。

（4）混合法：包括厌氧罐（袋）法、厌氧手套箱法或厌氧室法、空气置换铁丝绒法等。

（三）细菌在培养基中的生长情况观察

1．细菌在液体培养基中生长情况　肉汤培养基在未接种细菌前是澄清的，接种细菌后可有以下 3 种生长现象。

（1）均匀混浊状态：整管液体变混浊。

（2）沉淀生长：上层培养液澄清，管底有絮状或颗粒状沉淀物（链状的细菌）。

（3）表面生长：培养液澄清，液面形成一层菌膜（专性需氧菌）。

2．细菌在固体培养基中生长情况　通过分离培养，细菌可在固体培养基上形成单个菌落，纯培养是检查、鉴定细菌很重要的第一步。

（1）菌落为鉴定细菌的重要指标之一，主要从以下几点观察。

大小：菌落直径以 mm 表示，也可按习惯描述为针尖大、粟粒大等。大菌落的直径为 4 ～ 6 mm 或大于 6 mm；中等菌落的直径为 2 ～ 4 mm；小菌落的直径为 1 ～ 2 mm；细小菌落的直径小于 1 mm。

形状：圆形、卵圆形、羽毛状、不规则形、放射状等。

颜色：无色、白色、黄色、绿色、红色等。

气味：无味、臭味。

透明度：透明、半透明、不透明等。

表面：光滑或粗糙、湿润或干燥等；凸起、扁平、中心凹陷等；皱纹、颗粒状等。

边缘：整齐、不整齐（可有颗粒样、羽毛样、锯齿状、毛发状等）。

溶血性：完全溶血（β 溶血）、不完全溶血（α 溶血）和不溶血表面。

（2）根据以上观察特点，可将菌落分为三个类型。

光滑型菌落（S 型菌落）：新分离的细菌大多表面光滑、湿润、边缘整齐。

粗糙型菌落（R 型菌落）：菌落表面粗糙、干燥、呈皱纹或颗粒状，边缘大多不整齐。

黏液型菌落（M 型菌落）：菌落表面黏稠、有光泽，似水珠状。

3．细菌在半固体培养基中生长情况　半固体培养基黏度低，无鞭毛细菌沿穿刺线生长，接种线清晰，培养基澄清；有鞭毛的在培养基中仍可自由游动，沿穿刺线呈羽毛状或云雾状混浊生长，接种线模糊不清，周围培养基变混浊；借此可以判断细菌有无动力。

【思考题】

1．分离细菌的常用方法有几种？各有何用途？
2．培养细菌的常用方法有哪些？
3．厌氧性细菌为什么必须在厌氧环境中培养？

实验三　细菌的生化反应

【实验目的】

1．掌握细菌生化反应几种常用试验的基本原理及方法。
2．了解糖发酵试验、V-P 试验、甲基红试验、吲哚试验、枸橼酸盐试验、硫化氢试验、尿素酶试验的结果判定及用途。

【实验准备】

1．大肠埃希菌、伤寒杆菌、产气杆菌、变形杆菌 18 ～ 24 小时斜面琼脂培养物。
2．单糖发酵管、葡萄糖蛋白胨水培养基、蛋白胨水培养基、枸橼酸盐斜面琼脂培养基、枸橼酸铁或醋酸铅培养基、尿素培养基。
3．40% KOH 溶液、50% α- 萘酚乙醇溶液、甲基红指示剂靛基质试剂（对二甲基氨基苯甲酸）。
4．温箱、接种环、接种针、酒精灯、试管、高压蒸气灭菌器。

【内容和方法】

（一）糖发酵试验

1．原理　各种细菌所具有的酶不完全相同，对营养物质（糖、蛋白质）的分解能力也不同，因而其代谢产物有别。有的产酸且产气而有的仅产酸不产气。因此可以用以鉴别细菌，尤其是肠道细菌。

2．单糖发酵管的制备

（1）配方：各种糖（如葡萄糖、乳糖、麦芽糖、甘露醇和蔗糖）；pH 7.6 的蛋白胨溶液、1.6% 的溴甲酚紫。

（2）制法：将 1.6% 的溴甲酚紫水溶液 1 ml 加入 pH 7.6 的蛋白胨水 1000 ml 中摇匀。每 200 ml 为一份，分装到已标好"葡""乳""麦""甘""蔗"字样的 5 个锥形瓶中。在五瓶液体中分别加入五种糖，糖的最终浓度为 1%。将五种糖培养基分别装入已备小导管的试管中，每管 3 ～ 4 ml。经 115.2 ℃ 15 分钟糖发酵管高压蒸气灭菌后备用。

3．方法及结果

（1）用灭菌接种环分别刮取大肠埃希菌和伤寒杆菌培养物少许，分别接种于五种糖发酵管中，置 37 ℃温箱中培养 18 ～ 24 小时，观察结果。

（2）如见单糖发酵管紫色未变时为细菌不分解糖，以符号"－"表示；如培养基中指示剂（溴甲酚紫）变为黄色时为细菌分解该糖产酸，以符号"+"表示。培养基不仅指示剂变黄而且小导管中有气泡产生时，则为细菌分解糖产酸又产气，以符号"⊕"表示。实验结果为大肠埃希菌对葡萄糖、乳糖发酵均产酸产气。伤寒杆菌对葡萄糖发酵产酸，对乳糖不分解。

（二）V-P（voges-proskauer）试验

1．原理　大肠埃希菌和产气杆菌均能发酵葡萄糖，产酸产气，两者不能区分。但产气杆菌能使分解葡萄糖后产生的丙酮酸脱羧生成中性乙酰甲基甲醇，在碱性环境下被氧化为二乙酰，二乙酰与蛋白胨中精氨酸的胍基结合生成红色化合物，此称为 V-P 试验阳性。大肠埃希菌不能生成乙酰甲基甲醇，故 V-P 试验阴性。本试验主要用于鉴别大肠埃希菌和产气杆菌。

2．葡萄糖蛋白胨水培养基制备

（1）配方：蛋白胨 0.5 g、葡萄糖 0.5 g、磷酸氢二钾 0.5 g、蒸馏水 100 ml。

（2）制法：将上述成分置于蒸馏水中加热溶解。调节 pH 至 7.6。分装试管，每管 3～4 ml，115.2 ℃ 15 分钟高压蒸汽灭菌后备用。

3．方法及结果

（1）用灭菌接种环分别刮取大肠埃希菌、产气杆菌培养物少许，接种于两支葡萄糖蛋白胨水培养基中。置 37 ℃温箱中培养 48 小时后取出。

（2）取出的培养物各加 0.4 ml 40% KOH 溶液和 1.2 ml 50% α-萘酚乙醇溶液，室温下静置 5～15 分钟，观察结果。产气杆菌管出现红色为阳性，大肠埃希菌管无色为阴性。

（三）甲基红（M-R）试验

1．原理　大肠埃希菌可分解葡萄糖产生丙酮酸，继而进一步分解形成甲酸、乙酸、乳酸等，使培养基的 pH 在 4.5 或更低，加入甲基红指示剂呈现红色，为甲基红试验阳性，而产气杆菌分解葡萄糖产生丙酮酸，后者经脱羧后生成中性的乙酰甲基甲醇，使培养基中酸类物质减少，pH 增高在 5.4 以上，加入甲基红指示剂呈橘黄色，为甲基红试验阴性。

2．葡萄糖蛋白胨水培养基制备　同 V-P 试验。

3．方法及结果

（1）用灭菌接种环分别刮取大肠埃希菌和产气杆菌培养物少许接种于培养基中，置 37 ℃温箱培养 2～3 天。

（2）取出培养物后滴加甲基红指示剂 2 滴摇匀，大肠埃希菌呈现红色为阳性，产气杆菌呈现橘黄色为甲基红试验阴性。

（四）吲哚（indol）试验

1．原理　有些细菌，如大肠埃希菌、变形杆菌等具有色氨酸分解酶，可分解蛋白胨中的色氨酸生成无色靛基质（吲哚），当加入靛基质试剂（对二甲基氨基苯甲醛）后，形成玫瑰色吲哚而呈红色，为吲哚试验阳性。

2．蛋白胨水培养基制备

（1）配方：蛋白胨 1 g、NaCl 0.5 g、蒸馏水 100 ml。

（2）制法：将上述成分加入蒸馏水中，调节 pH 为 7.6。分装试管，每管 3～4 ml，于 115.2 ℃ 15 分钟高压蒸气灭菌后备用。

3．方法及结果

（1）用灭菌接种环分别刮取大肠埃希菌、产气杆菌培养物少许接种于蛋白胨水培养基中，置 37 ℃温箱中培养 48 小时后取出。

（2）取出培养物后，加入 2～3 滴乙醚振摇（使无色吲哚和乙醚一并上升至液体表面），再沿管壁加入 2～3 滴靛基质试剂于培养物液面。在两者接触面上呈现玫瑰红色为阳性、黄色为阴性。

（五）枸橼酸盐（citrate）利用试验

1．原理　当某些细菌（如产气杆菌）利用铵盐作为唯一氮源，并利用枸橼酸盐作为唯一的碳源，可在枸橼酸盐培养基上生长，分解枸橼酸盐生成碳酸盐，并分解培养基中的铵盐生成氨，使培养基（pH 7.0

以下）由酸性变为碱性，培养基中的指示剂溴麝香草酚蓝（BTB）由淡绿色变为深蓝色，为枸橼酸盐利用试验阳性。大肠埃希菌不能利用枸橼酸盐为唯一碳源，故在该培养基上不能生长，为枸橼酸盐试验阴性。

2．枸橼酸盐培养基制备

（1）配方：磷酸二氢铵 0.1 g、磷酸氢二钾 0.1 g、枸橼酸钠 0.2 g、硫酸镁 0.02 g、氯化钠 0.5 g。蒸馏水 100 ml、琼脂 2 g、0.5% 溴麝香草酚蓝乙醇溶液 2 ml。

（2）制法：将上述成分溶解于蒸馏水中，调节 pH 为 6.8，再加入琼脂加热溶解，最后加入指示剂。分装试管，每管 3 ～ 4 ml，于 121.3 ℃ 20 分钟高压蒸气灭菌，置成斜面备用。

3．方法及结果

（1）用灭菌接种环分别刮取大肠埃希菌、产气杆菌培养物少许，接种于枸橼酸盐培养基中，置 37 ℃ 温箱培养 24 小时。

（2）取出培养物后可见产气杆菌试管由绿色变为深蓝色，为枸橼酸盐利用试验阳性，大肠埃希菌管仍为绿色，为枸橼酸盐利用试验阴性。

（六）硫化氢试验

1．原理　有些细菌，如沙门氏菌、变形杆菌等能分解培养基中的含硫氨基酸（胱氨酸、半胱氨酸）生成硫化氢，硫化氢遇培养基中的铁盐或铅盐则可生成硫化亚铁或硫化铅，呈现黑色沉淀物。

2．枸橼酸铁培养基制备

（1）配方：枸橼酸铁铵 0.05 g、硫代硫酸钠 0.075 g、2% 肉汤琼脂 100 ml（pH 7.4 ～ 7.6）。

（2）制法：将以上两种成分加入 2% 的肉汤琼脂中，加热溶解。分装试管，每管 3 ～ 4 ml，于 112.6 ℃ 20 分钟高压蒸气灭菌后备用。

3．醋酸铅培养基制备

（1）配方：醋酸铅 0.5 g、硫代硫酸钠 0.25 g、肉汤琼脂 500 ml。

（2）制法：将上述前两种成分加入 2% 的肉汤琼脂中，调节 pH 为 7.4 ～ 7.6。分装试管，115.2 ℃ 15 分钟高压蒸气灭菌后备用。

4．方法及结果

（1）用灭菌接种针分别刮取大肠埃希菌、变形杆菌培养物少许，接种（穿刺法）于枸橼酸铁或醋酸铅培养基中，置 37 ℃ 温箱中培养 24 小时。

（2）取出培养物后观察结果，沿穿刺线部位呈现黑色为阳性，无黑色出现为阴性。

（七）尿素酶试验

1．原理　某些细菌，如变形杆菌具有尿素酶，能分解培养基中的尿素产生氨，使培养基变为碱性，酚磺酞指示剂呈现紫红色，为尿素酶试验阳性。

2．尿素培养基制备

（1）配方：蛋白胨 0.1 g、氯化钠 0.5 g、磷酸二氢钾 0.2 g、琼脂 2 g、0.6% 酚磺酞溶液 0.2 ml、20% 尿素水溶液 1 ml（用滤菌器过滤后备用）、蒸馏水 100 ml。

（2）制法：将上述前三种成分加入 100 ml 蒸馏水中，调节 pH 为 7.0，然后加入琼脂和酚磺酞指示剂。于 112.6 ℃ 15 分钟高压蒸气灭菌，冷却至 60 ℃ 左右时加入无菌尿素水溶液摇匀，无菌分装试管，每管 3 ～ 4 ml。制成斜面备用。

3．方法及结果

（1）用灭菌接种环分别刮取大肠埃希菌、变形杆菌 18 ～ 24 小时培养物少许，接种于尿素培养基中，置 37 ℃ 温箱培养 18 ～ 24 小时。

（2）取出培养物后观察结果，培养基为紫红色为阳性，淡红色为阴性。

【注意事项】

在做每一项试验时，须分别取两种不同的细菌接种于培养基上。因此须注意严格烧灼灭菌接种环，以防细菌相互污染而造成试验失败。

【思考题】

通常把吲哚试验（I）、甲基红试验（M）、V-P试验（V）、枸橼酸盐试验（C）四种试验称为IMViC试验。IMViC试验常用于鉴别哪两种细菌？为什么？

实验四　自然界与人体的细菌检查

【实验目的】

1. 掌握细菌检查的基本方法。
2. 熟悉细菌在正常人体中的分布，增强消毒及无菌操作的观念。

【实验准备】

微生物在自然界的分布极广，空气、污水、土壤、人体皮肤及与外界相通的腔道均有大量细菌存在，且种类繁多。根据细菌生长繁殖的营养条件和细菌对染料的着色情况取样培养检查，即可观察到人类生活环境中的各种细菌。通过本实验，可了解人体的有菌环境，增强对传染病的认识，加强消毒、灭菌的观念。

【实验用品】

1. 显微镜、载玻片、试管、吸管、"L"形玻棒、恒温培养箱、酒精灯、火柴、接种环、香柏、擦镜纸、棉拭子、普通琼脂平板、血琼脂平板。
2. 生理盐水、革兰氏染色液、2%碘酊、75%乙醇溶液。
3. 污水、泥土。

【内容和方法】

（一）空气中细菌的检查

取普通琼脂平板3个，选择室内3个不同的地点，将平板打开，让培养基分别暴露于空气中5分钟、10分钟、15分钟，然后盖好。注明地点、时间，置37℃恒温箱培养18～24小时后取出，观察细菌的生长情况和计数菌落。

（二）污水中细菌的检查

1. 用无菌吸管吸取自来水及污水各1 ml，放入2个无菌试管中。
2. 将污水用无菌生理盐水在无菌试管中稀释成3个浓度，即1∶10、1∶100、1∶1000。
3. 吸取自来水及3个不同浓度的污水各0.1 ml，分别接种于琼脂平板，用无菌"L"形玻棒分别涂开后盖好，并做好标记。
4. 置37℃温箱培养18～24小时后，取出观察菌落生长情况，比较自来水及不同浓度污水生长菌落数。

（三）土壤中细菌的检查

1．挖取地面下 10 cm 处的泥土 1 g，用 10 ml 无菌生理盐水混匀成 1∶10 的悬液再连续稀释至 1∶100、1∶1000。

2．取 3 种稀释度的泥土悬液各 0.1 ml，分别涂布接种于 3 个琼脂平板上，做好标记。

3．在 37 ℃温箱培养 18 ～ 24 小时取出，观察菌落数及菌落的生长情况。

（四）手指皮肤、咽喉部的细菌检查

1．取普通琼脂平板 1 个，用记号笔在平皿底部将它划分为三等分，分别注明"洗手前""洗手后"和"消毒后"。将右手示指在标有"洗手前"的平板上轻轻按压，然后洗净手指，在"洗手后"标记处平板上轻轻按压；再将手指洗净并用碘酊、乙醇消毒后在"消毒后"标记处平板上轻轻按压。

2．用无菌棉拭子蘸取无菌生理盐水少许，擦拭实验者咽喉部后，再将擦拭物涂于血琼脂平板上。

3．将上述平板置 37 ℃温箱培养 18 ～ 24 小时，取出观察细菌生长情况及溶血情况。然后用接种环挑取 3 ～ 4 个外观不同的菌落作涂片，革兰氏染色，通过形态及染色性进行细菌鉴别。

【思考题】

1．进行空气中细菌检查时，平板所放置的地方与细菌数目的多少有何关系？

2．在微生物学实验中，怎样才能避免杂菌的污染？

实验五　消毒与灭菌法

【实验目的】

1．掌握常用的消毒灭菌方法及无菌操作技术。

2．了解理化因素对细菌的影响。

【实验准备】

1．干烤箱、高压蒸气灭菌器、紫外线灯、滤菌器、镊子、灭菌滤纸片、琼脂平板、生理盐水。

2．1% 甲紫（龙胆紫）、2% 碘酊、2% 汞溴红（红汞）、0.1% 苯扎溴铵（新洁尔灭）。

3．大肠埃希菌、葡萄球菌 24 小时斜面培养物。

【内容与方法】

（一）物理消毒灭菌法

1．干热灭菌法（干烤箱法）　利用干烤箱灭菌，加热至 160 ～ 180 ℃ 2 小时，可杀死一切微生物，包括芽孢菌。适用于高温下不变质、不损坏、不蒸发的物品。主要用于玻璃器皿、瓷器、金属器械等耐热物品的灭菌。其使用操作步骤如下。

（1）将要灭菌的平皿、试管、吸管等清洗干净并干燥，然后装入特制的不锈钢筒内放进烤箱。注意放入箱内灭菌的物品不宜放得过挤，要留有空隙，勿使接触器壁。

（2）灭菌完毕关闭电源，待温度下降至 60 ℃以下时再开箱取物。经此法灭菌的器皿可保持无菌状态 1 周左右。

2．湿热灭菌法　高压蒸气灭菌器：是一个密闭、耐高压蒸锅。其灭菌的原理：在密闭的蒸锅内，蒸汽压力不断上升，使水的沸点不断提高，从而锅内温度也随之增加。在 103.43 kPa 的压力下，锅内温度

达 121.3 ℃。维持 15 ～ 20 分钟，可杀灭包括细菌芽孢在内的所有微生物。高压蒸气灭菌器是应用最广、效果最好的灭菌器。可用于基础培养基、生理盐水、废弃的培养物，以及纱布、敷料、手术器械等耐高温、耐湿物品的灭菌。现以立体式高压蒸气灭菌器为例，说明其操作规程。

（1）打开灭菌器盖，向容器内注入蒸馏水至水位线标志处。

（2）将待灭菌物品堆放至金属丝篮子内，堆放时物品之间应保持适当空隙。

（3）物品堆放好后，将灭菌器盖盖好，将手轮按顺时针方向旋紧，使盖与口密合，但不宜太紧，以免损坏密封圈。

（4）调节设定键设定所需灭菌温度及时间。

（5）接通电源，电源指示灯及加热指示灯亮。开始加热前将放气阀旋至放气位置，待冷空气充分逸出后，关闭放气阀。

（6）当温度、压力升至预置灭菌温度值时，加热灯灭，仪器进入恒温控制状态进行灭菌，计时器自动计时。

（7）待灭菌时间到达设置时间后，蜂鸣器发出警报，灭菌结束。关闭电源，待压力降至零位时，打开放汽阀，待蒸汽完全放出后，打开容器，取出灭菌物品。

3．紫外线杀菌试验　波长在 240 ～ 300 nm 的紫外线具有杀菌作用，尤以波长为 265 ～ 266 nm 的紫外线杀菌作用最强。其杀菌原理是经紫外线照射的细菌可在其 DNA 中产生胸腺嘧啶二聚体，干扰 DNA 的复制与转录，导致细菌死亡。除日光含紫外线外，医学上使用的紫外线常以人工紫外线灯产生，紫外线灯是利用汞蒸气产生的紫外线进行杀菌，因紫外线的穿透力弱，可被普通玻璃、纸张、灰尘及水蒸气等阻挡，故一般用于实验室、手术室、婴儿室、传染病房等的空气消毒及物体表面消毒。紫外线杀菌试验方法如下。

（1）用接种环无菌蘸取大肠埃希菌培养物，均匀涂布于整个琼脂平板表面。

（2）将已接种细菌的琼脂平板去掉皿盖，用无菌镊夹取灭菌的黑纸片 1 张置于琼脂平板中央，然后放置在紫外线灯管下 60 ～ 80 cm 处，照射 30 分钟。

（3）取下黑纸片烧掉，随即将皿盖盖好，置于 37 ℃温箱培养 18 ～ 24 小时观察结果。被黑纸片遮盖处有细菌生长繁殖，紫外线直接照射处无细菌生长。

4．滤过除菌法　滤过除菌是用物理阻留的方法除去液体或空气中细菌的方法。用以除菌的器具称滤菌器。

滤过除菌法适用于除去某些液体，如血清、药剂、酶制剂、细胞培养基等不能用加热方法灭菌的液体中的细菌。也可用于从含细菌的材料中分离病毒和外毒素。使用前先将滤板、滤器、抽滤瓶高压灭菌，再倒入被滤的液体，用真空泵抽滤。然后在超净工作台或无菌室内取出滤液，分装于灭菌的玻璃瓶中备用。

（二）化学消毒灭菌法

化学法是使用化学消毒剂（如酚、乙醇、甲醇、甲醛及含汞重金属）的灭菌方法。原理：促进菌体蛋白质变性或凝固；干扰细菌的酶系统和代谢；损伤细菌的细胞膜而影响细菌的化学组成、物理结构和生理活动，从而发挥防腐、消毒甚至灭菌的作用。化学消毒剂的灭菌方法如下。

1．在琼脂平板底部标记上述化学消毒剂的名称，留一对照位置。

2．将葡萄球菌与大肠埃希菌培养物分别涂布于 2 块琼脂平板培养基上。

3．用灭菌镊夹取无菌滤纸片，分别蘸取生理盐水、1% 甲紫、2% 汞溴红、2% 碘酊、0.1% 苯扎溴铵，轻轻贴于琼脂平板表面勿移动，纸片间的距离约 3 cm。

4．将琼脂平板置于 37 ℃温箱培养 24 小时观察结果。纸片周围无细菌生长的区域，称为抑菌环。分别测量四种消毒剂抑菌环的直径，以毫米为单位记录，经比较即可了解化学消毒剂的灭菌作用。

【注意事项】

1．每次灭菌前检查水位是否在水位标志处。

2．加热时必须将放气阀拨至放气位置，使灭菌器内冷空气逸出，否则影响灭菌效果。

3．每次灭菌结束后应将灭菌器内水排净，清洗水垢，更换新蒸馏水，以提高灭菌质量及延长使用寿命。

4．每次灭菌完必须待压力降至零位、容器内蒸汽完全排除后方可打开。

5．不得将灭菌后的物品封闭在锅内过夜。

6．不得过快放气，注意安全，小心烫伤。

【思考题】

1．影响化学消毒剂抑菌、杀菌的因素有哪些？

2．本实验介绍的几种消毒灭菌法的应用范围有哪些？

第三十六章

细菌耐药性——细菌的药物敏感性试验

【实验目的】

1. 熟悉抗菌药物抑菌和杀菌的基本原理。
2. 了解药物敏感性试验纸片法、试管法的试验方法及临床应用。

【实验原理】

临床上常用抗生素、异烟肼、磺胺类等药物来治疗细菌感染，其作用机制主要是影响细菌细胞壁的合成、影响细菌细胞膜的功能，干扰细菌蛋白质的合成及影响核酸合成等。不同细菌对同一药物的敏感性不同，因此测定病原菌对抗菌药物的敏感性，对于合理用药和提高临床疗效具有重要意义。本实验通过两种方法测定细菌对抗生素的敏感程度。

【实验准备】

1. **菌种**　金黄色葡萄球菌、大肠埃希菌6~8小时肉汤培养物。
2. **培养基**　普通琼脂平板、肉汤培养基。
3. **药器**　青霉素溶液（50 U/ml）、抗生素滤纸片。
4. **器具**　恒温箱、接种环、酒精灯、试管、无菌棉拭子、小无菌镊、无菌吸管。

【内容与方法】

纸片法

1. 用无菌棉拭子分别蘸取已培养好的金黄色葡萄球菌、大肠埃希菌培养物均匀涂布于两个琼脂平板上。

2. 用无菌镊夹取抗生素（青霉素、红霉素、庆大霉素、卡那霉素、链霉素等）滤纸片，分别贴在2个平板上。滤纸片之间距离应基本相等，一般每个平板以贴5张滤纸片为宜。

3. 将平板倒置于37℃温箱培养24小时后取出，观察滤纸片周围的抑菌圈，用尺子测量其直径并对照细菌对抗生素敏感度判断表（表36-1）做出结果判断。

表 36-1　常用药敏试验纸片判断标准

实验 / 报告分组		抗菌药物	纸片含药量	抑菌环直径（mm）		
				S	I	R
肠道杆菌抑菌环直径解释标准	A	青霉素	10 μg	≥ 17	14 ~ 16	≤ 13
	O	头孢尼西	30 μg	≥ 18	15 ~ 17	≤ 14
	C	氨曲南	30 μg	≥ 21	18 ~ 20	≤ 17
	C	红霉素	15 μg	≥ 23	14 ~ 22	≤ 13
	U	磺胺类	250 μg 或 300 μg	≥ 17	13 ~ 16	≤ 12
	A	庆大霉素	10 μg	≥ 15	13 ~ 14	≤ 12
	O	卡那霉素	30 μg	≥ 18	14 ~ 17	≤ 13
	O	链霉素	10 μg	≥ 15	12 ~ 14	≤ 11
	C	四环素	30 μg	≥ 15	12 ~ 14	≤ 11
	B	环丙沙星	5 μg	≥ 21	16 ~ 20	≤ 15
葡萄球菌抑菌环直径解释标准	A	青霉素	10 μg	≥ 29	—	≤ 28
	A	头孢西丁	30 μg	≥ 22	—	≤ 21
	O	链霉素	10 μg	≥ 15	12 ~ 14	≤ 11
	U	磺胺类	250 μg 或 300 μg	≥ 17	13 ~ 16	≤ 12
	C	庆大霉素	10 μg	≥ 15	13 ~ 14	≤ 12
	C	环丙沙星	5 μg	≥ 21	16 ~ 20	≤ 15
	A	红霉素	15 μg	≥ 23	14 ~ 22	≤ 13
	A	林可霉素	2 μg	≥ 21	15 ~ 20	≤ 14
	C	氯霉素	30 μg	≥ 18	13 ~ 17	≤ 12
	B	利福平	5 μg	≥ 20	17 ~ 19	≤ 16

（1）敏感（S）：指菌株能被使用推荐剂量在感染部位可达到的抗菌药物浓度所抵制。

（2）中介（I）：指抗菌药物最低抑菌浓度（MIC）接近血液和组织中通常可达到的浓度，疗效低于敏感菌。还表示药物在生理浓集的部位具有临床效力或者可用高于正常剂量的药物进行治疗。

（3）耐药（R）：指菌株不能被常规剂量抗菌药物达到的浓度所抵制，和（或）证明 MIC 或抑菌环直径落在某些特定的微生物耐药机制范围，在治疗研究中表现为抗菌药物对菌株的临床疗效不可靠。

【注意事项】

1．抗生素滤纸片因产地不同，纸片含药量也可能不同。因此在判断结果时，应注意参照标准。

2．贴抗生素滤纸片时注意在培养基上掉落，一旦与培养基接触，就不要移动滤纸片，以免影响实验结果。

【思考题】

1．抗生素敏感性实验有何实际意义？

2．报告纸片法实验结果并做分析。

第三十七章

细菌毒力——细菌的致病性试验

【实验目的】

1. 掌握血浆凝固酶试验的原理和方法。
2. 了解细菌外毒素及内毒素测定的原理和方法。
3. 了解鲎试验的原理和方法。

【实验准备】

1. 无菌小试管、去致热原小试管、无菌注射器及针头、棉签、棉球、玻璃鼠缸、体温计标记笔、37 ℃恒温水箱、接种环、显微镜、载玻片、盖玻片。

2. 金黄色葡萄球菌肉汤培养液、待检葡萄球菌肉汤培养液、破伤风梭菌培养物滤过液、伤寒杆菌培养液（经高压灭菌及反复冻融 3 次，含伤寒杆菌内毒素）、溶血性链球菌肉汤培养物滤过液、有荚膜的肺炎球菌及无荚膜的肺炎链球菌菌液、葡萄球菌平板。

3. 无菌肉汤、1∶2 和 1∶4 人血浆（兔血浆）、鲎试剂、标准内毒素、无致热原蒸馏水、75% 乙醇溶液及 2.5% 碘酊溶液、生理盐水、墨汁、革兰氏染液。

4. 健康小白鼠、健康家兔。

【内容和方法】

(一) 血浆凝固酶试验

1. 原理 致病性葡萄球菌能产生血浆凝固酶，该酶能使加油抗凝剂的人或兔血浆发生凝固。因此，测定血浆凝固酶的有无是鉴定致病性葡萄球菌的重要指标。凝固酶有两种：游离凝固酶和结合凝固酶。游离凝固酶常用试管法检测，结合凝固酶常用玻片法检测。

2. 方法及结果

(1) 玻片法：①取一干净载玻片，用记号笔划成两格，各加生理盐水 2 接种环。②用无菌接种环分别取少许葡萄球菌菌落与生理盐水，研磨成均匀的细菌悬液。③在其中一格内加生理盐水 1 接种环，另一格内加 1 接种环 1∶2 兔血浆混匀。④观察结果，若有凝块出现，即为阳性；若无凝块出现，则为阴性。

(2) 试管法：①按表 37-1 取 3 支小试管分别编号，于三管中各加入 1∶4 兔血浆 0.5 ml。②三管分别加待检葡萄球菌肉汤培养物、金黄色葡萄球菌肉汤培养物和无菌肉汤各 0.5 ml。③将各管置 37 ℃温箱，每隔 30 分钟观察一次结果。④在 3 小时内，若第一管及第二管出现凝固，而第三管不出现凝固则为阳性。

表 37-1　血浆凝固酶试验（试管法）

试管	血浆（1：4）	待检葡萄球菌肉汤培养物	金黄色葡萄球菌肉汤培养物	无菌肉汤	结果
1	0.5 ml	0.5 ml	—	—	—
2	0.5 ml	—	0.5 ml	—	
3	0.5 ml	—	—	0.5 ml	

（二）透明质酸酶试验

1. 原理　透明质酸酶又称扩散因子，能溶解细胞外基质的透明质酸，使组织疏松、通透性增加，有利于病菌在组织中扩散，使病灶扩大。90% 以上的金黄色葡萄球菌能产生该酶。

2. 方法及结果

（1）取家兔 1 只，剪去其背部两侧毛，用碘酊、乙醇溶液消毒。

（2）取两个小试管，装等量的墨汁。

（3）一支小试管内放入 0.5 ml 溶血性链球菌培养物滤液混匀，另一支小试管内放入 0.5 ml 生理盐水混匀。

（4）在家兔背部消毒处一侧注射链球菌培养物滤液与墨汁混合液 0.1 ml，另一侧注射生理盐水与墨汁混合液 0.1 ml。

（5）1 小时后观察结果，比较两侧墨汁扩散范围的大小，并做好记录。

（三）荚膜的致病作用

1. 原理　荚膜具有抗吞噬作用及抵抗体液中杀菌物质的作用，使致病菌能在宿主体内定植、繁殖与扩散。荚膜与细菌的侵袭力密切相关，荚膜存在时，即有致病力，失去荚膜时，致病力也随之消失。

2. 方法及结果

（1）取小白鼠 2 只分别编号，一只经腹腔注射有荚膜的肺炎链球菌菌液 0.1 ml，另一只注射无荚膜的肺炎链球菌菌液 0.1 ml。

（2）将 2 只小白鼠分别放入玻璃缸内，24 小时观察有无发病或死亡。

（3）小白鼠死亡后，进行尸体解剖取腹腔渗出液或心血做涂片。用革兰氏染色和荚膜染色后置显微镜下观察其荚膜的有无，以证实荚膜的致病作用。

（四）破伤风梭菌外毒素的毒性作用

1. 原理　破伤风梭菌痉挛毒素是一种神经毒素，对脊髓前角神经细胞和脑干神经细胞有高度的亲和力，以毒害中枢神经系统为主，导致肌肉强直性痉挛等一系列表现。

2. 方法及结果

（1）取健康小白鼠 2 只分别标记，将其后腿用碘酊、乙醇溶液消毒后，一只经肌内注射 0.1 ml 破伤风梭菌培养物滤液（含破伤风梭菌外毒素）；另一只注射 0.1 ml 培养基作对照。将 2 只小白鼠放入鼠缸内。

（2）次日观察结果，可见小白鼠尾部强直，注射毒素侧的下肢麻痹，呈强直性痉挛。随着时间的延长，症状逐渐加剧，并出现角弓反张等现象。1 ～ 2 日内小白鼠死亡，对照小白鼠无异常表现。

（五）伤寒杆菌内毒素的致病作用

1. 原理　内毒素具有多种生物学活性，主要病理生理反应有致热反应、内毒素血症、弥散性血管内凝血、微循环障碍和休克等。

2. 方法及结果

（1）内毒素的致热作用：①用 75% 乙醇溶液消毒体温计，并涂上少量凡士林，而后将体温计缓慢插入家兔肛门内（动作要轻，避免动物挣扎而影响体温）。②3 分钟后取出体温计，用干棉球擦去凡士林，立即观察并记录体温结果。③用无菌注射器吸取 1 ml 伤寒杆菌冻融培养液，注入家兔耳缘静脉内（注射局部皮肤时先消毒）。④注射后 30～60 分钟分别测量家兔体温，观察体温是否升高。

（2）内毒素对血管的作用：①用无菌注射器吸取 1 ml 伤寒杆菌冻融培养液，注入小白鼠尾静脉（注射局部先消毒）。②注射后 7～8 小时用颈椎脱位法使小白鼠死亡。③解剖小白鼠，观察肠系膜血管、肾上腺、肝与脾等有无充血、淤血及出血现象。

（六）内毒素的测定——鲎试验

1. 原理 鲎试剂是经低温冷冻干燥而成的生物试剂，含有能被微量细菌内毒素激活的凝固酶原、凝固蛋白原，是从栖生于海洋的节肢动物"鲎"的蓝色血液中提取变形细胞裂解物。该细胞的裂解物遇到细菌的内毒素就会凝固，能够准确、快速地定性或定量检测样品中是否含有细菌内毒素。

2. 方法及结果

（1）取鲎试剂 1 支，按说明加入规定量的不含致热原的无菌蒸馏水使之溶解。

（2）取 2 支小试管分别标记，各加入已溶解的鲎试剂 0.1 ml。

（3）于一管内加入 0.1 ml 标准内毒素。

（4）于另一只管内加入 0.1 m1 不含致热原的无菌蒸馏水作为对照。

（5）轻轻摇匀后，置 37 ℃水浴中 1 小时后观察结果。凝固则为阳性，不凝固则为阴性。

【思考题】

1. 血浆凝固酶、透明质酸酶在化脓性病灶中的作用各有何特点？

2. 试比较外毒素与内毒素的主要区别？

3. 疑为致热原污染的葡萄糖注射液，可否用鲎试验方法来检测其致热原？为什么？

第三十八章

化脓性球菌——致病性球菌的检查

【实验目的】

1. 掌握致病性葡萄球菌、链球菌、肺炎链球菌的菌落、菌体形态特征及染色性。
2. 熟悉致病性球菌的分离培养与鉴定方法。
3. 了解葡萄球菌的肠毒素测定及抗链球菌溶血素"O"试验的原理、方法及临床意义。

【实验准备】

1. 葡萄球菌、链球菌、肺炎链球菌、脑膜炎球菌、淋病奈瑟菌纯培养物、血平板培养物；葡萄球菌、链球菌、肺炎链球菌、脑膜炎奈瑟菌、淋病奈瑟菌涂片标本；人血浆、抗体致敏羊红细胞兔（羊）红细胞悬液、细菌分离待测标本（如痰、血、脓等）待检血清。
2. 生理盐水、1% 兔血清盐水、链球菌"O"溶血素（SLO）片剂及还原剂、香柏油、二甲苯。
3. 显微镜、恒温水浴箱、小试管、V 型血凝反应板、定量移液器、微量振器。

【内容和方法】

（一）致病性球菌的形态特征观察

1. 菌落观察 肉眼观察葡萄球菌、链球菌、肺炎链球菌在血琼脂平板上的生长情况及脑膜炎球菌、淋病奈瑟菌在巧克力琼脂平板上的生长情况，比较菌落的形态特征。

（1）葡萄球菌：在血琼脂平板上培养 18 ~ 24 小时，形成圆形、隆起，表面光滑、湿润，边缘整齐，不透明的菌落。金黄色葡萄球菌为金黄色，可产生完全透明溶血环；表皮葡萄球菌为白色、无溶血环；腐生葡萄球菌为白色或柠檬色，无溶血环。

（2）链球菌：在血琼脂平板上培养 18 ~ 24 小时，形成灰白色、表面光滑、边缘整齐、圆形凸起、湿润、半透明的细小菌落。甲型溶血性链球菌不完全溶血，在菌落周围形成草绿色溶血环。乙型溶血性链球菌完全溶血，形成透明溶血环。丙型链球菌不溶血、无溶血环。

（3）肺炎链球菌：血琼脂平板上培养 18 ~ 24 小时，形成细小、灰白色、扁平或略凹陷、边缘整齐、半透明的菌落，形成草绿色溶血环，其与甲型溶血性链球菌相似，培养 2 ~ 3 天后，因菌体发生自溶，菌落中央下陷呈"脐状"。

（4）脑膜炎奈瑟菌：在巧克力血琼脂平板上加 5% CO_2 于 37 ℃培养 24 小时，形成无色、圆形、光滑湿润、边缘整齐、透明似露滴状的小菌落。在血琼脂平板上不溶血。

（5）淋病奈瑟菌：在巧克力血琼脂平板上加 5% CO_2 于 37 ℃培养 24 小时，形成凸起、圆形、光滑湿润、边缘整齐、半透明的灰白色小菌落。在血琼脂平板上不溶血。

2. 菌体形态及染色性观察 油镜观察葡萄球菌、链球菌、肺炎链球菌、脑膜炎奈瑟菌、淋病奈瑟菌的涂片标本，其形态及染色性见表 38-1。

表 38-1 几种致病性球菌的菌体形态及染色性

特性	葡萄球菌	链球菌	肺炎链球菌	脑膜炎奈瑟菌	淋病奈瑟菌
菌体形态	排列不规则，呈葡萄串状、短链或散在	长短不一的链状排列	矛头状双球菌或短链状排列	肾形或豆形成双排列	肾形或豆形成双排列
染色性	G^+	G^+	G^+	G^-	G^-

（二）致病性球菌的分离与鉴定

致病性球菌常引起化脓性感染，分离用标本多于脓汁、痰液、尿液、血液、脑脊液、骨髓穿刺液、咽部分泌物、尿道及阴道分泌物、粪便中取材。

1. 标本采集

（1）脓液：首先用无菌生理盐水清洗脓液及病灶的杂菌，然后用注射器抽吸或无菌棉拭子挑取患部深处脓液或渗出物，放入无菌试管内。厌氧菌感染的标本最好以针筒直接由病灶处抽取标本。

（2）痰液：用消毒过的容器收集患者的痰液，以无菌棉拭子挑取浓稠痰块，放入无菌试管。

（3）咽部分泌物：嘱患者张口，用压舌板轻压舌根部，以无菌棉拭子从鼻咽部位擦拭取材，然后将其放入无菌试管。

（4）脑脊液：对疑患流行性脑脊髓膜炎的患者行腰椎穿刺取脑脊液（CSF）。脑脊液取出后应盛于无菌容器内，立即送检。

（5）尿道及阴道分泌物：对淋病可疑患者，男性可从尿道取样，取样时应进入尿道 1～2 cm，如刚排尿，应等待 1 小时左右。女性则可从宫颈口取分泌物，当插入宫颈口后应稍等片刻，再旋转 1～2 分钟拿出，取样应立即送检，不可放置于冰箱。

2. 分离与鉴定 待检标本可直接涂片染色检查做初步鉴定，必要时可做分离培养及生化反应、致病性鉴定。常见致病性球菌的检查程序如下。

（1）脓汁、痰液、咽拭子等菌量较多的标本可直接涂片、染色镜检。根据细菌的形态特征、排列状态及染色特性做出初步的鉴定。

（2）血液、穿刺液等标本在肉汤培养基中增菌培养后，待培养液混浊或溶血时进行涂片、染色及镜检。

（3）将上述标本接种于血琼脂平板 37 ℃培养 24～48 小时，观察菌落特性、溶血性及色素；并挑取可疑菌落纯分离的同时进行涂片、染色及镜检，再进行生化反应、致病力试验以及药物敏感性试验。

（三）致病性球菌的常用生化检查方法

1. 葡萄球菌的肠毒素测定（反向间接血凝试验）

（1）原理：有些金黄色葡萄球菌能产生引起食物中毒的肠毒素（enterotoxin），这种肠毒素，如金黄色葡萄球菌肠毒素 A、B、C（SEA、SEB、SEC 血清型），能与兔抗 SEA、SEB、SEC 致敏的羊血球在体外发生凝集反应。因此，根据凝集反应的形状和程度，可判定葡萄球菌的种类及肠毒素的亚型。

（2）方法：①将待检标本（患者吃剩食物或呕吐物）用生理盐水适当稀释，离心后取上清液。②将上清液置水浴锅内煮沸 30 分钟，制成供测样品。然后用 1% 兔血清盐水将其做倍比稀释，使之成为 1:2、1:4、1:8、1:16 等不同浓度。③将稀释后的样品用定量移液器加入 "V" 型（或 "U" 型）血凝反应板的凹孔内，每孔 25 μl，每份样品设 3 列，以便同时检测肠毒素的 SEA、SEB、SEC 三个亚型。④在有样品的凹孔中加入 1% 的兔抗 SEA、SEB、SEC 抗体致敏的羊红细胞，每孔 25 μl。同时设阳性对照和阴性对照。阳性对照为已知产毒菌株培养物上清稀释液加致敏血球，阴性对照为白色葡萄球菌培养物上清稀释液加致敏血球。⑤将加好样的血凝反应板置于微型混合器上振荡 2～3 分钟，混匀，静置室温内 30

分钟后观察结果。

（3）结果判断

判断标准：使用冻干的抗体致敏血球"V"型凝血反应板。

++++：血球呈薄层凝集，覆盖整个孔底。

+++：血球呈薄层凝集，覆盖面积较上略小。

++：血球呈薄层凝集，孔底中央隐约可见血球沉积的小圆点。

+：血球在孔底沉积面积较大，四周有散在的少量凝集。

±：血球下沉至孔底。

-：血球下沉至孔底呈点状。

效价：待检样品最高稀释倍数产生最小血凝反应（++）即为该葡萄球菌肠毒素的检出价。阳性对照及阴性对照结果与预期一致。

2. 抗链球菌溶血素 O 试验（抗 SLO 试验）

（1）原理：SLO 是 A 群链球菌产生的外毒素之一，对 O_2 敏感，遇 O_2 时，失去溶血活性，若加入还原剂亚硫酸钠，溶血作用可以逆转。SLO 抗原性强，可刺激机体产生抗体，活动性风湿热患者的血清 SLO 抗体显著提高。在体外，以溶血素为抗原与待检血清混合，加入还原剂后观察结果，如血清中有相应抗体，即可中和抗原使其失去溶血活性，再加红细胞时不溶血，呈现抗 SLO 阳性反应，反之，则为阴性反应。抗 SLO 试验在临床上常作为风湿热、急性肾小球肾炎等的辅助诊断。

（2）方法：①将待检血清置 56 ℃水浴 30 分钟灭活，然后用血红蛋白吸管吸取 0.01 ml 加入 1.99 ml 的生理盐水中混匀，使成为 1∶200 稀释血清。②取 SLO 片剂及还原剂各一片，置小试管中，加生理盐水 1 ml，用玻璃棒搅碎，放室温 15 分钟使溶血素还原，最后补充生理盐水 7ml，制成被激活的 SLO。注意溶解以上片剂时，试管底有部分不溶解的赋形剂，使用时吸取上清液即可。另外，被激活的 SLO 在 15 分钟内使用，过时将失效。③取小试管 5 支分别编号，然后按表 38-2 加入各种材料试剂并进行操作。

表 38-2　抗 SLO 试验程序及结果

试管号	1	2	3	4	5
生理盐水（ml）	—	0.5	0.5	0.5	0.75
1∶200 待检血清（ml）	0.5	0.5 →	0.5 →	0.5（弃）	—	—
血清稀释倍数	1∶200	1∶400	1∶800	—	—
激活 SLO（ml）	0.25	0.25	0.25	0.25	—
		摇匀，37 ℃水浴 15 分钟			
2% 兔红细胞（ml）	0.25	0.25	0.25	0.25	0.25
		摇匀，37 ℃水浴 45 分钟			
拟定结果	不溶血	不溶血	溶血	溶血	不溶血

（3）结果判断：完全不溶血的血清最高稀释度为抗链球菌溶血素 O 的效价，即单位，如上述结果，其效价应为 1∶400，即 400 单位。第 4 管为溶血素对照管，应完全溶血，第 5 管为红细胞对照管，应不发生溶血。血清中抗 SLO 抗体效价达 400 单位以上时，表明机体近期感染过溶血性链球菌。风湿热、肾小球肾炎等链球菌感染性疾病，效价逐步增高提示为活动期，反之则为缓解期。

【实验报告】

1. 绘图说明几种化脓性球菌的菌体形态及特征。

2. 记录葡萄球菌肠毒素测定或抗 SLO 试验的结果，并解释结果，说明其临床意义。

第三十九章

肠道杆菌的检查

【实验目的】

1. 了解肠道杆菌的生物学特征、分离与鉴定方法。
2. 掌握肥达反应的原理及结果分析，熟悉其操作过程。

【实验准备】

1. 大肠埃希菌、伤寒沙门菌、痢疾杆菌革兰氏染色标本片；大肠埃希菌或痢疾杆菌的各种培养物（中国蓝和 SS 琼脂平板、克氏双糖铁培养基、蛋白胨水）、大肠埃希菌与伤寒沙门菌或痢疾杆菌的混合菌液（模拟肠道致病菌患者粪便）。

2. 无菌中国蓝琼脂平板、SS 琼脂平板、伤寒患者血清、诊断用肥达菌液基质试剂、生理盐水。

3. 37 ℃温箱、小试管、刻度滴管、载玻片、离心机。

【内容和方法】

（一）肠道杆菌生物学特性观察

肠道杆菌常寄居在人和动物肠道内，多数为非致病菌或机会致病菌（条件致病菌），少数为致病菌，生物学特性相似，但生化反应、抗原构造有差异，因此常用生化反应和血清学试验进行鉴别。

肉眼观察大肠埃希菌、痢疾杆菌或伤寒沙门菌在中国蓝琼脂平板和 SS 琼脂平板上的菌落形状及在克氏双糖铁培养基、吲哚试验及半固体培养中的生长情况。三种细菌的特征见表 39-1。

表 39-1　三种细菌的特征

菌名	中国蓝琼脂平板	SS 琼脂平板	克氏双糖铁培养基			吲哚试验	半固体（动力）
			乳糖（斜面）	葡萄糖（底层）	H$_2$S		
大肠埃希菌	菌落较大，不透明，呈蓝色	菌落较大，不透明，呈红色	⊕	⊕	−	+	+
痢疾杆菌	菌落小，半透明，无色或淡红色	菌落较小，无色，半透明 S 型菌落	−	+	−	+/−	−
伤寒沙门菌	菌落较小，半透明，无色或淡红色	菌落较小，无色，半透明	−	+	+/−	−	+

⊕：产酸产气，"+"：产酸或阳性，"−"：阴性。

（二）肠道杆菌的分离培养与鉴定

1. 培养基及试剂的配制

（1）增菌肉汤：蛋白胨 10 g、牛肉膏 3 g、氯化钠 5 g、蒸馏水 1000 ml，pH 7.4。

制法：按上述成分混合，溶解后校正 pH，121 ℃高压灭菌 15 分钟后备用。适用于各类细菌的增菌培养。

（2）中国蓝琼脂平板：蛋白胨 10.0 g、牛肉膏粉 3.0 g、乳糖 10.0 g、氯化钠 5.0 g、琼脂 13.0 g、中国蓝 0.05 g、玫红酸 0.1 g、蒸馏水 1000 ml，最终 pH 7.0±0.2。

制法：按上述成分混合，溶解后校正 pH，121 ℃高压灭菌 15 分钟待冷至常温后备用。

（3）SS 琼脂平板：牛肉膏 5 g、蛋白胨 5 g、乳糖 10 g、胆盐 8.5 g、枸橼酸钠 8.5 g、硫代硫酸钠 8.5 g、琼脂 20 g、枸橼酸铁 1 g、0.1% 煌绿溶液 0.333 ml、1% 中性红溶液 2.5 ml、蒸馏水 1000 ml。

制法：将上述除了煌绿、中性红以外的各成分混合于蒸馏水中加热溶化，调节 pH 至 7.0，再加入煌绿和中性红，分装于三角烧瓶中，以 115 ℃高压灭菌 10 分钟，待冷至 50 ℃左右，倾注于无菌平板中，冷后备用。

（4）克氏双糖铁培养基：乳糖 10 g、葡萄糖 1 g、氯化钠 5 g、枸橼酸铁铵 0.5 g、硫代硫酸钠 0.5 g、琼脂 12 g、0.2% 酚磺酞水溶液 12.5 ml、蒸馏水 1000 ml，pH 7.4。

制法：将除琼脂和酚磺酞以外的各成分溶解于蒸馏水中，校正 pH。加入琼脂，加热煮沸，以溶化琼脂。加入酚磺酞，摇匀。分装试管，装量宜多些，以便得到比较高的底层。121 ℃高压灭菌 15 分钟。放置高层斜面备用。

2．培养与鉴定方法

（1）取材：取脓血、黏液样便置清洁容器内立即送检。若不能及时送检，应用甘油缓冲盐水保存。无法获得粪便时，用无菌棉拭子经生理盐水湿润后，插入肛门 4～5 cm 处轻轻沿肠壁擦拭一圈后取出，放入含少量甘油缓冲盐水的无菌试管中送检。

（2）粪便标本或肛拭子，直接在中国蓝琼脂平板和 SS 琼脂平板上划线分离培养；血液、骨髓、尿液可先经增菌培养基中增菌培养，然后取增菌培养物在上述两种平板上划线分离，经 37 ℃培养 18～24 小时。

（3）从中国蓝、SS 培养基上挑选小或较小、圆形、光滑、湿润，在中国蓝上为无色或淡红色，在 SS 上为无色或淡黄色的菌落数个，每个菌落分别接种于一支克氏双糖铁培养基和一支半固体培养基，经 37 ℃培养 24 小时。

（4）观察克氏双糖铁培养基和半固体培养基中细菌生长的情况，参照表 39-1 中有关资料分析得出初步鉴定，依照初步鉴定结果，再用其他生化反应，诊断血清进行玻片凝集试验，作出最后鉴定。

（三）肥达试验

1．原理 用已知的伤寒沙门菌菌体 O 抗原和鞭毛 H 抗原，以及引起副伤寒的甲型副伤寒沙门菌 H 抗原、肖氏副伤寒沙门菌和希氏副伤寒沙门菌 H 抗原与受检血清做试管或微孔板定量凝集试验，可测定受检血清中相应抗体及其效价，以辅助诊断伤寒和副伤寒。

2．方法

（1）先经 56 ℃、30 分钟灭活患者血清。取小试管 28 支，在试管架上排成 4 排，每排 7 支。

（2）取中试管 1 支，将患者血清稀释为 1：10（生理盐水 0.9 ml + 患者血清 0.1 ml，混匀）。

（3）每组 4 人，各做一排。按表 39-2 进行操作。

表 39-2 肥达试验操作表

	1	2	3	4	5	6	7
生理盐水（ml）	0.5	0.5	0.5	0.5	0.5	0.5	0.5
患者血清（1：10）（ml）	0.5	0.5	0.5	0.5	0.5	0.5	0.5（弃）
血清稀释度	1：20	1：40	1：80	1：160	1：320	1：640	对照
每排分别加 4 种不同的抗原（ml）	0.5	0.5	0.5	0.5	0.5	0.5	0.5
血清最终稀释度	1：40	1：80	1：160	1：320	1：640	1：1280	—

（4）在每排各管中加入生理盐水 0.5 ml。

（5）分别取 1∶10 稀释的患者血清 0.5 ml 加入至每排第 1 管中，混匀；然后自每排第 1 管吸取 0.5 ml 至每排第 2 管，混匀；再自每排第 2 管吸取 0.5 ml 至每排第 3 管，混匀；按此法依次稀释至每排第 6 管，弃去 0.5 ml，每排第 7 管不加血清，作为对照。

（6）加菌液：第 1 排各管加伤寒沙门菌 O 抗原 0.5 ml，第 2 排各管加伤寒沙门菌 H 抗原 0.5 ml；第 3 排各管加甲型副伤寒（PA）H 抗原 0.5 ml；第 4 排各管加肖氏副伤寒（PB）H 抗原 0.5 ml。

（7）将各管中悬液摇匀后，置 37 ℃培养箱中过夜，次日观察，判断及分析结果。

3．结果判定与分析　先观察各排盐水对照管（应无凝集现象），再依次观察试验管。伤寒沙门菌 H 抗原凝集块呈絮状疏松，沉于管底，轻摇时沉淀物极易浮起，且易破碎；伤寒沙门菌 O 抗原的凝集较紧密，呈颗粒状沉于管底。

根据凝集反应的强弱，分别以 ++++、+++、++、+ 表示。

++++：液体清彻透明，菌体全部被凝成块，沉于管底。

+++：液体较透明，大部分菌体被凝集而沉于管底。

++：液体半透明，管底有少量凝集物。

+：液体较混浊，可见极少量凝集物。

－：液体的混浊度及管底沉淀物与对照管相似，无凝集物。

一般以出现 ++ 凝集的血清最高稀释倍数作为该抗体的凝集效价。

4．注意事项

（1）首先应考虑当地正常人效价。一般单份血清凝集效价，O 应达 1∶80 以上、H 应达 1∶160 以上、PA 和 PB 应达 1∶40 以上方有诊断价值。若第二次血清效价比第一次高 4 倍以上，则有诊断价值。

（2）曾接种过伤寒、副伤寒菌苗者，血清中有凝集素。由于 H 凝集素在血清内保持时间较久，O 凝集素保持时间较短，所以曾注射过菌苗者 O 凝集效价在诊断上比较重要。

（3）真正的伤寒患者，O 凝集素常较 H 凝集素出现较早，维持时间较短；H 凝集素出现较晚，但较快地持续上升至更高的效价，而且维持时间较长。

（4）回忆反应，即过去曾接种过伤寒、副伤寒菌苗或患过伤寒、副伤寒病，近期又感染流感或患布鲁菌病时，可非特异地产生较高的 H 凝集及较低的 O 凝集效价。其他如结核病、败血症斑疹伤寒、肝炎等也可以出现类似现象。

（5）确诊为伤寒的患者中，约有 10% 的患者肥达试验始终阴性或效价不高，故这种结果不能排除伤寒的诊断。

（6）采血时间不同，肥达试验的阳性率也不同。发病第 1 周阳性率约为 50%；第 2 周为 80%；第 4 周 90% 以上。恢复期效价最高。以后逐渐下降，以至转阴。一般以急性期、恢复期双份血清效价作对照，有明显上升者作为新近感染的指征。

【思考题】

1．描述中国蓝和 SS 平板大肠埃希菌和其他肠道致病杆菌的菌落特征。

2．肥达反应为什么要用上述四种抗原？

第四十章

结核分枝杆菌检查

【实验目的】

1. 熟悉结核分枝杆菌的菌体形态及该菌在改良罗氏培养基上的生长特征。
2. 掌握抗酸染色法的原理及操作过程。
3. 了解结核杆菌标本采集、制片、培养前处理及培养方法。

【实验准备】

1. 结核分枝杆菌（痰标本抗酸染色）玻片标本、结核分枝杆菌在改良罗氏培养基的培养物。
2. 抗酸染色液、4% 硫酸溶液、2% 氢氧化钠溶液、二甲苯、香柏油。
3. 显微镜、载玻片、酒精灯、竹签、小广口瓶。

【内容和方法】

（一）结核分枝杆菌形态及染色性观察

观察结核分枝杆菌抗酸染色玻片标本。油镜下可见菌体细长、直或微弯，两端钝圆，常呈多形性，长短不一，单个存在或聚集成团。由于其不易被盐酸乙醇脱色，菌体被复红染成红色，其他细菌及背景物质呈蓝色。

（二）肺结核患者痰标本检查——直接涂片齐 – 内（Zieh-Neelsen）抗酸染色法

1. 抗酸染色液配制

（1）苯酚复红染液：见第三十四章实验二革兰氏染色法。

（2）3% 盐酸乙醇：取浓盐酸 3 ml 加入 95% 乙醇溶液 97 ml 内混匀。

（3）碱性亚甲蓝染液：见第三十四章实验三的染色法。

2. 制片方法

（1）涂片：令患者深咳痰 2 ~ 3 口于小广口瓶中，用竹签挑取干酪样、脓样痰液 0.1 ml，放于载玻片中央，均匀涂布成 2 cm × 2.5 cm 的卵圆形痰膜（一份标本涂一张玻片），自然干燥后火焰固定。

（2）染色：①用玻片夹夹住玻片一端，在标本涂膜部位加满苯酚复红液，在酒精灯外焰上徐徐加热，直至有蒸气出现，但不可煮沸。将载玻片离开火焰再添加染液，防止干燥及玻片断裂，维持 5 分钟，玻片冷却后用水冲洗。②加入 3% 盐酸乙醇脱色，轻轻晃动玻片，直至无红色流下为止，一般需 1 ~ 2 分钟，然后用水冲洗。③用碱性亚甲蓝液复染 1 分钟后用水冲洗，干后镜检。

（3）结果观察：将玻片置油镜下观察，如上所述，结核分枝杆菌呈红色，非抗酸菌及标本中其他细胞等均染成蓝色。

（三）痰标本培养前处理及接种培养

1. 前处理

（1）酸处理法：痰标本加入 4% 硫酸溶液 2～4 倍，置室温下 30 分钟，在此期间振荡（或用碎痰器打碎）2～3 次，使痰液化后即可接种。

（2）碱处理法：痰标本加入 2% 氢氧化钠溶液 2～4 倍，置 37 ℃温箱内 30 分钟，在此期间振荡 2～3 次使痰液化待接种。

（3）胰酶 - 苯扎溴铵法：痰标本加入等量 0.1% 胰酶液，振荡消化数分钟，再加入 0.3% 苯扎溴铵溶液（等量），混匀放置 5 分钟后待接种。

2. 接种培养方法　取经前处理液化后的痰液 0.1 ml 均匀接种于改良罗氏培养基斜面上，每份标本接种 2 支斜面试管，37 ℃孵育 5～8 周后观察菌落形态及颜色。其应为干燥、颗粒状，呈乳酪色或白色。

【实验报告与思考题】

1. 绘图：痰标本直接涂片、经抗酸染色油镜下典型结核分枝杆菌形态（彩色）。

2. 抗酸染色的原理是什么？革兰氏染色对结核分枝杆菌形态观察是否重要？

3. 结核分枝杆菌的培养特性与临床上的一般病原菌有何不同？（可举例说明）

第四十一章

螺旋体检查

【实验目的】

1. 熟悉几种主要病原性螺旋体的形态特征及染色性。
2. 掌握钩端螺旋体凝集或溶解试验的原理、结果判定并了解其操作过程。
3. 了解梅毒的 USR 血清学试验方法和结果分析。

【实验准备】

1. 钩体菌种、钩端螺旋体、梅毒螺旋体、回归热螺旋体玻片标本、待检血清。
2. 普通显微镜、暗视野显微镜、有孔塑料板、试管、试管架、载玻片。
3. 生理盐水、不加热血清反应素（USR）试剂、革兰氏染液。

【内容和方法】

（一）螺旋体形态特征观察

观察钩端螺旋体、梅毒螺旋体标本片。钩体、梅毒螺旋体经 Fontana 镀银染色，油镜下的视野背景为淡黄褐色螺旋体呈棕褐色至棕黑色。钩体呈细丝状，"C"或"S"形；梅毒螺旋体细小，仔细观察可见 8 ~ 14 个紧密的螺旋；回归热螺旋体（血涂片标本）经吉姆萨染色或瑞特染色，呈紫红色或红色，纤细柔软略不规则弯曲、位于血细胞之间，其长度可超过红细胞直径 23 倍或更多。

另外，在正常人口腔中可查见螺旋体，如奋森螺旋体。用棉拭从齿龈部取材涂片，经革兰氏染色，油镜观察，可见奋森螺旋体呈纤细丝状，有 3 ~ 8 个不规则的螺旋。其常与梭杆菌共存，二者均为革兰氏阴性。

（二）凝集 - 溶解试验（显微镜凝集试验）

1. 原理 凝溶试验为一种钩端螺体血清学试验。用钩体标准株作为抗原，分别与不同稀释度的患者血清于 37 ℃作用 2 小时后，在暗视野显微镜下观察，如血清中有相应抗体存在，则可见钩体凝集成团如蜘蛛样。如血清中抗体效价高，钩体可先被凝集而后溶解；中等稀释的血清既有凝集又有溶解；低度稀释的血清可发生强烈的溶解，菌体破坏呈残絮状、颗粒状或蝌蚪状。结果的判断是以凝集与游离活钩体的比例来估价，血清效价按最终凝集价计算。

2. 方法（塑料板法）

（1）用生理盐水将患者血清进行 1∶50、1∶100、1∶200 和 1∶400 稀释，然后将稀释血清加入无菌有孔塑料板的孔内，每孔两滴（或 0.1 ml），留最后一孔作生理盐水对照，即不加稀释血清，而加 0.1 ml 生理盐水。

（2）在塑料板孔内分别加入生长良好的抗原（钩体幼龄培养物，经 28 ℃孵育 7 ~ 14 天，一个 400

倍视野 58 ~ 80 条，运行活泼、无自凝现象），每孔加量 0.1 ml，混匀。

（3）置塑料板于 28 ℃温箱孵育 1 ~ 2 小时，用接种环挑取各孔中反应悬液，置清洁的载玻片上，在暗视野显微镜下观察结果。

3. 结果观察与分析　在暗视野显微镜下见到小蜘蛛样的凝集团，表示凝集，而未见到菌体或菌数显著减少，菌体残缺不全，表示溶解，其结果可用下列符号表示。

-：完全不凝集或不溶解。

+：有 25% 左右菌体凝集，75% 左右的游离菌体。

++：有 50% 左右菌体凝集（或溶解），50% 的游离菌体。

+++：有 75% 左右菌体凝集，25% 的游离菌体。

++++：几乎全部钩体呈蝌蚪状或被凝集溶解的团块，大小不等点状或块。状碎片，仅有少数游菌体。

C：视野内菌体发生溶解破坏、变形，正常菌极少或没有。

判定结果时先观察对照孔，如对照孔中无蜘蛛状物，而试验孔中能看到蜘蛛状凝集，以"+"的血清最高稀释度为该血清的最终滴度（抗体效价）。单价血清抗体效价 ≥ 1 : 300 或恢复期血清效价较急性期升高 4 倍以上者有诊断意义。

（三）梅毒的血清学试验

我国过去梅毒的血清学试验主要采用以牛心肌类脂作代替抗原的非螺旋体抗原试验，如康氏试验和华夫试验，由于这些方法易出现假阳性反应，已被国家卫生部明确取消。目前国内外的梅毒血清学试验主要采用 VDRL（性病研究化验室）简易玻片沉淀试验或经过改良的 USR 试验及 RPR（快速血浆反应素）试验。本实验将介绍的是 USR 试验。

1. 取待检血清（不需加热灭活）50 μl 置于划有黑色圆圈的玻片圆圈中。

2. 用滴液管加 1 滴 USR 试剂于血清中混匀。

3. 将玻片置振荡器上或手动振摇 4 分钟，然后在 100 倍显微镜下，3 分钟内观察结果。液体轻度均匀混浊无块状为"-"；液体澄清出现细小至粗大颗粒聚集物或凝块为"+"。注意每次试验须同时作梅毒阳性血清对照。此法作为定性试验可用于梅毒的初筛和疗效评价，如为鉴别或确诊，还须结合其他方法。

【实验报告与思考题】

1. 凝溶试验的原理如何？简述其操作过程。

2. 绘图说明钩端螺旋体、梅毒螺旋体、回归热螺旋体的形态特征并说明鉴别要点。

第四十二章

真菌与放线菌——病原性真菌和放线菌的检查

【实验目的】

1. 了解病原性真菌的形态结构特点。
2. 熟悉病原性真菌的培养及菌落类型。
3. 了解浅部真菌和深部真菌的检查原则。
4. 了解放线菌的形态特点及检查方法。

【实验原理】

真菌是一大类不含叶绿素，无根、茎、叶分化，由单细胞或多细胞组成，进行有性或无性繁殖的真核细胞型微生物。真菌的种类繁多，大多对人类有利，仅少数对人和动物致病，称之为病原性真菌，包括浅部真菌和深部真菌两大类。真菌的微生物学检查，通常采用直接镜检和培养检查，根据真菌特殊的菌丝和孢子形态来确定真菌的种类。放线菌是与细菌相似的原核细胞型微物，以裂殖方式繁殖，呈分枝状或丝状。大多数为腐物寄生菌，并能产生抗生素（如链霉素、氯霉素等）。仅少数对人致病，引起面颈部、肺部坏死与脓肿等。放线菌在病理组织中常形成肉眼可见的黄色小颗粒，称为硫黄样颗粒，此颗粒于显微镜下观察呈现放射状。根据其形态及染色性可进行菌种鉴别。

【实验准备】

1. 皮肤丝状菌、白色念珠菌、新型隐球菌、青霉菌、放线菌标本片。真菌的沙氏培养物或玉米培养基培养物。
2. 载玻片、盖玻片、镊子、酒精灯、毛细滴管。22 ~ 28 ℃温箱、火柴梗（或牙签）、显微镜。
3. 10% 氢氧化钠（钾）溶液、乳酸酚棉蓝染液、石蜡、中性树胶。

【内容和方法】

（一）真菌的培养方法

1. 大培养法

（1）培养基的配制

沙氏（Sabouraud）培养基：葡萄糖 4 g、蛋白胨 1 g、琼脂 1.8 g、蒸馏水 100 ml。上述成分混合后加热熔化，用纱布过滤，经 112.6 ℃、20 分钟高压灭菌后备用。

玉米琼脂培养基：玉米面 20 g、琼脂 10 g、蒸馏水 500 ml。将上述成分混合，煮沸，搅拌，经多层纱布过滤，分装小三角瓶或试管，高压蒸气 121.3 ℃、20 分钟灭菌后备用。

（2）培养方法：大培养法主要用于观察真菌菌落形态。将酵母及类酵母真菌以划线法接种于沙氏（或玉米）培养基上；丝状菌（皮毛检材）以接种钩环取材料，点种在沙氏培养基上（不用划线）。用熔化石蜡封管口棉塞，置 22 ～ 28 ℃温箱培养（深部真菌可培养于 37 ℃环境），1 周后观察生长情况，可出现三种菌落酵母菌落。

酵母菌落：与细菌菌落相似，圆形，表面光滑、湿润、柔软而致密，呈乳白或奶油色。

类酵母菌落：菌落表面同酵母菌落，在菌落根部有假菌丝伸向培养基内生长，呈乳白色。

丝状菌落：是多细胞真菌的菌落形式，由许多疏松的菌丝体构成，菌落呈棉絮状、绒毛状或粉末状，菌落中央有皱折，外围有放射状沟，多为茶褐色。

2．小培养法 是采用真菌培养板或普通载玻片进行真菌培养。培养物可直接于显微镜下检查，也可以染色后观察。

（1）取 3 根一定长度的火柴梗或牙签放入熔化石蜡中，用灭菌镊取蘸有石蜡的火柴梗或牙签放于灭菌的载玻片上，摆成"△"形。上方留一小口，以备灌注培养基及种菌之用。

（2）用无菌毛细滴管将熔化的沙氏培养基从小口灌入，约灌满三角区的 1/2 为宜。

（3）取无菌盖玻片通过火焰略加热后盖在火柴梗或牙签上，遮盖全部三角区。

（4）用灭菌的接种针取菌种少许，从三角区小口穿入接种于培养基表面，置 22 ～ 28 ℃温培养 5 ～ 7 天后观察生长情况。此时肉眼可见大量气中菌丝产生。

（5）轻轻取下盖玻片，使气中菌丝附在盖玻片上，将盖玻片通过火焰 2 ～ 3 次，使培养物固定。滴加乳酸酚棉蓝染液于带菌丝的盖玻片上，染色 4 ～ 6 小时后，倾去染液，略用细水冲洗，置 37 ℃温箱充分烘干，以中性树胶封片保存。

乳酸棉蓝染色液：结晶酚 20 g、乳酸 20 ml、甘油 40 ml、棉蓝 0.05 g、蒸馏水 20 ml，依次加入混匀，微加温促使溶解，冷却后即可使用。

（二）真菌的形态观察

1．小培养物的染色观察 小培养物染色后可对各种菌丝和孢子进行形态鉴别，病原性真菌的菌丝特征如下。

根据结构：有隔菌丝、无隔菌丝。

根据生长：营养菌丝、生殖菌丝（气中菌丝）。

根据特殊形态：梳状菌丝、螺旋菌丝、球拍状菌丝、鹿角状菌丝、结节状菌丝、假菌丝。

病原性真菌的无性孢子的特性：叶状孢子、分生孢子。

2．玻片标本的观察

白念珠菌棉蓝染色片：观察假菌丝和顶端圆形的厚膜孢子。

皮肤丝状菌不染色片：观察菌丝和梨形，2 ～ 4 个分隔、壁薄而光滑的大分生孢子。

新型隐球菌墨汁负染色片：观察芽生孢子和厚荚膜。孢子内有一较大的反光颗粒（脂质颗粒）和许多小颗粒。厚荚膜透明，厚度可与菌体直径相似。

（三）浅部真菌病临床标本（皮屑）检查

浅部真菌病在临床上极为常见，包括各种各样的发癣、指（趾）甲及皮肤癣，其在检查方面多采用直接镜检。

1．标本的采取 标本采取前，应忌用药。发癣患者，可用拔毛镊子拔取脆而无光泽、易折断或带有白色菌鞘的病损部毛发；手、足、体、股癣宜用钝刀轻轻刮取损害部位边缘皮屑；甲癣可用小刀刮取病损指（趾）甲深层碎屑。

2．标本制作 取少许皮屑或毛发标本于载玻片上，滴加 10% 氢氧化钠（钾）溶液 1 滴，加盖玻片，置火焰上微微加热（以角质细胞溶解、标本透明为宜），用镊子或接种环柄轻轻加压盖玻片，使皮屑铺开变薄，驱除气泡，用滤纸吸取周围溢液。

3.观察　将制好的标本片置镜下，先低倍镜下观察，如疑为菌丝孢子，将此视野转向高倍镜下观察，光线宜稍暗。也可采用棉蓝染色后观察，可见分枝菌丝穿过多个角质细胞，菌丝周围有许多圆形小孢子。

（四）放线菌形态观察

1.硫黄样颗粒的观察　放线菌形成的菌落呈硫黄样颗粒，肉眼可见。将放线菌培养物置平皿内寻找，以色列菌的硫黄样颗粒直径为 1 ~ 2 mm，甚至 5 mm，呈黄色或白色。星形奴卡菌呈红色或黑色。

2.压片检查　将上述硫黄样颗粒置玻片上，加一滴水或 5% ~ 10% NaOH 溶液，加盖片轻轻压平，在高倍镜下中心向四周散出放射状体，形如"菊花"，以色列菌末端膨大，星形奴卡菌末端不膨大。如用革兰氏染色或抗酸染色，可见两菌形态上的明显差异。革兰氏染色：以色列菌中心部菌丝为阳性，四周末端膨大染成阴性；星形奴卡菌为阳性。抗酸染色：以色列菌为非抗酸菌，星形奴卡菌为抗酸菌，但延长脱色时间易脱色。

【注意事项】

1.浅部真菌病采取临床标本时，要避免损伤正常组织，以防感染。

2.皮屑标本制作时加热要适度，以免角质细胞溶解过度或造成氢氧化钠（钾）结晶而影响结果观察。

【实验报告与思考题】

1.绘图说明几种真菌菌丝和孢子的形态特征。

2.真菌菌落有几种类型？各有何特点？

3.怎样进行浅部真菌的临床标本检查？

4.放线菌的硫黄样颗粒检查有何意义？

第四十三章

病毒的血凝、血凝抑制试验及中和试验

【实验目的】

1. 了解流感病毒血凝和血凝抑制试验的原理、方法和结果分析。
2. 了解病毒中和试验的原理、方法和临床应用。

【实验准备】

1. 0.5% 鸡红细胞悬液、流感病毒鸡胚尿囊培养液、流感患者血清、中和试验病毒特异性抗血清、待检血清兔血清、生理盐水。
2. 20 孔有机玻璃板、无菌毛细管、试管、恒温水浴箱、研钵、注射器及针头。
3. 小白鼠。

【内容和方法】

（一）流感病毒血凝试验

1. 原理 流感病毒表面的糖蛋白刺突血凝素（HA）能与人及一些哺乳动物的红细胞发生凝集反应，其不属抗原、抗体的特异性凝集，而是病毒的 HA 与细胞表面的糖蛋白受体结合所致。据此原理而建立的血凝试验可用来测试病毒体的存在，也可用于病毒的鉴定。

2. 方法

（1）取 20 孔有机玻璃板，按 1 ～ 10 顺序编号，第 1 ～ 9 孔为试验孔，第 10 孔为生理盐水对照孔。

（2）按表 43-1 顺序，依次加入材料并作稀释，摇匀，置室温静止 1 小时，观察血凝结果。

表 43-1　血凝试验加样顺序表

孔号	1	2	3	4	5	6	7	8	9	10
血清稀释度	1：10	1：20	1：40	1：80	1：160	1：320	1：640	1：1280	1：2560	对照
生理盐水（ml）	0.9	0.25	0.25	0.25	0.25	0.25	0.25	0.25	0.25	0.25
患者血清（ml）	0.1	0.25	0.25	0.25	0.25	0.25	0.25	0.25	0.25	—
		弃去 0.25							弃去 0.25	
0.5% 鸡红细胞（ml）	0.25	0.25	0.25	0.25	0.25	0.25	0.25	0.25	0.25	0.25

摇匀后，置室温静止 1 小时

3. 结果分析 根据不同的病毒稀释浓度，各孔中出现不同的红细胞凝集，用 "–" 和 "+" 分别表示阴性和阳性，具体如下。

–：无红细胞凝集，红细胞在孔底形成一个小团，边缘光滑整齐。

+：红细胞在孔底形成一个小团，但边缘不光滑，四周有小凝集块。

++：红细胞在孔底形成一个环状，四周有小凝集块。

+++：红细胞呈薄层，均匀铺在孔底，但边缘不整齐，有下沉趋向。

++++：一层红细胞均匀铺于管底，无红细胞沉积。

以出现"++"的最高病毒液稀释度作为血凝效价（滴度），即 1 个血凝单位。

（二）流感病毒的血凝抑制试验

1．原理 流感病毒可凝集红细胞，但相应的血凝素抗体与病毒的 HA 结合后，则不能与红细胞结合，不出现红细胞凝集现象，即为红细胞血凝抑制，简称血凝抑制（HI）。借此可用已知抗体鉴定未知病毒，或者用已知的病毒抗原来测定患者血清中的相应抗体。

2．方法

（1）取洁净试管 10 支，编号排于试管架上，其中第 1～7 管为试验管，第 8 管为血清对照，第 9 管为病毒抗原对照，第 10 管为鸡红细胞对照。

（2）按表 43-2 操作依次加入材料和试剂。

表 43-2 血凝抑制试验加样顺序表

管号	1	2	3	4	5	6	7	8	9	10
生理盐水（ml）	0.9	0.25	0.25	0.25	0.25	0.25	0.25	0.25	0.25	0.25
患者血清（ml）	0.1	0.25	0.25	0.25	0.25	0.25	0.25	0.25	0.25	—
		弃去 0.25							弃去 0.25	
血清稀释度	1∶10	1∶20	1∶40	1∶80	1∶160	1∶320	1∶640	血清对照	病毒对照	血球对照
4 个单位病毒悬液（ml）	0.25	0.25	0.25	0.25	0.25	0.25	0.25	—	0.25	—
	摇匀后，置室温静止 20～30 分钟									
0.5% 鸡红细胞（ml）	0.25	0.25	0.25	0.25	0.25	0.25	0.25	0.25	0.25	0.25
	摇匀后，置室温静止 30～60 分钟									

（3）各管滴加 0.5% 鸡红细胞悬液后混匀，置室温静止，3 分钟、60 分钟各观察一次结果。一般以 60 分钟结果为准。

3．结果分析 先观察 3 支对照管，如抗原对照管出现完全凝集，血清对照和红细胞对照不发生凝集，再观察试验管，判定效价。通常以能阻止病毒抗原发生血凝的血清最低稀释度作为血清的血凝抑制效价。一般以恢复期效价高于急性期血清效价 4 倍以上时有诊断意义。

（三）中和试验

1．原理 人或动物感染病毒后，体内能产生一种可以中和病毒的特异性抗体，这种抗体能在较长时间内持续存在，以影响或抑制病毒对易感细胞的吸附和穿入。利用动物、鸡胚培养物或组织培养可检测体内的这一抗体，以作为临床诊断、新分离病毒鉴定以及流行病学调查、人群免疫水平测定的参考依据。

2．方法（固定血清 - 稀释病毒法）

（1）病毒悬液的制备：取感染乙型脑炎病毒濒于死亡的小白鼠脑组织，称重后置于研磨器内磨碎，然后按每克加 10% 兔血清生理盐水（或脱脂牛奶生理盐水）10 ml 制成悬液，取悬液以 3000 r/min 离心 20 分钟，取上清液再以 10% 兔血清生理盐水或 10% 脱脂牛奶生理盐水稀释成 1∶500 至 1∶500000000 $2 \times 10^{-2} \sim 2 \times 10^{-10}$ 的病毒悬液。具体方法是：取 9 支试管，每管先加入 1.8 ml 稀释液，吸 0.2 ml 病毒原液加入第 1 管，即为 1：500，再从第 1 管吸取 0.2 ml 加入第 2 管即为 1：5000。以此类推至第 9 管。

（2）病毒稀释度的选择：中和试验时所用病毒稀释度应预先滴定选择。稀释度的选择要求最高稀释度动物全存活，最低稀释度动物全死亡。其根据病毒半数致死量（LD_{50}）来决定。假如初步测定 LD_{50} 效价（即能使 50% 小白鼠死亡的病毒稀释度倒数之对数）为 6，则对照组病毒的稀释度应用 10^{-4}、10^{-5}、10^{-6}、10^{-7}，试验组应用 10^{-3}、10^{-4}、10^{-5}、10^{-6}。

（3）稀释病毒液与血清的混合：按表 43-3 混合病毒和血清，血清混合前 56 ℃灭活。混合后放置 37 ℃水浴作用 2 小时。

表 43-3　稀释病毒液与血清混合法

	病毒稀释度	2×10^{-4}	2×10^{-5}	2×10^{-6}	2×10^{-7}	2×10^{-8}	2×10^{-9}
混合前							
对照组	病毒悬液（ml）	—	—	0.2	0.2	0.2	0.2
	正常血清（ml）	—	—	0.2	0.2	0.2	0.2
试验组	病毒悬液（ml）	0.2	0.2	0.2	0.2	—	—
	被检血清（ml）	0.2	0.2	0.2	0.2	—	—
混合后	病毒稀释度	10^{-4}	10^{-5}	10^{-6}	10^{-7}	10^{-8}	10^{-9}

（4）接种观察：以上每种稀释度组合液接种于 3 周龄（重 9 ~ 11 g）的小白鼠，每一稀释度接种 5 只，每只脑内注射 0.03 ml。注射后逐日观察，记录小白鼠发病及死亡情况，观察 2 周时间。

3．结果分析

（1）死亡百分率计算：在进行结果分析时，首先算出死亡百分率。计算方法见表 43-4。

表 43-4　死亡百分率的计算

病毒稀释度	接种鼠数	活鼠	死鼠	积累总数 活鼠	积累总数 死鼠	死亡比	死亡率（%）
10^{-4}	5	0	5	0	15	15/15	100
10^{-5}	5	0	5	0	10	10/10	100
10^{-6}	5	1	4	1	5	5/6	83
10^{-7}	5	4	1	5	1	1/6	17
10^{-8}	5	5	0	10	0	0/10	0

（2）LD_{50} 计算：计算 LD_{50} 是中和指数计算的前提。方法为先按公式计算出距离比例（也称差距因子），再将高于 50% 死亡率稀释度的对数与距离比例相加，即 LD_{50}。

$$公式：距离比例 = \frac{高于 50\% 的死亡百分数 - 50}{高于 50\% 死亡百分数 - 低于 50\% 死亡百分数}$$

（3）结果评价：以正常血清对照组的 LD_{50} 减试验组的 LD_{50} 得一差数，该差数的反对数即为中和指数。如对照组的 LD_{50} 为 8.0，试验组的 LD_{50} 为 6.5，差数为 1.5，其反对数即为 32。结果的判定一般为：中和指数 < 10 为阴性，表示无中和能力；中和指数 10 ~ 49 为可疑；中和指数 > 50 为阳性，即有中和能力。

【注意事项】

1. 在血凝和血凝抑制试验中所用流感病毒应灭活，以防传染。所用器皿应清洁、干燥。避免酸碱的影响。

2. 中和试验时病毒悬液最好在 −70 ℃下冰冻保存。病毒凝成团块时会影响与抗体的结合。用时应予分散。

3. 所有试验应在规定时间内完成，血清用前必须灭活处理。

【实验报告与思考题】

1. 报告血凝和血凝抑制试验的结果，并说明原理和操作过程。

2. 中和试验的理论依据是什么？其结果如何分析？

第七篇

医学免疫学

第四十四章

抗原与免疫血清的制备

实验一　抗原的制备

【实验目的】

1．掌握细菌和红细胞悬液的制备过程。

2．了解细菌和红细胞悬液的用途。

【实验原理】

细菌悬液可作诊断试剂（如肥达反应中的诊断菌液），也可用来免疫动物制备诊断血清（如沙门菌多价血清、志贺菌诊断血清等）；红细胞悬液可作为抗原，免疫动物制备溶血素，在一些血清学试验中也常用到红细胞悬液（如 CH50 测定、抗链球菌溶血素 O 试验等）。

【实验准备】

标准菌种、无菌生理盐水、试管、标准比浊管、毛细滴管、离心机等。

【实验步骤】

1．细胞悬液制备　选择标准菌种→细菌培养→刮取菌苔→用无菌生理盐水洗涤→革兰氏染色镜检，验证无杂菌→无菌生理盐水稀释至适当浓度→加温处理→检查合格→分装、保存备用。

2．按不同要求将细菌配制成不同的浓度

（1）按经典的麦克法兰（McFarland）标准比浊法（表 44-1），制备一套标准比浊管：正确混合不同量的 1% 硫酸（化学纯）溶液和 1% 氯化钡（化学纯）溶液于色泽、口径一致的试管中。用经酸碱处理的橡胶塞紧管口，用石蜡密封后置试管架上保存于暗处。

表 44-1　麦克法兰标准比浊管的组成及其相当的菌数表（中等大小细菌）

管号	1	2	3	4	5	6	7	8	9	10
1% 氯化钡溶液（ml）	0.1	0.2	0.3	0.4	0.5	0.6	0.7	0.8	0.9	1.0
1% 硫酸溶液（ml）	9.9	9.8	9.7	9.6	9.5	9.4	9.3	9.2	9.1	9.0
相当菌数（亿/毫升）	3	6	9	12	15	18	21	24	27	30

（2）取 0.5 ml 待测细菌盐水悬液（去除粗块），用 9.5 ml 生理盐水稀释，与标准比浊管比较。所得标准管的细菌浓度乘以稀释倍数，即为该菌液所含细菌的近似值。只适用于测定细菌在盐水悬液中

的浓度。

3. 红细胞悬液的制备　用生理盐水洗涤红细胞，除去其表面的附着物，然后配成所需要的浓度。洗涤红细胞的方法是：先将抗凝血以 2000 r/min 离心 5 分钟，吸去血浆层。在管中加 2～3 倍的生理盐水，用毛细滴管轻轻地反复吹吸混匀，再以 2000 r/min 离心 5 分钟，弃上清液，如此反复两次。最后一次可适当延长离心时间至 10 分钟。这样压积后的红细胞，上清液透明无色。弃上清液后，用压积红细胞配成实验要求所需的浓度备用。

红细胞洗涤次数不宜太多，以 3 次为宜，否则红细胞脆性增加，影响试验结果。若是用于制备溶血素的红细胞，应无菌操作。

【思考题】

1. 阐述细菌悬液的制备过程。
2. 阐述细菌悬液和红细胞悬液制备过程中的注意事项。

实验二　抗菌血清的制备

【实验目的】

掌握抗菌血清的常用制备方法。

【实验原理】

用细菌免疫动物可刺激其 B 细胞分化增殖为浆细胞，由后者产生特异性抗体，此种含有特异性抗体的血清即为抗菌血清。

【实验准备】

家兔、伤寒杆菌死菌液（9 亿 / 毫升）、琼脂斜面培养基、0.3% 甲醛盐水、无菌生理盐水、无菌注射器及针头、试管、碘酊及乙醇棉球。

【实验步骤】

1. 将经染色、生化反应、血清学鉴定合格的伤寒杆菌接种于琼脂斜面培养基，置 37 ℃ 孵育 16～18 小时后，用 0.3% 甲醛盐水将菌苔洗下，制成浓悬液，置 37 ℃ 孵育 24 小时以杀菌。
2. 用无菌生理盐水洗涤菌液 3 次（方法同红细胞洗涤并注意无菌操作）。
3. 将菌液进行无菌试验，证实细菌被杀死后，再用无菌生理盐水稀释至浓度为 9 亿 / 毫升。
4. 选择体重为 2～3 kg 的健康雄兔，先饲养观察 1 周，并自耳缘静脉采血 1 ml，分离血清，与上述菌液做试管血凝试验，测定有无天然凝集素，如无或仅有微量时，该动物才可进行免疫。
5. 将制备好的菌液按表 44-2 剂量及程序给家兔耳缘静脉注射。

表 44-2　抗菌血清的免疫程序

天数	1	5	10	15
剂量（ml）	0.25	0.5	1.0	2.0

6．末次注射后 3～6 天，经耳缘静脉采血 1 ml，分离血清，用上述菌液做试管血凝试验，以滴定抗菌血清的效价。若凝集效价在 1：2000 以上即可放血。如效价不高，可逐日静脉注入递增的上述菌液，1～3 次后，可使效价明显升高，无菌操作下颈动脉放血。

7．将家兔仰卧固定，于家兔胸骨左侧心脏部位处剪毛，用碘酊、乙醇消毒皮肤。用左手指摸到胸骨剑突处，用示指摸到心脏搏动最强的部位，将针头对准心脏搏动最强部位，自左下向右上方刺入（呈45°），待见注射器内有回血后左手即将位置固定，右手轻轻抽动注射器芯，血液即涌出，抽血 20～30 ml。用干棉球压迫伤口止血。

8．将血液立即注入无菌平皿中，室温凝固后置 37 ℃ 1 小时，即用无菌毛细吸管吸出血清，置无菌试管中 3000 r/min、15 分钟，除去红细胞。

9．将已分离的血清加入 0.01% 硫柳汞溶液，分装，于 4 ℃ 冰箱保存备用。

【思考题】

1．在抗菌血清制备过程中应注意哪些事项？
2．已分离的血清为什么要放入 4 ℃ 冰箱保存？

实验三 单克隆抗体的制备

【实验目的】

熟悉单克隆抗体（McAb）的制备与鉴定方法。

【实验原理】

根据一个 B 细胞克隆只能产生一种特异性抗体的基本原理，在小鼠体内、外培养人工筛选和克隆的、能够分泌所需的单特异性抗体的杂交瘤细胞克隆，即可获取相应 McAb。

【实验准备】

1．试剂 RPMI-1640 完全培养液、优质小牛血清、液状石蜡、抗小鼠各种类和亚类的抗体、特异性抗原、琼脂糖等。

2．器材 培养细胞、注射动物、收集单抗等所需的各种器材。

【实验步骤】

1．单克隆抗体的制备 大量制备 McAb 可采用体外培养和体内诱生两种方法。

（1）体外培养法：在细胞培养过程中杂交瘤细胞能产生和分泌 McAb。因此，复苏并大量培养能够稳定分泌特异性 McAb 的杂交瘤细胞，收获培养上清，经纯化、浓缩后，即可获得相应的特异性 McAb。但是用此法一般产生的抗体量很少，10～100 μg/ml。近年来发展建立了各种新型培养技术和装置，包括用无血清悬浮培养法、中空纤维培养系统、全自动气升式或深层培养罐以及微囊或珠粒培养系统等。为了大批量生产 McAb，有的公司已建成体内外结合的牛淋巴液循环法，大大提高了抗体的生产量。

（2）体内诱生法：在小鼠体内接种杂交瘤细胞，制备腹水型或血清型 McAb。

腹水型 McAb 的制备：①选择适当的健康小鼠，先于每只小鼠腹腔内注射 0.5 ml 液状石蜡。②7 天后于每只小鼠腹腔注射阳性杂交瘤克隆细胞 10^7 个。③待小鼠腹部明显膨大到一定程度时，用 9 号针头抽取腹水或 16 号针头放腹水，可反复收集腹水数次。④腹水于 4 ℃、1500 r/min 离心 15 分钟后，收集并分装上清，置 −20 ℃保存备用。

血清型 McAb 的制备：可将对数生长期的杂交瘤细胞于小鼠背部皮下多点注射，待肿瘤达到一定大小后（10 ～ 20 天）即可采血，血清中 McAb 的含量可达 1 ～ 10 mg/ml。

2．单克隆抗体的鉴定 对于所收集的单克隆抗体，应检查抗体免疫球蛋白的类、亚类、特异性、亲和力、识别抗原的表位及其分子量等。

（1）McAb 类和亚类的测定：确定 McAb 的类和亚类，对采用何种方法纯化 McAb 至关重要。通常用兔抗小鼠 Ig 类和亚类的标准抗血清，采用双相琼脂扩散法或 ELISA 法测定 McAb 与抗小鼠 Ig 类和亚类的反应性，从而确定 McAb 的类和亚类。

（2）McAb 的特异性鉴定：其检测方法包括 ELISA、免疫荧光、放免测定、间接血凝、免疫印迹试验、抽滤斑点免疫结合法、化学发光免疫斑点法等。利用这些方法可检测所制备的 McAb 与特异性抗原或相关抗原的反应性。特异性 McAb 只能与特异性抗原发生免疫反应，而与相关抗原不发生交叉反应。

（3）McAb 的效价测定：McAb 的效价以培养上清或腹水的稀释度表示。因此，可根据抗原的性质不同，选择合适的检测方法（颗粒性抗原可采用凝集反应；可溶性抗原可采用 ELISA 或 RIA），将不同稀释度的血清或腹水与特异性免疫原反应，以确定其效价。

（4）McAb 的亲和力测定：可溶性抗原与抗体的亲和力测定可采用免疫沉淀、ELISA、免疫荧光、RIA 及竞争抑制试验等；对抗细胞性抗原的抗体还可采用 FACS 测定。

（5）McAb 识别抗原表位的测定：一个抗原分子表面常有多个抗原表位，用该抗原制备的 McAb，有的是抗同一表位的，有的则是抗不同表位的。可用竞争抑制试验、相加指数法及微机集群分析等测定 McAb 所识别的抗原表位。

（6）McAb 所作用抗原的分子量测定：常采用免疫印迹试验测定 McAb 所结合的抗原分子量。

（7）杂交瘤细胞株稳定性检查：在液氮中保存的杂交瘤细胞株及体外传代培养的杂交瘤细胞株，都需要定期检查其抗体产生能力。取冻存复苏并传代培养的杂交瘤细胞培养上清或诱生的小鼠腹水，检测其抗体效价、特异性及亲和力，一旦发现杂交细胞产生抗体能力减弱，应及时进行再克隆和鉴定，并保留稳定分落抗体的杂交细胞。

【注意事项】

1．一般腹腔注射杂交瘤后 2 ～ 3 周内，大多数杂交细胞均可产生实体或水。水中特异性抗体蛋白的含量可高达 1 mg/ml，这些小鼠血清中亦含大量杂交分泌产生的特异性抗体，因此分离其血清可获得一定效价的 McAb。

2．为避免无抗体分泌细胞大量累积的风险，一般不提倡在小鼠体内进行杂交细胞的系列传代，但可用新近在体外克隆的杂交瘤细胞注射大批小鼠来产生大量 McAb。

3．已制备的有价值的 McAb 杂交瘤细胞如发生支原体污染，可采用动物体内传代方法清除污染的支原体；如果发生酵母菌等真菌污染，可添加抗真菌药物清除真菌。

4．腹水出现快慢与注射的细胞类型及小鼠的质量有关。注射细胞少，腹水出现慢，但抗体效价高；注射细胞过多，腹水出现快，但可出现血性腹水。

【实验结果】

最终可获得特异性 McAb。

【思考题】

1．产生 McAb 的方法有哪些？各有何特点？

2．对所制备的单抗应该进行哪些鉴定？为什么？

3．有价值的杂交瘤细胞如发生支原体或真菌污染，应该如何处理？

第四十五章

凝集反应

实验一　直接凝集反应

【实验目的】

了解直接凝集反应的方法、结果判断及应用。

【实验原理】

直接凝集反应指颗粒性抗原（细菌、螺旋体和红细胞等）在适当电解质参与下可直接与相应抗体结合出现的凝集现象。凝集反应中的抗原称为凝集原，抗体称为凝集素。常用的凝集试验有玻片法和试管法两种。前者为定性试验，方法简便、快速，常用于鉴定菌种、测定人类红细胞 ABO 血型等；后者为定量试验，常用已知抗原测定受检者血清中有无某种抗体及其相对含量，以协助临床诊断或供流行病学调查研究。

一、细菌鉴定

【实验准备】

1∶20 稀释的痢疾杆菌多价诊断血清、1∶20 稀释的沙门菌属多价诊断血清、待检病原菌 24 小时斜面培养物、生理盐水、载玻片。

【实验步骤】

1．取洁净载玻片 1 张，用标记笔划分成两格，并注明序号。

2．用灭菌接种环取 3～4 环 1∶20 稀释的痢疾杆菌多价诊断血清放在第 1 格；接种环烧灼后取 3～4 环 1∶20 稀释的沙门菌属多价诊断血清放在第 2 格；烧灼接种环，于第 3 格加 3～4 环生理盐水。

3．用灭菌接种环取待检病原菌斜面培养物少许，分别与盐水及血清混合，加菌时于玻片上液体边缘处先将细菌磨开，然后再混匀。注意每次取菌与不同血清或盐水混合时，接种环均需烧灼灭菌，以免不同血清成分互相污染，发生干扰。

4．轻轻摇动玻片，数分钟后将载玻片稍微倾斜对着光线观察，先观察第 3 格有无凝集颗粒。若盐水格内出现非特异性凝集颗粒，则本次实验无效。正确结果是盐水格内无凝集颗粒出现。若待检菌与沙门菌属多价诊断血清不发生凝集，而与痢疾杆菌多价诊断血清出现凝集，该菌为痢疾杆菌；若待检菌与痢疾杆菌多价诊断血清不发生凝集，而与沙门菌属多价诊断血清出现凝集，该菌应为沙门菌属细菌。

二、人类 ABO 血型鉴定试验

【实验准备】

抗 A 和抗 B 标准血清、生理盐水、玻片、一次性采血针、标记笔、75% 乙醇棉球、无菌干棉球、毛细吸管、光学显微镜。

【实验步骤】

1．取载玻片 1 张，用特种铅笔分为两格，注明 A、B 字样。

2．将抗 A 血清、抗 B 血清各 1 滴分别滴于 A、B 格内。

3．用乙醇棉球消毒环指指端皮肤或耳垂，待乙醇干后，再用一次性无菌采血针刺破皮肤。用毛细吸管取血 1 滴，放入盛有 1 ml 生理盐水的试管中，混匀，即成待检红细胞悬液（约 2%）。

4．用毛细吸管取受检者红细胞悬液于抗 A 和抗 B 格内各加 1 滴，然后分别用牙签将抗血清与红细胞搅拌均匀（也可轻轻晃动载玻片以促其充分混匀），以加速其反应。将玻片放置于实验台上静置数分钟后，在白色背景下观察凝集情况。如肉眼观察不够清楚，可将玻片置于显微镜下用低倍镜观察。

【实验结果】

如混合液由均匀红色混浊状逐渐变为透明，并出现大小不等的红色凝集块即为红细胞凝集；若混合液仍呈均匀混浊状，则表明红细胞未发生凝集。血型鉴定试验结果及判定见表 45-1。

表 45-1　血型鉴定试验结果判定

血型	抗 A	抗 B
A	+	−
B	−	+
AB	+	+
O	−	−

三、试管凝集反应

【实验准备】

待检血清、伤寒诊断菌液、生理盐水、吸管、试管、试管架等。

【实验步骤】

1．取洁净试管 14 支，分两排排列于试管架上，每排 7 支，并标记。

2．用中试管 1 只，将生理盐水 1.9 ml 与待检血清 0.1 ml 混合均匀，使成 1∶20 的稀释血清，分别向两排的第 1 管内各加入 0.5 ml。

3．将中试管内剩余的 1 ml，再加入 1 ml 生理盐水，混匀使成 1∶40 的稀释血清，并于两排第 2 管内各加入 0.5 ml。如此连续 2 倍稀释血清至两排第 6 管，最后弃去 1 ml，第 7 管只加生理盐水 0.5 ml 作为抗原对照。这样每管内含量均为 0.5 ml，血清稀释度依次为 1∶20、1∶40、1∶80、1∶160、1∶320、1∶640。

4. 用吸管加伤寒杆菌 H 抗原于第 1 排各管中，每管 0.5 ml。

5. 加伤寒杆菌 O 抗原于第 2 排各管中，每管 0.5 ml。

6. 将各管振荡混匀，放 37 ℃温箱中过夜后，观察结果。

【实验结果】

1. 先观察生理盐水对照管。管底沉淀物呈圆形，边缘整齐，轻轻振荡，细菌即分散而呈混浊现象，此为不凝集。

2. 观察各管，区分 H 及 O 凝集。H 凝集呈疏松棉絮状，轻轻振摇时细菌凝块即升起，容易摇散；O 凝集呈较致密的颗粒状，不易摇散。

3. 判定 H、O 凝集的效价。

凝集程度的记录如下。

++++：表示细菌全部凝集，液体澄清，试管底部有大量凝集块。

+++：表示绝大部分细菌凝集，液体轻度混浊，凝集块较小。

++：表示部分（约 50%）细菌发生凝集，凝集物较前两者少，呈颗粒状，液体半澄清。

+：表示细菌仅少量凝集，液体混浊，凝集不明显。

–：表示不凝集，与阴性对照管相同。

凝集效价（滴度）的判定：凡血清最高稀释度与抗原产生明显凝集现象的（++），即为该血清的效价。

【注意事项】

1. 实验操作应认真仔细，如向试管内插放吸管要轻，以免戳穿试管底；取样和加样应准确，稀释血清时应仔细且逐管进行，以防跳管。

2. 加抗原时应倒序逐管加入，即从第 7 管加至第 1 管。

3. 观察结果时，最好不要振摇试管，以免将凝集物摇散而影响他人观察。

【思考题】

1. 什么是凝集反应？

2. 直接凝集反应的原理是什么？

实验二　间接凝集抑制试验

【实验目的】

了解间接凝集反应的方法、结果判断及应用。

【实验原理】

间接凝集抑制试验是将抗体吸附到载体上，再与相应可溶性抗原反应出现凝集现象，称为反相间接凝集试验。若先将可溶性抗原与抗体反应，隔一定时间后再加入相应抗原致敏的颗粒，因抗体已与抗原结合，不再出现间接凝集现象，说明标本中不存在相应抗原。

【实验准备】

待检尿液、吸附的胶乳抗原、兔抗人 HCG 免疫血清（妊娠诊断血清）、生理盐水、载玻片、滴管、标记笔、光学显微镜。

【实验步骤】

1．取玻片 1 张置实验台上，用标记笔将其划分为三格，并注明 1、2、3。

2．用滴管吸取第一份待测尿液 1 滴加至第 1 格中，另吸第二份待检尿液滴加至第 2 格，然后吸取生理盐水一滴加至第 3 格。

3．于第 1、2、3 三格中各滴加一滴兔抗人 HCG 免疫血清，轻轻晃动载玻片以促其充分混匀，静置 1 分钟。

4．于第 1、2、3 三格中各滴加一滴 HCG 致敏的胶乳抗原，分别用牙签搅拌混匀，静置 10 分钟左右观察结果。

【实验结果】

生理盐水对照出现凝集颗粒，待检尿液无凝集现象而呈乳状液体者为阳性，表示此人已妊娠。若待检尿液出现均匀一致的细小凝集颗粒者为阴性，表示此人未妊娠。

【思考题】

1．间接凝集抑制试验的原理是什么？

2．简述早孕胶乳试验的结果与意义。

第四十六章

沉淀反应

实验一　单向琼脂扩散试验

【实验目的】

掌握琼脂扩散试验的原理、方法、结果判断及应用。

【实验原理】

抗原和抗体这两种成分只有其中的一种成分扩散。一般将一定量的抗体混合于琼脂内，倾注于玻璃板上，凝固后打孔，将标准抗原与未知抗原分别加入孔中，使其向四周扩散，抗原与相应抗体在琼脂板内结合后形成白色沉淀环。沉淀环直径的大小与抗原的浓度呈正比。用不同浓度的标准抗原（参考血清）制成标准曲线，测未知抗原的含量，可根据所测沉淀环的直径从标准曲线中求出。

【实验准备】

羊抗人 IgG 诊断血清（抗血清）、冰冻干燥的正常人混合血清（标准抗原）、待检血清2% ~ 3% 生理盐水琼脂、生理盐水、微量加样器、打孔器、玻璃板、温箱等。

【实验步骤】

1. **制板**　将2% ~ 3% 生理盐水琼脂加热熔化，待冷至 56 ℃时吸取 1.5 ml 琼脂与等量适当稀释的抗 IgG 抗体（稀释度视每批抗血清的效价而异）混合均匀后，倾注于放置水平台面的载玻片上，制成厚薄均匀的免疫板。待琼脂凝固后，用打孔器在免疫板上打孔，孔径为 3 mm，孔距为 8 ~ 10 mm，琼脂孔要求圆整光滑。

2. **加样**　将待测血清用生理盐水稀释成 1∶50，用微量加样器准确吸取 10 μl 样品，按编号顺序加入各个琼脂孔内。同样将参考蛋白稀释成一系列不同浓度（20 倍、25 倍、50 倍、100 倍、200 倍），各取 10 μl 加入同一免疫板的下排各孔内。

3. **反应**　将加好样品的免疫板平放在保持一定湿度的密闭器内，置 37 ℃温箱中进行反应，24 小时后取出观察结果。

【实验结果】

1. 分别测量待测血清样品及不同浓度参考蛋白产生的沉淀直径（精确至 0.1 mm）。

2. **绘制标准曲线**　以已知参考蛋白 IgG 产生的沉淀环直径为纵坐标，不同浓度（U/ml）IgG 为横坐标，在半对数纸上绘制出标准曲线。

3. 根据待测样品的沉淀环直径，从标准曲线上查出相应 IgG 的含量，再乘以血清稀释倍数，即可得知该样品中 IgG 的实际含量。正常成年人血清 IgG 的含量为（12.00±2.62）mg/ml [（150±32.5）U/ml]。

【思考题】

1. 单向琼脂扩散试验的实验原理是什么？
2. 做单向琼脂扩散试验时的注意事项是什么？

实验二　双向琼脂扩散试验

【实验目的】

掌握琼脂扩散试验的原理、方法、结果判断及应用。

【实验原理】

将抗原和抗体分别加到含有电解质的琼脂板上相对应的孔中，两者各自向四周扩散。若抗原、抗体相对应，在比例适合处形成白色沉淀线。一对抗原抗体系统只能形成一条沉淀线。如果含有若干对抗原 - 抗体系统，则因其分子大小不同、扩散速度不同，可在琼脂中出现多条沉淀线。

【实验准备】

1% 生理盐水琼脂、待检血清、肝癌患者阳性血清（或正常人胚肝组织浸液、脐带血清）、甲胎蛋白（AFP）诊断血清、载玻片、打孔器（直径 3 mm）、毛细滴管。

【实验步骤】

1. 热熔　将 1% 盐水琼脂在水浴锅中加热熔化。

2. 制板　取洁净载玻片一张，放于水平台上，将已熔化的琼脂 3.5 ml 趁热用毛细滴管注于玻片上，让其自然流成水平面，避免出现气泡。待琼脂凝固后，以打孔器打孔，取出孔中琼脂。

3. 加样　在中心孔内加入 AFP 诊断血清（已知抗体），1、4 孔加入肝癌患者阳性血清作为对照，2、3、5、6 孔中分别加入待检血清（未知抗原）。滴入时注意不可有气泡溢出表面，加满为度。

4. 反应　将加样后的琼脂板放入保持一定湿度的密闭容器内，置 37 ℃温箱中，24 小时后观察结果。

【实验结果】

1. 加阳性对照血清的 1、4 两孔与中心孔之间应出现清晰的乳白色沉淀线。

2. 其余各孔待检血清中如与中心孔间也出现了沉淀线，且一端与相邻的阳性对照血清形成的沉淀线相吻合的，则该待检血清即为阳性；如出现了沉淀线但与阳性对照血清的沉淀线相交叉，则表明二者的抗原性不同，为另一种抗原 - 抗体反应，不应判为阳性。如果待检血清 24 小时内与中心孔间无沉淀线形成则为阴性。

【思考题】

1. 双向琼脂扩散试验检测有何临床意义？
2. 双向琼脂扩散试验检测的注意事项是什么？

实验三　对流免疫电泳

【实验目的】

掌握琼脂扩散试验的原理、方法、结果判断及应用。

【实验原理】

带电的胶体颗粒可在电场中移动，其移动方向与胶体颗粒所带电荷有关。抗原在 pH 8.6 的缓冲液中带负电荷，将抗原加于琼脂板阴极端的小孔中，由阴极向阳极移动；抗体为球蛋白，等电点较高，只带微弱的负电荷，而且分子较大，故移动较慢，将抗体加于阳极端的小孔中，因电渗作用而流向阴极；当抗原与抗体在两孔间相遇时，在两者比例适当处形成白色沉淀线。此种在双向琼脂扩散基础上加电泳的方法，称为对流免疫电泳。

【实验准备】

甲胎蛋白诊断血清（抗甲胎蛋白抗体）、待检血清、甲胎蛋白阳性血清、打孔器、毛细吸管、电泳仪、载玻片、巴比妥缓冲液（0.025 mol/L，pH 8.6）、1% 离子琼脂。

【实验步骤】

1．制板　取洁净载玻片一张，放于水平台面上，将已溶化的缓冲琼脂 3.5 ml 趁热注于玻片，让其自然流成水平面，待凝固后打孔，孔径 3 mm，抗原、抗体孔间距离为 5 mm，两抗原孔间距离为 2 mm。

2．加样　1 号孔加入甲胎蛋白诊断血清，2 号孔加入阳性对照血清，3 号孔加入甲胎蛋白诊断血清，4 号孔中加入待检血清。

3．反应　将加好样的琼脂板置于电泳槽内，抗体端靠近阳极，用双层滤纸做引桥，使琼脂两端与电泳槽缓冲液连结，电场强度调节到 4 ～ 6 V/cm、电流 3 ～ 4 mA/cm，接通电流，电泳 45 ～ 60 分钟。

【实验结果】

电泳完毕，关闭电源，取出琼脂板，透过散射光线观察抗原、抗体孔间有无白色沉淀线形成，阳性对照孔与抗体孔间应出现清晰沉淀线，待检血清与抗体孔间出现沉淀线并与阳性对照沉淀线相吻合者为阳性，不出现沉淀线或与对照不吻合的为阴性。如抗原较弱，沉淀线不够清晰，可在 37 ℃放置数小时以增强线条清晰度。

【思考题】

1．简述对流免疫电泳的原理。
2．双向琼脂扩散试验操作中应注意哪些事项？

第四十七章

酶联免疫吸附试验

【实验目的】

掌握酶联免疫吸附试验（enzyme linked immunosorbent assay，ELISA）的原理、方法及应用。

【实验原理】

酶联免疫吸附试验（ELISA）是将抗原、抗体免疫反应的特异性和酶的高效催化作用有机地结合起来的技术，可灵敏地检测体液中微量的特异性抗体或抗原。其基本原理是：先使抗原或抗体结合到某种固相载体表面，并保持其免疫活性，使抗原或抗体与某种酶联结成酶标抗原或酶标抗体。这种酶标抗原或酶标抗体既保留了抗原或抗体的免疫活性，又保留了酶活性。受检标本（抗体或抗原）和酶标抗原或酶标抗体按不同的步骤与固相载体表面的抗原或抗体起反应，用洗涤法去除固相载体上的游离物质，最后结合在固相载体上的酶量与标本中受检物质的多少有关。当加入酶反应的底物后，底物被酶催化而产生有色物质。颜色反应的深浅与受检抗原或抗体的量呈正比。因此，可借助颜色反应的深浅来定性、定量受检的抗体或抗原。本技术的特点是敏感性高、特异性强、操作简易、结果容易观察。

ELISA 的测定方法根据所检测的抗体和抗原的不同分为间接法、双抗体夹心法、抗原竞争法等。下面介绍用间接 ELISA 法检测抗绵羊红细胞抗体。

【实验准备】

脱纤维绵羊红细胞（SRBC）、兔抗绵羊红细胞抗体（抗 SRBC）、酶标羊抗兔 IgG、正常兔血清、0.05 mol/L 碳酸盐缓冲液（pH 9.8）、底物缓冲液、底物溶液、2 mol/L H_2SO_4 酶标板、酶标仪。

【实验步骤】

1. 定性法的实验过程

（1）包被板的处理：取无菌脱纤维绵羊血适量加入离心管内，离心洗涤两次，取压积红细胞 2 ml 加入等体积的蒸馏水，振荡破碎红细胞，用 pH 9.8 的碳酸盐缓冲液稀释，每孔 100 μl 加到聚乙烯塑料酶标板中，置湿盒中 4 ℃ 过夜。第二天取出，用洗涤液洗涤 3 ～ 4 次，玻璃纸封存，置 4 ℃ 冰箱中备用。

（2）取包被好的酶标板，在第一孔中加入 100 μl 的洗涤液作阴性对照，第二孔中加入 1：500 的兔抗羊红细胞抗体 100 μl（用洗涤液稀释），置 37 ℃ 保温 45 分钟。

（3）倾去液体，用洗涤液洗涤 3 ～ 4 次后，在上述两孔中加入酶标羊抗兔 IgG 各 100 L 置 37 ℃ 保温 30 分钟。

（4）倾去液体，用洗涤液洗涤 3 ～ 4 次后，在上述两孔中加入临时配制的酶底物溶液各 100 μl，在暗处避光显色 20 分钟，加入 2 mol/L H_2SO_4 溶液终止反应。

2. 定量法的实验过程

（1）取兔抗绵羊红细胞抗体 500 µl，用洗涤液分别按 1∶200、1∶500、1∶1000、1∶2000、1∶4000、1∶8000 和 1∶6000 稀释。取正常兔血清 500 µl 用洗涤液按 1∶800 稀释

（2）取上述包被板设 10 孔：在第 1 ~ 7 孔中加入上述稀释的兔抗绵羊红细胞抗体各 100 µl，在第 8 ~ 10 孔中加入 1∶800 的正常兔血清各 100 µl，置 37 ℃保温 45 分钟。

（3）同定性法的（3）。

（4）同定性法的（4）。

（5）在波长 490 nm 处，测定各孔的光密度吸收值。

【实验结果】

1. 定性法结果判定　阴性对照孔为无色，加入兔抗绵羊红细胞免疫血清的孔现黄色或橙色，为阳性反应。

2. 定量法结果判定　以阴性对照孔的光密度平均值 x + 3SD 为阴性对照临界值，高于此临界值为阳性。

【注意事项】

1. 包被液通常用 pH 9.8 的碳酸盐缓冲液，包被时间不少于 18 小时。包被板一经洗涤，则不宜存放过长时间。

2. 包被和温育均应将固相载体放至湿盒内进行。

3. 洗板一定要洗干净，以保证实验的成功。

【思考题】

1. 简述酶联免疫吸附试验（ELISA）的原理。

2. 酶联免疫吸附试验过程中应注意什么？

第四十八章

补体的测定技术

实验一　补体的溶血作用

【实验目的】

通过本实验来验证补体有溶血作用。

【实验原理】

绵羊红细胞与其相应抗体（溶血素）结合后，通过经典途径激活补体产生膜攻击作用，最后导致红细胞溶解，发生溶血反应。

【实验准备】

抗原（2% 绵羊红细胞）、抗体（溶血素）、豚鼠新鲜血清（适当稀释）、生理盐水、试管、水浴箱等。

【实验步骤】

（1）取小试管 3 支，按表 48-1 加入各成分。

表 48-1　补体溶血反应　　　　　　　　　　　　　　　　　　　　　　　　单位：ml

管号	2% 羊红细胞	溶血素（2 U/ml）	补体（2 U/ml）	生理盐水
1	0.25	0.25	0.25	0.25
2	0.25	0.25	—	0.5
3	0.25	—	0.25	0.5

（2）将上述 3 支试管放入 37 ℃水浴箱内 15 ~ 30 分钟后，观察并记录结果。

【实验结果】

管底无红细胞沉淀，液体为红色透明管为溶血。

【注意事项】

1. 不可用力振荡试管。
2. 加样的试剂量一定要准确。

【思考题】

简述补体的溶血实验的原理。

实验二　血清杀菌实验

【实验目的】

证实正常新鲜血清有杀菌作用，其杀菌作用与血清中补体成分有密切关系。

【实验原理】

在兔血清中的抗痢疾杆菌抗体和豚鼠血清中的补体的共同作用下可致使痢疾杆菌破解死亡。

【实验准备】

兔血清、豚鼠血清、肉汤培养基、痢疾杆菌培养液、试管、水浴箱等。

【实验步骤】

（1）取 4 支无菌试管排列于试管架上，用无菌吸管吸取新鲜正常家兔血清分装于 1～3 管，每管 0.2 ml。

（2）第 2、3 管血清置 56 ℃水温箱中加热 30 分钟以破坏血清中不耐热的补体成分。

（3）按表 48-2 加入各物、摇匀，在 37 ℃水温箱中放置 2 小时后取出，加入已熔化并冷却至 50 ℃左右的 1% 肉汤琼脂培养基 1.50 ml，摇匀，等凝固后置 37 ℃水温箱中培养 24 小时，再观察结果，计算各管菌落数。

表 48-2　血清杀菌实验

试管号	1	2	3	4
新鲜正常家兔血清	0.2 ml	0.2 ml（56 ℃，30 min）	0.2 ml（56 ℃，30 min）	—
豚鼠血清（补体）	—	—	0.2 ml	—
肉汤培养基	—	—	—	0.2 ml
痢疾杆菌液体培养物	0.2 ml	0.2 ml	0.2 ml	0.2 ml
18 h，稀释 1∶10 倍，37 ℃水温箱中放置 2 h				
1% 肉球培养基	0.2 ml	0.2 ml	0.2 ml	0.2 ml
正确结果	菌落数少	菌落数多	菌落数少	菌落数多

【实验结果】

根据培养基中产生的菌落数来确定菌种的存活数目。

【注意事项】

进行实验时应注意将细菌直接加入管底，不可由管壁流下，否则附着于管壁的细菌不能被血清中的补体杀死，结果将不正确。

【思考题】

1. 血清杀菌实验的原理是什么？
2. 血清杀菌实验有哪些注意事项？

第四十九章

免疫细胞检测技术

实验一　外周血中淋巴细胞的分离纯化

一、沉降法

【实验目的】

了解在体外对人体免疫细胞的分离检测方法。

【实验原理】

将无菌抗凝血放入试管中，利用重力作用自然沉降，可见到红细胞下沉，并有明显分层，上层血浆中富含有大量的淋巴细胞，下层主要为红细胞。

【实验准备】

肝素（用生理盐水配制成 500 U/ml）、Hank's 液（pH 7.2 ~ 7.4）等。

【实验步骤】

1. 不抗凝血的采集　根据将要采集血液的量，向试管内加入适量的肝素液（30 U/ml），然后将采集的血液加入试管中轻轻混匀，应避免产生气泡。

2. 细胞的分离　将装有抗凝血的试管置于 37 ℃温浴 1 小时左右。然后取出试管，并用尖滴管吸取红细胞与血浆界面处的白细胞层，用 Hank's 液洗两次，每次离心（1000 r/min）10 分钟，即得富含淋巴细胞的细胞悬液。

二、分层液密度梯度离心分离法

【实验目的】

了解在体外对人体免疫细胞的分离检测方法。

【实验原理】

采用 Ficoll 和泛影葡胺配制而成的淋巴细胞分离液，通过离心可使血细胞以不同相对密度分离开。

【实验准备】

泛影葡胺、聚蔗糖、Hank's 液（pH 7.2 ～ 7.4）、RPMI-1640 培养液（含 10% 的小牛血清）等。

【实验步骤】

1．淋巴细胞分离液的配制

（1）人淋巴细胞分离液（相对密度 1.077）：取 34% 的泛影葡胺（相对密度 1.200）1 份与 9% 的聚蔗糖（相对密度 1.020）2.4 份混合，用波美比重计测定比重（相对密度 1.077）。

（2）小鼠淋巴细胞分离液（相对密度 1.090）：取 34% 泛影葡胺（相对密度 1.200）1 份与 9% 的聚蔗糖（相对密度 1.020）1.57 份混合，混匀后用波美比重计测定比重（相对密度 1.090）。

2．淋巴细胞的分离和纯化

（1）将肝素抗凝血用 Hank's 液做 2 倍稀释，取另一试管向试管中加入等量的淋巴细胞分离液，用尖头滴管吸取稀释后的血液，沿管壁缓缓加于分离液的液面。

（2）将离心管放入水平离心机中，离心（2000 r/min）25 分钟，红细胞和粒细胞沉于离心管的底部，淋巴细胞停留在分离液与血浆层的界面处。用尖头滴管吸出淋巴细胞层，并用 Hank's 液洗 3 次，每次离心（2000 r/min）10 分钟。在显微镜下计数细胞，按要求调整细胞浓度。

（3）将分离出的淋巴细胞（10^7/ml）置于含 10% 小牛血清 RPMI-1640 培养液的无菌培养皿中，在 37 ℃二氧化碳培养箱中孵育 45 ～ 60 分钟，每隔 15 ～ 20 分钟轻摇一次，使单核细胞充分黏附于培养皿上，然后吸培养皿中的细胞悬液，再用 RPMI-1640 培养液洗两次培养皿，合并上述细胞悬液，离心（1000 r/min）10 分钟，即可得到去除单核细胞的纯化的淋巴细胞。

【实验结果】

分离所得到的淋巴细胞可用于淋巴细胞转化等试验。

【注意事项】

1．温度可影响分离的比重，因此从冰箱中取出的分离液不能直接使用，须放至接近室温后再用。

2．当向分离液中加入待分离的血液时，动作要轻，不可使加入的血液冲破分离液的界面。

3．吸取淋巴细胞时，应尽量少吸分离液，否则在吸淋巴细胞时，由于有分离液的存在，致使淋巴细胞不易下沉，而影响淋巴细胞的收获率。

【思考题】

1．外周血中淋巴细胞沉降分离法的原理是什么？

2．分层液密度梯度离心分离法实验中应注意什么？

实验二　T 淋巴细胞、B 淋巴细胞的分离

一、尼龙纤维分离法

【实验目的】

掌握常用的淋巴细胞的分离方法——尼龙纤维吸附法和花环形成细胞密度梯度分离法。

【实验原理】

混合的单个核细胞悬液在通过尼龙毛柱时，B 细胞、浆细胞、单核细胞和一些辅助细胞被选择性黏附于尼龙毛上，而多数 T 细胞则通过尼龙毛柱，这是获得富含 T 细胞群的有效方法。

【实验准备】

尼龙纤维（长度 97 mm，细度 3D 的尼龙 -6 短纤维）、含 5% 小牛血清的 Hank's 液（pH 7.2 ～ 7.4）、0.2 mol/L HCl 溶液等。

【实验步骤】

1. 尼龙纤维的处理　将尼龙纤维浸泡在 0.2 mol/L 的 HCl 溶液中 24 小时，用蒸馏水反复漂洗至 pH 呈中性，置于 37 ℃温箱中烘干，15 磅 20 分钟高压灭菌后备用。

2. 尼龙纤维柱的制备

（1）取长 1 ～ 2 cm、直径 5 ～ 6 mm 的聚乙烯管（或 1 ml 一次性注射器），用止血钳夹住一端管口，在火上加热将口封住。称取疏散均匀的尼龙纤维 100 mg，用一根铜丝或竹根将尼龙纤维装入聚乙烯管中，装填高度 5 ～ 6 cm。

（2）剪去尼龙纤维柱封口处的一角，使形成 2 mm 左右的小孔，向本柱内加入 37 ℃预温的含 5% 小牛血清的 Hank's 液，使柱中的尼龙纤维充分浸透并不留气泡。

3. 细胞的过柱分离

（1）取 0.5 ～ 0.8 ml 纯化的淋巴细胞悬液，用尖滴管加入尼龙纤维柱中，然后将柱子平放在温盒内（搪瓷盘内铺有饱和湿度的纱布，下同），37 ℃孵育 30 分钟。

（2）T 淋巴细胞的分离：取出尼龙纤维柱，用 10 ml 37 ℃的 Hank's 液冲洗柱子，并用试管收集洗出的细胞即 T 淋巴细胞悬液，再用 10 ml Hank's 液冲洗柱子，洗去残留在柱内的 T 淋巴细胞（弃去）。

（3）B 淋巴细胞的分离：用 4 ℃的 Hank's 液 10 ml 分多次洗柱子，边冲边用手挤压柱子使黏附在尼龙纤维上的 B 淋巴细胞洗脱，收集洗脱液即 B 淋巴细胞悬液。

【实验结果】

收获的 T 淋巴细胞、B 淋巴细胞，分别用台盼蓝拒染法测定细胞存活率（≥ 95%）和细胞数。

【注意事项】

1. 向尼龙纤维柱中加入细胞悬液时，加入的量应根据柱子的大小和尼龙纤维添装量的多少预测而定，以不使加入的细胞悬液直接流出柱外为宜。

2. 制备柱子的过程中，柱子封口时，不能使聚乙烯管直接与火焰接触，而应通过止血钳间接使聚乙烯管受热来达到封口的目的。

【思考题】

尼龙纤维分离法的实验原理是什么？

二、E 花环密度梯度离心分离法

【实验目的】

掌握常用的淋巴细胞的花环形成细胞密度梯度分离法。

【实验原理】

T 细胞表面具有能与绵羊红细胞（SRBC）表面糖肽结合的受体，称为 E 受体（CD2）。CD2 是一种糖蛋白，已证实 E 受体是人类 T 细胞所特有的表面标志。当 T 细胞与 SRBC 混合后，SRBC 便黏附于 T 细胞表面，呈现花环状。T 细胞与 SRBC 结合后，密度发生变化，利用离心的方法得到 T 淋巴细胞。

【实验准备】

绵羊红细胞（SRBC）、淋巴细胞分离液（相对密度 1.077）、含 5% 小牛血清的 Hank's 液（pH 7.2 ～ 7.4）、缓冲液等。

【实验步骤】

1．将纯化的淋巴细胞悬液用含 5% 小牛血清的 Hank's 液配成 10 ml。取 1 份淋巴细胞悬液与 2 份 0.5% 的绵羊红细胞充分混合，于 37 ℃温育 10 ～ 15 分钟，低速离心（500 r/min）5 分钟，放 4 ℃冰箱 2 小时以上。然后，用手将试管中细胞轻轻振起。用尖滴管将细胞缓缓地加到另一试管中的淋巴细胞分离液上，2000 r/min 离心 20 ～ 30 分钟。

2．收集淋巴细胞分离液与血浆界面处的 B 淋巴细胞，用含 5% 小牛血清的 Hank's 液洗 3 次，用台盼蓝染色计数并检测细胞的存活率。

3．将试管底部的 E 花环形成细胞（T 淋巴细胞和绵羊红细胞）与缓冲液混合，使绵羊红细胞全部溶解，用含 5% 小牛血清的 Hank's 液洗 2 次，其余步骤同上。

【实验结果】

实验所得到的 T 淋巴细胞用于做其他有关淋巴细胞的实验。

【注意事项】

1．绵羊红细胞必须新鲜，4 ℃保存不超过 1 周。

2．待检测的血液标本应新鲜，因为细胞的活力与成花率有关，所以成花率将直接影响分离纯度。

3．对成花后的细胞悬液进行操作时动作要轻。

4．如将淋巴细胞悬液再次与绵羊红细胞进行 E 花环形成试验，并重复上述实验步骤可得到进一步纯化的淋巴细胞。

【思考题】

E 花环密度梯度离心分离法操作中应注意什么？

实验三　T 淋巴细胞 E 花环试验

【实验目的】

掌握 T 淋巴细胞 E 花环试验的原理、方法。

【实验原理】

人的 T 淋巴细胞表面有能与绵羊红细胞（SRBC）表面糖肽相结合的受体（E 受体），因此，SRBC

能黏附于 T 细胞的表面形成花环样结构，称为 E 花环。E 花环试验可帮助了解患者的细胞免疫状态，判断疾病的预后及药物疗效等。

【实验准备】

肝素抗凝血、Hank's 液（pH 7.2 ~ 7.4，不含 Ca^{2+}、Mg^{2+}）试管、绵羊红细胞、淋巴细胞分离液、离心机、毛细吸管、载玻片、瑞特染液、显微镜。

【实验步骤】

1. 活性花环试验

（1）取 2 ml 肝素抗凝血，加 2 ml pH 7.2 ~ 7.4，不含 Ca^{2+}、Mg^{2+} 的 Hank's 液稀释，混匀。取 12 mm×100 mm 的试管，加入淋巴细胞分离液 4 ml。再将已稀释的血液轻轻地加在分离液上，要求分离液与血液的交界面清晰。然后置于水平离心机中，于室温下 2000 r/min 离心 20 分钟。离心后，在交界面处有一混浊带，富含淋巴细胞。用毛细吸管吸出混浊带，置 10 ml 离心管中，用无 Ca^{2+}、Mg^{2+} 的 Hank's 液洗涤 3 次，在洗完第 2 次后计数，第 3 次洗完后，用无 Ca^{2+}、Mg^{2+} 的 Hank's 液配成 10^7/ml 的淋巴细胞悬液，置室温中备用。

（2）按淋巴细胞与绵羊红细胞 1:20 的比例，取 0.1 ml 上述已制备好的淋巴细胞（30 万），放入内径为 10 mm 的试管中，加入 0.1 ml 绵羊红细胞（含 600 万个绵羊红细胞）、再加入 0.05 ml 经绵羊红细胞吸收过的小牛血清，混匀后，立即 1500 r/min 离心 5 分钟（从离心机启动开始计时）。如室温太高时，可将离心管先放在冰箱或冰水中冷却。离心后，立即将试管用手抓住，慢慢旋转，在 1 分钟左右将沉下的细胞摇匀后，置 4 ℃ 冰箱中固定 15 分钟。

（3）取洁净玻片 2 张，将已固定好的细胞悬液全部吸出，轮流滴在 2 张玻片上，至滴完为止。用毛细吸管平行地将细胞悬液铺开。将玻片放在阴凉处水平桌面上待其自干。将稀释的瑞特染液加于玻片上，约 3 分钟左右，倾去染液，在高倍镜下观察。淋巴细胞染成深蓝色，多核粒细胞的核能分辨清楚，绵羊红细胞呈淡红色即可，用水冲去染液，待干后用油镜计数。两张干片共计 400 个淋巴细胞，算出其中形成玫瑰花环的淋巴细胞占所计淋巴细胞总数的百分率。计数时，注意 2 张玻片上计数部位必须均匀分布。每个淋巴细胞上黏附 3 个以上绵羊红细胞者即为玫瑰花环，但必须见到绵羊细胞与淋巴细胞膜附着。正常值 25% ~ 30%。

2. 总 E 花环试验　按淋巴细胞与绵羊红细胞 1:60 的比例，取 0.1 ml 上述已制备好的淋巴细胞（30 万），加 0.1 ml 绵羊红细胞（1800 万），混匀后，再加入 0.05 ml 经绵羊红细胞吸收过的小牛血清，混匀后，置 37 ℃ 水温箱中预温 10 分钟，预预温期间，应轻轻摇匀，使细胞悬液迅速达 37 ℃，取出后于室温下 1500 r/min 离心 5 分钟。取出后立即置 4 ℃ 冰箱中 2 小时，然后按活性 E 花环试验中的方法摇匀、固定、滴片、染色、计数。正常值为 65% 左右。

【实验结果】

凡能结合 3 个 SRBC 者即为 E 花环阳性细胞。计数 200 个淋巴细胞，算出花环形成细胞百分率。

【注意事项】

1. 总花环受温度影响较大，为避免季节温度变化的影响，操作需要在 37 ℃ 水浴中进行，使实验条件保持一致；SRBC 与淋巴细胞在 4 ℃ 反应时间以 2 小时为宜；SRBC 与淋巴细胞比例以 60:1 为宜；淋巴细胞离体后不能超过 6 小时，全部操作应轻柔，切忌强力吹打，以免 SRBC 由淋巴细胞上脱落。

2. 活性花环测定中注意 SRBC 与淋巴细胞之比在 10:1 左右，不超过 20:1，两者混匀后立即固定。

3. 最好用新鲜的 SRBC，保存于 Alsever's 液中的 SRBC 2 周内可以用，超过 2 周的 SRBC 与淋巴细胞的结合能力下降。

【思考题】

简述 T 淋巴细胞 E 花环试验的原理。

第五十章

动物Ⅰ型超敏反应——豚鼠过敏试验

【实验目的】

观察豚鼠对马血清的过敏反应，联系青霉素引起过敏性休克的表现。加深理解Ⅰ型变态反应的发病机制，并提高对防治Ⅰ型变态反应性疾病重要的认识。

【实验原理】

经致敏原刺激的动物机体可产生IgE类抗体，并与肥大细胞、嗜碱性粒细胞上IgE的Fc段受体结合，使机体处于致敏状态。同一致敏原第二次刺激机体后，可立即使肥大细胞、嗜碱性粒细胞释放生物活性物质，如组胺、缓激肽、慢反应物质等，导致过敏性休克。

【实验准备】

豚鼠、正常马血清、鸡蛋清、无菌注射器、针头、解剖用具。

【实验步骤】

1．取健康豚鼠2只，经腹腔注射或皮下注射1∶10稀释的马血清0.2 ml。
2．2～3周后，取上述豚鼠中任1只，心脏内注射马血清2 ml。
3．另一只豚鼠心脏内注射鸡蛋清2 ml。
4．注射后密切观察有无过敏反应出现。

【实验结果】

豚鼠如于注射数分钟内出现不安，用前爪搔鼻、咳嗽打喷嚏、耸毛、痉挛性跳跃、二便失禁、呼吸困难、站立不稳、倒地挣扎而死，则为过敏性休克（轻型者可逐渐恢复而不死亡，此时动物处于脱敏状态，在一定时间内注入同样致敏原不出现过敏症状）。将死亡豚鼠解剖，可见心脏搏动加快、肺气肿、腹腔脏器淤血、胃肠蠕动加快。注射鸡蛋清的豚鼠不出现任何反应。

【注意事项】

注意对豚鼠进行心脏注射时进针的部位及深度。

【思考题】

1．简述动物过敏性休克的实验原理。
2．过敏性休克试验中应注意哪些事项？

第五十一章

免疫细胞功能测定

具有吞噬功能的细胞称为吞噬细胞，包括单核吞噬细胞及中性粒细胞。单核细胞存在于血液中，随血液循环迁移至组织中定位，并分化成熟为巨噬细胞。巨噬细胞吞噬功能强，胞内富含溶酶体和线粒体，具有吞噬清除病原体、体内死亡细胞及异物等功能。中性粒细胞内富含溶酶体、过氧化物酶及杀菌物质，具有高度的移动性和吞噬功能。吞噬细胞是机体固有免疫的重要组成部分，吞噬细胞数量减少或功能障碍都会导致非特异性免疫缺陷，因此检测其吞噬功能有助于诊断某些疾病和判断机体非特异性免疫水平。

实验一　中性粒细胞吞噬功能的测定

【实验目的】

了解中性粒细胞生物学特性；熟悉"细菌计数法测定中性粒细胞吞噬功能"实验的原理、方法及用途。

【实验原理】

血液中的中性粒细胞即小吞噬细胞，通过趋化、调理、吞入和杀菌等步骤，吞噬和消化衰老、死亡细胞，以及病原微生物等异物，参与抗化脓性细菌感染、急性炎症反应及Ⅰ型超敏反应等多种重要的生理和病理过程，是机体固有免疫的重要组成部分。在体外将新鲜血液与细菌混合，经适当时间孵育后涂片染色，在显微镜下可观察到被吞噬到中性粒细胞内但还未被消化的细菌。计算吞噬有细菌的中性粒细胞数占中性粒细胞总数的百分率和每个中性粒细胞平均吞噬的细菌数，可反映中性粒细胞的吞噬功能。本实验用白色葡萄球菌作为中性粒细胞的吞噬物。

【实验准备】

1. 白色葡萄球菌孵育18小时的肉汤培养物。
2. 肝素抗凝试管、聚维酮碘、无菌棉签、压脉带、采血针、吸管、EP管、载玻片、水浴箱或孵箱。
3. 瑞特染液、pH 6.8的PBS缓冲液、蒸馏水、显微镜、香柏油。

【实验步骤】

1. **制备细菌悬液**　取白色葡萄球菌18小时肉汤培养物，经比浊法测细菌数后用生理盐水调整至$(6\sim9)\times10^8$/ml，100℃加热15分钟杀死，4℃保存备用。

2．准备血液样本　用聚维酮碘消毒手臂皮肤后，静脉采血 2 ml，收集于含肝素（50 U/ml）的抗凝管中，轻轻混匀。

3．孵育　将血液和菌液按体积比 2 : 1 的比例混合，轻柔混匀后，置 37 ℃孵箱或水浴箱孵育 20 分钟，中间隔 10 分钟混匀一次。

4．制作血涂片　用吸管将"血液细菌混合液"轻轻吹打均匀，取一小滴置于洁净的载玻片上，用另一玻片推成薄血片，空气中自然干燥。

5．瑞特染色　滴瑞特染液数滴覆盖血膜，染 1 分钟，再加等量 pH 6.8 的 PBS 与染液混合，染 10 ～ 15 分钟，注意勿使染液干涸。平持玻片，用蒸馏水冲洗玻片一端，使水流将染料"漂"走，空气中自然干燥。

6．油镜观察　先用低倍镜寻找白细胞，再用油镜观察中性粒细胞及其吞噬的白色葡萄球菌。可见中性粒细胞分叶状的细胞核及吞噬的细菌染成蓝紫色，而中性粒细胞胞浆染为淡红色。

【实验结果】

观察 100 个中性粒细胞，分别记录吞噬细菌的中性粒细胞数和每个中性粒细胞吞入的细菌数。计算吞噬百分率和吞噬指数。

吞噬百分率：即 100 个中性粒细胞中吞噬细菌的中性粒细胞数。

吞噬指数：将 100 个中性粒细胞所吞噬的细菌总数除以 100，得到每个白细胞吞噬细菌的平均数，即为吞噬指数。

一般情况下，人中性粒细胞吞噬百分率正常参考值为 62% ～ 76%，吞噬指数正常参考值为 1.32 ～ 1.72。

【注意事项】

1．人类白细胞的吞噬活性在 37 ℃时最好，温度过高或过低均会使其吞噬能力减低。

2．个体差异、年龄、健康状况不同，其吞噬能力也不同。

3．掌握好细菌与中性粒细胞的作用时间。中性粒细胞对细菌的吞噬是一个非常迅速的过程，吞噬 5 分钟时吞噬百分率达 45%，10 分钟时接近 80%，20 分钟即达平台。

4．血涂片不宜太厚或过薄，要求推出尾部，越接近推片末梢，白细胞数越多。计数时应取玻片前、中、后三段计数，以提高准确率。

【思考题】

1．中性粒细胞吞噬功能增高或减低有何意义？

2．中性粒细胞吞噬百分率和吞噬指数的含义是什么？

3．除吞噬功能检测外，还有哪些实验用于检测中性粒细胞功能？

实验二　巨噬细胞吞噬功能测定

【实验目的】

了解巨噬细胞吞噬作用的原理，熟悉巨噬细胞吞噬功能测定的方法。

【实验原理】

巨噬细胞又称大吞噬细胞，可吞噬并清除体内损伤、衰老的细胞、病原微生物等异物。如果在小鼠腹腔内注入鸡红细胞，腹腔巨噬细胞会吞噬鸡红细胞，并进一步将其消化。取小鼠腹腔液涂片，在显微镜下可见鸡红细胞被吞噬的现象，据此可了解巨噬细胞的吞噬功能。

【实验准备】

1. 小鼠　昆明种小鼠，6～8 周龄，体重 18～20 g，雌雄不限。

2. 鸡红细胞悬液　从鸡翅下静脉或心脏取血，用前将鸡红细胞用生理盐水洗 3 次，第 3 次洗涤以 2000 r/min 离心 5 分钟，弃上清，压积细胞用生理盐水配制为 5% 鸡红细胞悬液备用。

3. 6% 淀粉肉汤培养基、Hank's 液、瑞特染液、低速水平离心机、显微镜、玻片、注射器等。

【实验步骤】

1. 实验前 1 天，于小鼠腹腔内注射灭菌淀粉肉汤培养基 1 ml。

2. 实验当天，小鼠腹腔内注入 5% 鸡红细胞悬液 0.5～1 ml，轻揉腹部，使鸡红细胞分散。

3. 30 分钟后，腹腔内注入 Hank's 液 2 ml，轻揉腹部，然后吸取腹腔液注入盛有 1 ml Hank's 液（内含肝素 10 U）的试管中，37 ℃静置 30 分钟，以 1500 r/min 离心 10 分钟。

4. 取沉淀物作涂片，自然干燥，瑞特染色，镜检（方法同中性粒细胞吞噬功能测定）。

【实验结果】

镜下可见吞噬细胞核呈蓝色，被吞噬的鸡红细胞呈椭圆形，其胞浆呈红色而细胞核被染成蓝色。油镜下随机观察 100 个巨噬细胞，计数吞噬有鸡红细胞的巨噬细胞数和吞噬的鸡红细胞总数。

吞噬百分率：油镜下观察 100 个巨噬细胞，计算吞噬百分率，以表示吞噬细胞的吞噬功能。正常值为 60% 左右。

吞噬指数：将 100 个吞噬细胞所吞噬的鸡红细胞总数除以 100，得到每个吞噬鸡红细胞的平均数，吞噬指数 =100 个吞噬细胞中所吞噬的鸡红细胞总数 /100。

鸡红细胞被消化的程度分 4 级。

Ⅰ级：未消化，胞质浅红或浅黄，胞核浅紫红色。

Ⅱ级：轻度消化，胞质浅黄绿色，核固缩，呈紫蓝色。

Ⅲ级：重度消化，胞质淡染，胞核呈浅灰黄色。

Ⅳ级：完全消化，巨噬细胞内只见形状类似鸡红细胞大小的空泡，边缘整齐，胞核隐约可见。

【注意事项】

1. 小鼠腹腔注射时不要刺伤内脏。抽取小鼠腹腔液时，应防止出血，以免影响实验结果。如小鼠腹腔液过少，可注入适量生理盐水。

2. 掌握好吞噬作用时间。时间过短鸡红细胞尚未被吞噬，时间过长则被吞噬的鸡红细胞可能已被消化。

3. 血涂片应薄厚均匀适中，避免过薄或过厚。

4. 染液染色时间不能过长，以免染色过重。

【思考题】

1. 巨噬细胞吞噬功能检测的原理是什么？如何进行检测及评价？

2. 巨噬细胞吞噬功能检测与中性粒细胞吞噬功能的检测有何异同？

实验三　淋巴细胞转化试验

【实验目的】

掌握淋巴细胞转化试验的原理；熟悉 MTT 法淋巴细胞转化试验的方法。

【实验原理】

T、B 淋巴细胞在体外培养时，当受到丝裂原（如 PHA、ConA）或特异性抗原刺激时，可发生克隆性增殖和分化。表现为细胞代谢旺盛、细胞内核酸和蛋白质合成增加，体积增大并成为能进行分裂的淋巴母细胞。在形态学上，可见淋巴母细胞体积明显增大，染色质疏松，胞质丰富，核仁清晰可见。淋巴细胞转化试验是基于淋巴细胞对有丝分裂原和特异性抗原的反应性，体外检测淋巴细胞增殖反应性的实验。淋巴细胞增殖反应能力的强弱，在某种程度上反映淋巴细胞对外来抗原刺激反应能力的高低。淋巴细胞转化试验测定的方法有形态学检测法、3H- 胸腺嘧啶核苷（TdR）同位素掺入法、四甲基偶氮唑蓝（MT）法等。淋巴细胞转化试验通常应用于患者细胞免疫功能检测、器官移植中组织相容性检测及免疫制剂的免疫调节功能评价等。

MTT 法，即四甲基偶氮唑盐微量酶反应比色法。淋巴细胞受到 ConA、抗原等作用后发生增殖活化，其胞内线粒体琥珀酸脱氢酶活性相应升高，该酶可将外源性 MTT 还原为水不溶性的蓝紫色结晶甲（formazan）并沉积在细胞中，而死细胞无此功能。二甲基亚砜（DMSO）能溶解细胞中的甲瓒，形成蓝色溶液。细胞增殖程度越高，形成的甲瓒就越多，蓝色就越深。用酶标测定仪测定细胞培养物于 570 nm 波长的 OD 值，OD 值的大小可反映体系中细胞的相对增殖程度。

【实验准备】

1. 健康 6 ～ 8 周龄 BALB/c 小鼠。

2. **ConA**　根据 ConA 的纯度，用 RPMI-1640 培养液配制成最适浓度，用 0.22 μm 微孔滤膜过滤除菌。ConA 刺激小鼠 T 细胞增殖的最适刺激浓度为 1.25 ～ 5 μg/ml。

3. 淋巴细胞分层液、Hank's 液、RPMI-1640 培养液、胎牛血清。

4. **四甲基偶氮唑盐（MTT）**　用 PBS 配制 5 mg/ml 的 MTT 储存液，0.22 μm 微孔滤膜过滤除菌、分装，4 ℃避光保存。

5. ACK 红细胞裂解液、DMSO。

6. **器材**　注射器内芯、培养皿、试管、吸管。

7. **仪器设备**　37 ℃恒温 CO_2 培养箱、酶标仪。

【实验步骤】

1. 淋巴细胞的分离与培养

（1）无菌取小鼠脾，置于预先加入 5 ml Hank's 液的平皿中的 100 目钢网上，用注射器内芯将脾压碎后，将细胞液移至离心管内，用 PBS 洗涤一次，1000 r/min 离心 5 分钟，去上清。

（2）用 2 ml ACK 红细胞裂解液重悬细胞，室温 2 分钟。

（3）用 10 ml PBS 洗涤一次，1000 r/min 离心 5 分钟，去上清。

（4）用 5 ml 含 10% 胎牛血清的 RPMI-1640 培养液重新悬浮细胞，计数细胞后，用该培养液调整细胞浓度为 5×10^6/ml，加入 96 孔培养板中，每孔 100 μl 细胞悬液。

（5）加入最适剂量的 ConA，100 U/孔，同时将只加含 10% 胎牛血清的 RPML-1640 培养液设为阴性对照，每组设三复孔。

（6）将细胞置于细胞培养箱内，37 ℃、5% CO_2 条件下培养 48 ~ 72 小时。

2. MTT 比色法检测淋巴细胞增殖水平

（1）在上述培养细胞的 96 孔培养板中，每孔加入 5 mg/ml MMT 10 μl，继续培养 4 小时。

（2）1000 r/min 离心 5 分钟，小心吸弃上清，再加入二甲基亚砜（DMSO）100 μl/孔，于微量振荡器上轻轻振荡 10 分钟。

（3）用配标仪测定细胞培养孔 570 nm 波长的 OD 值。

【实验结果】

根据有丝分裂原刺激组和对照组各自的 OD 均值，计算出刺激指数（SI）。有的 $S = ConA$ 刺激孔 OD 均值 / 对照孔 OD 均值。

【注意事项】

1. 淋巴细胞要新鲜制备，否则会影响实验结果。

2. ConA 剂量应合适。浓度过高对细胞有毒性，浓度过低不足以刺激淋巴细胞发生母细胞化。

3. MTT 比色法最后吸弃上清时，要小心操作，在尽量吸弃上清的同时，注意不要将甲臜颗粒吸出，以免影响结果。同时，加入 DMSO 溶剂后，要等甲臜颗粒充分溶解后，才能进行比色检测。

4. 如果用特异性抗原刺激淋巴细胞，则 ConA 刺激孔可以作为阳性对照。

【思考题】

1. 用丝裂原或特异性抗原刺激淋巴细胞转化的机制分别是什么？

2. 根据该试验，请自己设计针对"某一种特异性抗原"的淋巴细胞转化试验。

实验四　溶血空斑试验

【实验目的】

掌握溶血空斑试验的原理；熟悉溶血空斑试验体外检测某种抗体形成细胞的方法。

【实验原理】

溶血空斑试验又称为空斑形成试验（plaque forming cell assay，PFC），是体外检测 B 细胞产生抗体功能的一种方法。该方法是先用 SRBC 免疫动物，然后取其脾，分离制备脾淋巴细胞悬液，与一定量的 SRBC 混合后加入琼脂糖凝胶中，其中每个释放溶血性抗体的淋巴细胞产生的抗体，可特异性结合到其周围的 SRBC 上而使其致敏，当加入补体时，致敏的 SRBC 被活化补体溶解，在每一个抗体形成细胞周围，形成一个肉眼可见的溶血空斑。每一个空斑代表一个抗体形成细胞，空斑的数量反映机体的体液免疫功能，空斑的大小表示抗体产生的多少。

溶血空斑试验分为直接溶血空斑试验和间接空斑试验。直接溶血空斑试验用于检测抗体形成细胞产生抗体的多少。

IgM 型抗体产生细胞。因为 IgM 活化补体的能力强，只加细胞和补体即可出现空斑。间接空斑试验用于检测其他类型抗体（如 IgG 或 IgA 等）产生细胞的检测。因为这些抗体活化种体能力较弱，溶血效应较低，必须加靶细胞、抗各类 Ig 的二抗以及补体后才能出现可见的空斑。上述直接和间接溶血空斑形成试验都只能检测抗红细胞抗体的产生细胞，而且需要事先免疫，难以检测人类的抗体产生情况。如果用一定方法将 SRBC 用其他抗原包被，则可检查与该抗原相应的抗体产生细胞，这种非红细胞抗体溶血空斑试验的应用范围较大。本实验采用直接溶血空斑试验。

【实验准备】

1. 动物　健康 BALB/c 小鼠，体重 18 ～ 25 g，4 ～ 6 周龄。

2. 补体　4 只豚鼠新鲜合并血清，使用前加 1 ml 沉积 SRBC 于 20 ～ 30 ml 豚鼠血清中置 4 ℃ 20 分钟，离心取上清，用 Hank's 液稀释为 1∶10。

3. 主要试剂　琼脂（表层基 0.7%，底层基 1.4%，用 Hank's 液配制）、用 Hank's 液配制的 20% SRBC、10 mg/ml 葡聚糖溶液（右旋糖酐）。

4. 器材　注射器内芯、培养皿、试管、吸管、100 目不锈钢网、120 目尼龙网。

5. 仪器设备　37 ℃恒温培养箱、立体显微镜（解剖显微镜）。

【实验步骤】

1. 小鼠免疫及脾细胞悬液的制备

（1）小鼠经尾静脉注入 2×10^9/ml 的 SRBC 0.2 ml，或者腹腔注射 4×10^9/ml 的 SRBC 1 ml。免疫 4 天后，断颈处死小鼠，取出免疫和对照组小鼠脾。

（2）称重后置含冷 Hank's 液的培养皿中，在 100 目不锈钢网上将脾研磨成悬液，再经 120 目尼龙网过滤，然后将细胞收集于刻度离心管中备用。

（3）用 Hank's 液悬浮细胞，细胞活率应在 95% 以下，调细胞浓度到 1×10^7/ml，置 4 ℃备用。

2. 琼脂凝胶板的制备

（1）制备底层琼脂板：将 1.4% 琼脂糖加热溶化后冷至 45 ℃，倾注入水平放置的平皿内，冷却凝固后，打开平皿盖，底面朝下，置 37 ℃培养箱 1 小时后备用。

（2）制备顶层琼脂板：将 0.7% 的琼脂糖加热溶化后置于 45 ℃恒温水浴箱内，依次加入胎牛血清、右旋糖酐、20% SRBC 和脾细胞悬液各 0.1 ml，迅速将其在水浴中充分混匀，立即倾注入已铺好底层琼脂（经 37 ℃温育 1 小时）的平皿内，轻轻水平旋转平皿使之均匀平铺，凝固后置 37 ℃孵育 1 小时。

（3）加补体：于上述平皿中加入 1.5 ml 补体，使其均匀覆盖在琼脂表面，再次 37 ℃温育 30 分钟。用放大镜或显微镜观察溶血空斑，并计数。

（4）结果观察：取出平皿，置室温 1 小时，用放大置或显微镜观察溶血空斑，并计数。

【实验结果】

琼脂平板中出现的溶血空斑呈透明斑点，大小不一。按以下公式求出空斑形成率：空斑数与脾细胞的比值＝溶血空斑数 / 小鼠脾细胞数。一般计数 4 个平皿上的空斑均数，也可分别计数每个平皿的空斑数，再计算出每组动物 100 万个脾细胞中含空斑形成细胞的平均值。

【注意事项】

1. 一般选用纯系小鼠。

2. 在加入细胞之前，顶层琼脂应该完全溶解，加入脾细胞时应均匀分布，避免出现局部的凝胶肚或气泡而影响观察。

3．补体活力的大小对溶血空斑的形成影响较大，补体要新鲜制备。

【思考题】

1．制备琼脂平板时，如果琼脂平板厚薄不均会出现什么结果？

2．简述直接溶血空斑试验原理及其应用。

3．根据溶血空斑试验原理，请设计一个能检测某种抗原特异性抗体产生细胞的溶血空斑试验。

第五十二章

其他免疫学实验技术

实验一 小鼠脾细胞的制备

【实验目的】

熟悉小鼠脾细胞的制备的原理与方法。

【实验原理】

脾是体内最大的外周免疫器官，是各种成熟淋巴细胞定居的场所，其中 B 细胞约占脾淋巴细胞总数的 60%，T 细胞约占 40%。脾具有免疫、造血及滤血等功能。在免疫学实验中，常须制备小鼠脾细胞悬液来获得小鼠淋巴细胞、自然杀伤细胞（NK 细胞）等，以便进一步检测其活性及功能相关指标，如 T 细胞、B 细胞增殖功能的检测，NK 细胞杀伤功能的检测等。

【实验准备】

1. 6 ~ 8 周龄昆明种小鼠，雌雄不限，体重 18 ~ 20 g。
2. 75% 乙醇溶液、碘酊、生理盐水、去离子水、1.8% 盐水、Hank's 液。
3. 解剖器械（眼科剪、眼科镊）、托盘、150 mm 直径玻璃平皿、注射器针芯、100 目不锈钢滤网。

【实验步骤】

本实验运用机械方法使脾细胞从脾中分离出来。

1. 颈椎脱臼法处死小鼠，浸泡于 75% 乙醇溶液中 3 ~ 5 分钟，取出小鼠置于无菌纸上，左腹侧朝上。

2. 在小鼠左腹侧中部剪开小口，撕开皮肤，暴露腹壁，可见红色长条状脾；在脾下侧提起腹膜，剪开后上翻，暴露脾，用镊子提起脾，眼科剪分离脾下面的结缔组织，取出脾。

3. 将脾转移至冰浴预冷的、含 100 目不锈钢网和 Hank's 液的平皿中，用注射器内芯碾磨和挤压脾，使其释放出单个细胞后弃不锈钢网。

4. 吸取平皿中的脾细胞悬液，移入试管中，用 Hank's 液洗涤 3 次，1000 r/min 离心 10 分钟。

5. 弃上清，在细胞沉淀中加入 1 ml 去离子水，振荡混匀，再加入 1 ml Hank's 液，振荡混匀，放入低速水平离心机，1000 r/min 离心 10 分钟。

6. 用 Hank's 液洗涤细胞 3 次，1000 r/min 离心 10 分钟，弃上清，加入适量 Hank's 液重悬细胞即可得到脾细胞悬液。

【实验结果】

1. 观察脾结构及其是否完整，称重。

2. 6 ～ 8 周龄小鼠，根据品系不同，可得（0.5 ～ 2）× 10^8 个细胞 / 只小鼠。

3. 细胞计数时用 0.4% 台盼蓝染色观察，活细胞应在 90% 以上。将脾细胞悬液配成 1 × 10^7/ml 浓度，备用。

【注意事项】

1. 低渗法溶解脾细胞中的 RBC 时，低渗状态不能超过 1 分钟，否则会影响分离出的脾细胞的活性。

2. 操作过程要严格无菌，脾细胞制备要放在冰浴中，避免细胞死亡带来误差。

3. 手术器械灭菌。除术前高压灭菌外，也可将手术器械泡在盛 95% 乙醇溶液的容器中，使用前取出器械，在酒精灯上烧灼去除乙醇，即可保证无菌，此法较为简便。

【思考题】

1. 脾的主要功能是什么？

2. 小鼠脾细胞的制备要注意哪些问题？

实验二　小鼠腹腔巨噬细胞的制备

【实验目的】

熟悉小鼠腹腔巨噬细胞制备的原理及方法。

【实验原理】

单核 - 吞噬细胞包括骨髓中的前单核细胞、外周血中的单核细胞以及组织内的巨噬细胞。采用无菌液状石蜡或淀粉等刺激剂注入小鼠腹腔，引起无菌性炎症渗出，从腹腔渗出液中可获取大量巨噬细胞，分离所得的巨噬细胞可进行形态学观察、计数及功能测定等。

【实验准备】

1. 6 ～ 8 周龄昆明种小鼠。雌雄不限，体重 18 ～ 20 g。

2. 75% 乙醇溶液、碘酊、生理盐水。

3. 托盘、剪刀、镊子、150 mm 直径玻璃平皿、吸管、试管、低速水平离心机、试管架等。

【实验步骤】

1. 小鼠腹腔注射 4% ～ 6% 无菌淀粉肉汤液 1 ml。

2. 72 小时后给小鼠腹腔注射 Hank's 液 3 ～ 5 ml，轻揉腹部，然后将小鼠处死并仰卧固定。

3. 常规消毒小鼠腹部皮肤，将腹部皮肤剪开，暴露腹壁。提起腹壁剪开一小口，用毛细吸管收集腹腔液体，其中含丰富的巨噬细胞（本方法也可用于大鼠、豚鼠等腹腔巨噬细胞收集，如巨噬细胞需用量较小时也可直接使用 Hank's 液灌洗收集）。

4. 将收集的腹腔液置无菌试管内，以 1500 r/min 离心 10 分钟，弃上清液，沉淀细胞采用平皿黏附法去除非黏附细胞后，制成细胞悬液。

【实验结果】

1．镜下观察巨噬细胞形态及结构。
2．本方法制备的腹腔渗出液细胞中，70% ～ 80% 为巨噬细胞。

【注意事项】

1．充分揉搓腹腔，尽可能将吞噬细胞冲洗下来。
2．用毛细吸管吸取腹腔液时，尽可能避开腹腔脏器，避免损伤血管引起出血，影响实验结果。
3．也可用 1% 硫代乙醇酸钠或巯基乙醇酸盐、10% 蛋白胨、30 pg 脂多糖等进行腹腔注射，获取炎性刺激细胞。

【思考题】

1．简述巨噬细胞的形态特点及其功能。
2．为什么在实验前 72 小时内给小鼠腹腔注射 4% ～ 6% 淀粉肉汤液？

实验三　蛋白质印迹法

【实验目的】

掌握蛋白质印迹法（Western blotting）的检测原理和方法，了解其应用领域。

【实验原理】

聚丙烯酰胺经过亚甲双丙烯酰胺交联后形成具有筛分功能的聚丙烯酰胺凝胶，凝胶的筛分特性取决于它的孔径，而孔径又随双丙烯酰胺与丙烯酰胺比率的增加而变小，比率接近 1：20 时孔径达到最小值。蛋白样品经过加热变性后与 SDS 结合而带负电荷，在聚丙烯酰胺凝胶中从阴极向阳极泳动，蛋白质结合 SDS 的量几乎总是与蛋白质分子量呈正比而与其序列无关。因此，SDS 蛋白质复合物在聚丙烯酰胺凝胶电泳中的迁移率只与蛋白质的大小相关，分子量越小，泳动速度就越快，从而将蛋白质样品分离，借助已知蛋白质分子量的标准参照物（蛋白质 marker），可以初步估计样品中蛋白质的分子量。通过 SDS-PAGE 电泳将蛋白质复合物按分子量大小分开为不同条带后，再通过电场或虹吸作用将凝胶中已经分离的蛋白质条带转移至硝酸纤维膜等固相载体上，固相载体以非共价键形式吸附蛋白质，且能保持电泳分离的多肽类型及其生物学活性不变。以固相载体上的蛋白质或多肽作为抗原，与相应抗体发生特异性结合，再与酶或放射性核素标记的二抗结合，经底物显色或放射自显影，以检测电泳分离的特异性目的蛋白成分。该技术将 SDS-PAGE 电泳的高分辨力与抗原 - 抗体反应的特异性相结合，广泛应用于蛋白质水平的检测。

本实验以检测宫颈癌细胞系海拉（HeLa）细胞表达的微管蛋白 γ 为例进行叙述。

【实验准备】

1．试剂与细胞

（1）小鼠抗人微管蛋白 γ（γ-tubulin）的单克隆抗体（一抗）。

（2）辣根过氧化物酶标记的抗小鼠 IgG（二抗）。

（3）已知分子量的预染蛋白质标准参照物（预染蛋白质 Marker）。

（4）30% 丙烯酰胺溶液：29%（W/V）丙烯酰胺、1%（W/V）N- 亚甲双丙烯酰胺，置棕色瓶中储存于室温，每隔几个月须重新配制。

（5）单去污剂细胞裂解缓冲液的配制：其中含 50 mmol/ L Tris-HCl（pH 8.0）、150 mmol/L NaCl、0.02% 叠氮钠、100 µg/ml PMSF、1 µg/ml Aprotinin、1% Triton X100 或 NP-40。

（6）化学发光底物液：多为商品化的试剂盒，主要含有鲁米诺和 H_2O_2，在碱性条件下辣根过氧化物酶催化鲁米诺产生吖啶酯，吖啶酯与 H_2O_2 反应而发光，从而使 X 光片感光、显影。

（7）DAB 显色液：在 9 ml 0.01 mol/L Tris-HCl（pH 7.6）溶液中溶解 6.0 mg 二氨基联苯胺（DAB），加入 1 ml 的 0.3%（W/V）的 $NiCl_2$，用前加入 30% 的 H_2O_2 10 µl。

（8）细胞：培养的宫颈癌细胞系 HeLa 细胞。

2．材料与仪器

（1）实验材料：硝酸纤维素膜（NC 膜）、滤纸、EP 管、Tip 头、大小方盘等。

（2）仪器：电泳仪、垂直平板电泳装置、半干转移仪、超声粉碎仪、水浴箱、摇床、离心机、分光光度计等。

【实验步骤】

1．蛋白质样品制备

（1）细胞裂解：收集培养 HeLa 细胞，按照 1×10^6 细胞加入细胞裂解液 100 µl，混匀后置冰上，用超声粉碎仪 10 W 作用 5 ～ 10 秒，共 3 次。然后 4 ℃，12000 r/min 离心 20 分钟，将上清转移至干净 EP 管，紫外分光光度计测定蛋白浓度，储存于 –70 ℃保存备用。

（2）蛋白变性：取适量蛋白样品（在厚 0.75 mm 的 SDS-PAGE 凝胶上，每个泳道约可加样 100 µg），加入等体积的 2×SDS 凝胶加样缓冲液，混匀后置 75 ℃水浴中加热变性 10 分钟，短暂离心后置冰上。

2．电泳

（1）γ-tubulin 分子量在 48 kDa 左右，推荐使用 10% 的分离胶。

（2）清洁电泳玻璃板，根据厂家说明书安装垂直电泳装置。

（3）根据垂直电泳装置厂家给出的数据，确定灌注该装置所需凝胶溶液的量（7.5 cm×8.5 cm、厚 0.75 mm 的垂直电泳装置大约需要 5 分钟），配制 10% 的分离胶。

（4）依次加入各成分，当最后加入 TEMED 后，小心混匀，避免产生气泡，迅速用刻度吸管或 1 ml 加样器在两玻璃板的间歇中灌注丙烯酰胺溶液（避免产生气泡），留出灌注积层胶所需的空间，再在丙烯酰胺上覆盖一层异丙醇，垂直放置于室温。

（5）分离胶完全聚合后（约 30 分钟），倾出覆盖层液体，用去离子水洗涤凝胶顶部数次倾出液体，用滤纸条尽可能除去凝胶上的液体和尚未聚合的胶。

（6）根据垂直电泳装置厂家给出的数据，配制积层胶（7.5 cm×8.5 cm，厚 0.75 mm 的垂直电泳装置大约需要 2ml），混匀后直接灌注于分离胶上，立即插入干净的梳子，将凝胶垂直放置于室温。

（7）分离胶完全聚合后（约 30 分钟），把凝胶固定于电泳装置上，小心向上垂直移出梳子，上、下槽各加入 Tris- 甘氨酸电泳缓冲液，上槽加满，下槽加至 1/3 左右。

（8）根据梳齿的大小和多少确定加样量，在厚 0.75 mm 的 7.5 cm×8.5 cm SDS 聚丙烯酰胺凝胶上，10 孔梳齿最多可加 50 µl，15 孔梳齿最多可加 30 µl。

（9）按预定加样，依次顺序加入预染蛋白质 Marker 和经过处理的蛋白样品。最后在所有未加样品的孔中加上等体积的 SDS 凝胶加样缓冲液。

（10）电泳：开始用 8 V/cm 电压（或 20 mA），当溴酚蓝迁移至分离胶时，用 15 V/cm 电压（或

40 mA），直至溴酚蓝迁移至距分离胶底部 1 cm 处。

3．转移（半干式转移）

（1）电泳：结束后取出凝胶，用转移缓冲液浸泡平衡 5 分钟，共 3 次。

（2）膜处理：预先裁好与凝胶同样大小的滤纸和 NC 膜，浸入转移缓冲液中浸泡 5 分钟。

（3）转膜：转膜装置从下至上依次按阳极碳板、滤纸（不少于 6 层）、NC 膜（滤膜）、凝胶、滤纸（不少于 6 层）、阴极碳板的顺序放好，滤纸、凝胶、NC 膜精确对齐，每一步可用刻度吸管滚动去除气泡，加盖上方电极板，接通电源，根据凝胶面积，按 0.65 mA/cm^2 电转移 1.5 ～ 2 小时。

4．免疫学检测

（1）小心取出滤膜，用铅笔标记蛋白质 Marker 条带，既可防止后继洗涤过程中条带的消失，也可用以区分滤膜的正反面。

（2）在一个大小合适的方盘中加入适量的封闭液（以能覆盖滤膜为宜），将滤膜正面向下置于封闭液中，平放在平缓摇动的摇床上，室温封闭 1 小时。

（3）根据产品说明用封闭液稀释一抗（抗 γ-tubμlin）至工作浓度，一抗的量取决于滤膜的大小，7.5 cm × 8.5 cm 滤膜需要 3 ml。

（4）根据滤膜的大小，剪取一张大于滤膜的石蜡膜平铺于一个玻璃或金属方盘的底部，滴加一抗于石蜡膜上，将滤膜正面朝下反扣于抗体上，避免产生气泡，将方盘四周放上湿巾纸，上方用洁净保鲜膜覆盖，置于 4 ℃孵育过夜或室温 2 小时。

（5）取出滤膜，正面朝下置于一小方盘中，用 TBST 冲洗 3 次，再加 TBST 置摇床上漂洗滤膜 3 次，每次 15 分钟。

（6）用封闭液稀释辣根过氧化物酶标记的抗小鼠 IgG（二抗）至工作浓度（15 ml 左右，以能覆盖滤膜为宜），加入一有盖小方盘中，将滤膜正面朝下置于其中，置摇床上缓慢平稳摇动，室温孵育 1 小时。

（7）取出滤膜，正面朝下置于一小方盘中，用 TBST 冲洗 3 次，再加 TBST 置摇床上漂洗滤膜 3 次，每次 15 分钟。

5．显色或化学发光检测免疫反应结果

（1）显色：加入 DAB 和显色液 H$_2$O$_2$（用前配制），避光显色至出现条带时（2 ～ 3 分钟），放入去离子水中略微漂洗，再将滤膜转移至磷酸盐缓冲液（PBS）中终止反应。

（2）化学发光检测：根据产品说明，将试剂盒的 A、B 液按照 40∶1（如 2 ml A 液 + 50 μl B 液）配制适量的底物工作液（最终体积 0.1 ml/cm^2），将 NC 膜放入底物液中浸泡 5 分钟，用保鲜膜包裹后固定于暗盒中，于暗室中进行 X 线片曝光、显影和定影。

【实验结果】

根据标记的蛋白质 Marker 各条带的分子大小和每一泳道蛋白样品的名称，观察在相应靶蛋白分子大小位置处有无有色条带或显影条带。如果用化学发光底物检测，条带为黑色；用二氨基联苯胺（DAB）显色，条带则呈棕黄色。γ-tubulin 的大小约为 48 kDa，对照蛋白质分子量标准，可于相应分子大小位置看到一条黑色或棕色条带，表明所检测的样本中含有该蛋白存在。

【注意事项】

1．配制胶液时，最后加过硫酸铵和 TEMED，加入后即刻使胶液充分混合制胶，但要防止剧烈摇晃而产生气泡。

2．凝胶的聚合受温度影响。天气较冷时，应延长凝胶聚合时间，待凝胶充分聚合后使用。

3．丙烯酰胺、双丙烯酰胺具有神经毒性，DAB 有潜在的致癌作用，实验中应戴手套进行操作。

4．在转膜时，滤纸和滤膜的大小应与凝胶大小完全吻合，以避免造成电流短路而使蛋白质不能从凝胶向滤膜转移。

5．DAB 显色时，显色液必须新鲜配制使用，最后加入 H_2O_2，一旦特异性蛋白质条带清晰可见即终止生色反应，化学发光显影可通过调整曝光时间来达到最佳的效果。

【思考题】

1．酶联免疫吸附试验（ELISA）和蛋白质印迹法（Western blotting）在操作方法及应用上有何异同点？

2．凝胶制备需要注意哪些问题？

【附录】　免疫学相关实验试剂的配制

1．磷酸盐缓冲液（phosphate saline，PBS）　NaCl 8 g，KCl 0.2 g，Na_2HPO_4 1.44 g，KH_2PO_4 0.24 g。溶解于 800 ml 去离子水中，用 HCl 调节溶液 pH 至 7.2 ～ 7.4，加去离子水定溶到 1000 ml，15psi（1.05 kg/cm²）高压灭菌 20 分钟，室温保存备用。

2．包被缓冲液（coating buffer pH 9.5 碳酸盐缓冲液）　$Na_2CO_3 \cdot 10H_2O$ 8.58 g、$NaHCO_3$ 5.8 g，溶解于 1000 ml 去离子水中。

3．封闭液（confining liquid）（5% 脱脂乳 -PBS 溶液，pH 7.4）　脱脂乳 50 g，加 0.02 mol/L pH 7.4 磷酸盐缓冲液（PBS）至 1000 ml 溶解。

4．样本稀释液（0.02 mol/L pH 7.4 PBS-0.1% 白明胶）　0.2 mol/L Na_2HPO_4 81 ml，0.2 mol/L NaH_2PO_4 19 ml，NaCl 8.2 g，白明胶 1 g，加去离子水至 1000 ml。

5．洗涤液（washing liquid）　NaCl 8.0 g，KH_2PO_4 0.2 g，$Na_2HPO_4 \cdot 12H_2O$ 2.9 g，Tween-20 0.5 ml，加去离子水至 1000 ml 溶解。

6．终止液（stop buffer）　21.7 ml 2 mol/L H_2SO_4 加去离子水至 200 ml。

7．底物稀释液（substrate diluent）（磷酸盐 - 枸橼酸缓冲液，pH 5.0）　$Na_2HPO_4 \cdot 12H_2O$ 1.85 g，枸橼酸 0.51 g，加去离子水至 50 ml。

8．OPD 底物液　邻苯二胺（OPD）20 mg，30% H_2O_2 100 μl，溶解于 50 ml 底物稀释液中。临用新鲜配制，配后注意避光。

9．巴比妥缓冲液（barbital buffer，pH 8.6）　取巴比妥 5.52 g，巴比妥钠 30.9 g，加去离子水溶解至 2000 ml，室温保存。

10．30% 丙烯酰胺（acrylamide）　丙烯酰胺 29 g，N，N′- 亚甲双丙烯酰胺 1 g，溶于 60 ml 去离子水中，加热至 37 ℃溶解，加去离子水至 100 ml。0.45 μm 滤器过滤除杂质，置深色瓶中室温保存。

11．10% 过硫酸铵（ammonium persulfate）溶液　过硫酸铵 1 g，去离子水溶解至终体积 10 ml，4 ℃避光保存。

12．10% 十二烷基硫酸钠（SDS）溶液　在 900 ml 去离子水中溶解 100 g 电泳级 SDS，加热至 68 ℃助溶，用 HCl 调节 pH 至 7.2，加水定容至 1000 ml，分装备用。

13．考马斯亮蓝 R-250 染色液（Coomassie staining solution）　称取 1 g 考马斯亮蓝 R-250，置于 1000 ml 烧杯中；量取 250 ml 异丙醇加入上述烧杯中，搅拌溶解；加入 100 ml 冰乙酸，搅拌混匀；加入 650 ml 去离子水，搅拌混匀；用滤纸过滤去除未溶解的颗粒物质后，室温保存。

14．考马斯亮蓝脱色液（Coomassie destaining solution）　乙酸 100 ml，乙醇溶液 50 ml，去离子水 850 ml，充分混匀，室温保存。

15．电转印缓冲液（semidry transfer buffer）　Tris 3 g，甘氨酸 14.4 g，SDS 0.185 g，甲醇 200 ml，加去离子水至 1000 ml。

16．人外周血单个核细胞（PBMC）分层液（1.077±0.001 聚蔗糖 - 泛影葡胺溶液）　9% 聚蔗糖

（Ficoll）液 24 份，33.9% 泛影葡胺（hypaque）液 10 份混合即可，G5 玻璃滤器过滤除菌或 114.3 ℃高压灭菌 15 分钟，4 ℃保存，一般可保存 3 个月。

17．瑞特染色液（Wright's solution）　瑞特染色粉 0.3 g，甘油 3 ml，甲醇 97 ml。将瑞特染色粉置于干燥研钵内磨细，加入甘油继续研磨，不断滴加甲醇继续研磨，直至染料全部溶解后加甲醇至 100 ml，混匀后置棕色瓶室温保存，用前滤纸过滤去除未溶解颗粒。

18．佐剂（adjuvant）　称取羊脂 10 g，取液状石蜡 40 ml（一般为 1∶4，夏天可减少液状石蜡比例），高压灭菌后用无菌研钵研磨均匀，置 4 ℃冰箱过夜，次日仍均匀黏稠无分层，即成为福氏不完全佐剂。将福氏不完全佐剂放入无菌研钵，按一个方向边研磨边加入卡介苗（使其终浓度为 1 ~ 20 mg/ml）。磨毕置 4 ℃冰箱过夜，如不分层即可使用，此为弗氏完全佐剂。

参考文献

[1] 朱海英. 医学细胞生物学实验教程. 2版. 北京：高等教育出版社，2020.

[2] 陈小芬. 医学分子生物学实验. 厦门：厦门大学出版社，2020.

[3] 廖亚平，刘长青. 医学细胞生物学. 合肥：中国科学技术大学出版社，2020.

[4] 安威. 医学细胞生物学. 4版. 北京：北京大学医学出版社，2019.

[5] 齐冰，赵静. 医学生物学和细胞生物学实验教程. 天津：天津科学技术出版社，2018.

[6] 包兆胜，赵志强. 病原生物学与分子医学技能实验教程. 北京：北京科学技术出版社，2019.

[7] 关晶. 细胞生物学和医学遗传学实验及学习指导. 北京：人民卫生出版社，2019.

[8] 戴建威，苏晓波，章喜明. 医学生物学综合实验. 北京：科学出版社，2018.

[9] 王慧莲，杨旭东. 医学分子生物学精要. 西安：西安交通大学出版社，2018.

[10] 郑立红. 医学细胞生物学与遗传学实验. 北京：科学出版社，2015.

[11] 张雅青. 医学细胞生物学实验教程. 北京：科学出版社，2015.

[12] 赵玉敏. 现代寄生虫学. 上海：同济大学出版社，2019.

[13] 刘佩梅，李泽民. 医学寄生虫学. 4版. 北京：北京大学医学出版社，2019.

[14] 刘云. 人体寄生虫学常用技术. 北京：电子工业出版社，2021.

[15] 谢春，李卓，陈华民. 微生物学检验与寄生虫学检验. 西安：西北大学出版社，2021.

[16] 段义农. 人体寄生虫学实验. 北京：科学出版社，2019.

[17] 李士根，陈盛霞，李晓霞. 人体寄生虫学实验与学习指导. 北京：人民卫生出版社，2019.

[18] 卢致民，李凤铭. 临床寄生虫学检验技术. 武汉：华中科技大学出版社，2019.

[19] 殷国荣，刘红丽. 医学寄生虫学实验教程. 4版. 北京：科学出版社，2019.

[20] 李红丽，苏炳银. 组织学与胚胎学实训教程. 2版. 北京：科学出版社，2021.

[21] 张兵主. 组织学与胚胎学实习指导. 厦门：厦门大学出版社，2020.

[22] 花先，郝海峰. 人体解剖学与组织胚胎学实验及学习指导. 北京：人民卫生出版社，2020.

[23] 孟运莲，付承英. 组织学与胚胎学实验指南. 2版. 武汉：湖北科学技术出版社，2011.

[24] 杨成万，杨志惠. 病理学实验指导. 北京：科学出版社，2019.

[25] 王德田，董建强. 实用现代病理学技术. 北京：中国协和医科大学出版社，2012.

[26] 李玉林. 病理学. 9版. 北京：人民卫生出版社，2018.

[27] 梁智勇，黄钢. 病理学技术. 北京：人民卫生出版社，2020.

[28] 葛彦，王勤. 医学免疫学实验技术. 苏州：苏州大学出版社，2020.

[29] 柳忠辉. 医学免疫学实验技术. 3版. 北京：人民卫生出版社，2020.

[30] 李梅，郑群. 病原生物学与免疫学实验. 武汉：华中科技大学出版社，2021.

[31] 于红. 医学免疫学与病原生物学实验. 北京：科学出版社，2021.

[32] 田伟，刘水平，蒋立平. 实验免疫学和病原生物学. 北京：人民卫生出版社，2021.

[33] 倪培华，李擎天. 医学实验技术进展. 北京：人民卫生出版社，2020.

[34] 付玉荣，张玉妥．临床微生物学检验技术实验指导．武汉：华中科技大学出版社，2021.

[35] 关俊昌，刘勇．医学微生物学实验指导．2 版．合肥：中国科学技术大学出版社，2021.

[36] 谢兰．医学微生物学实验与学习指导．北京：清华大学出版社，2018.

[37] 李伊为，张延英．实验动物学．3 版．北京：科学出版社，2022.

[38] 魏万红，王爱勤．动物学实验与技术．北京：高等教育出版社，2020.

[39] 高凤兰，王化修．医学形态学实验指导．北京：高等教育出版社，2020.

[40] 吴仲敏，郑景璋．人体形态学实验教程．北京：北京科学技术出版社，2019.

[41] 闫磊，孙凯，李福娟．基础医学概论．昆明：云南科技出版社，2020.

[42] Male MD，Roth D. Immunobiology：With STUDENT CONSULT Online Access. 8th ed. Louis：Elsevier，2012.

[43] Punt J，Stranford S，Jones P，et al. Kuby Immunology. 8th ed. New York：Freeman Publishers，2018.

彩　图

组　织　学

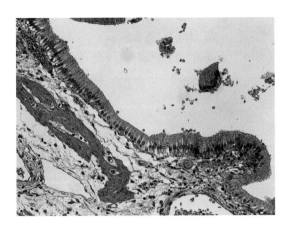

彩图 1　单层柱状上皮（10×40）

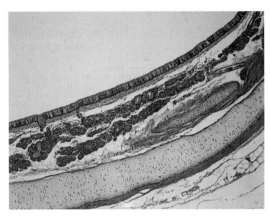

彩图 2　假复层纤毛柱状上皮（10×10）

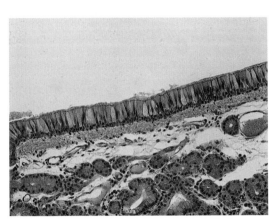

彩图 3　假复层纤毛柱状上皮（10×40）

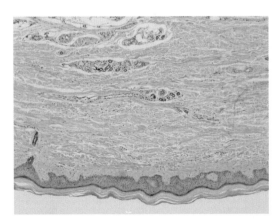

彩图 4　角化的复层扁平上皮（10×10）

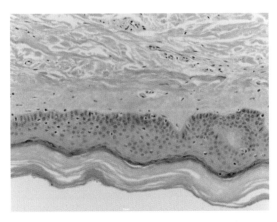

彩图 5　角化的复层扁平上皮（10×40）

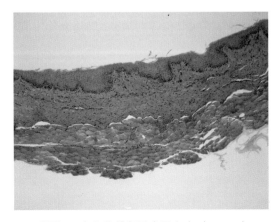

彩图 6　未角化的复层扁平上皮（10×10）

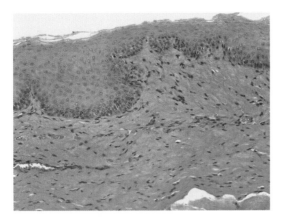

彩图 7　未角化的复层扁平上皮（10×40）

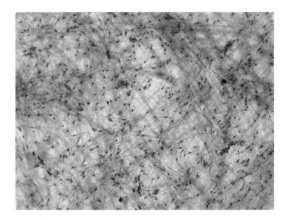

彩图 8　疏松结缔组织（10×10）

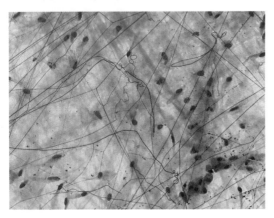

彩图 9　疏松结缔组织（10×40）

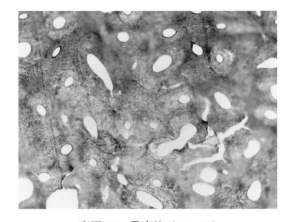

彩图 10　骨磨片（10×10）

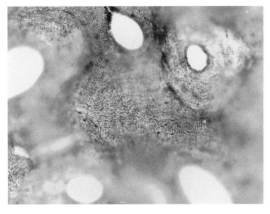

彩图 11　骨磨片（10×40）

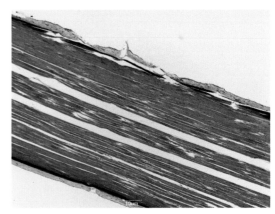

彩图 12　骨骼肌纵切面（10×10）

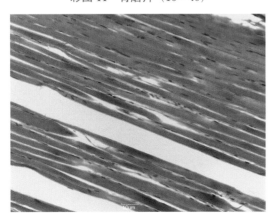

彩图 13　骨骼肌纵切面（10×40）

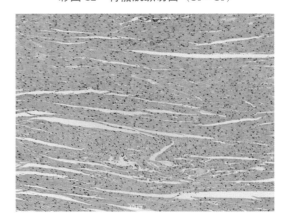

彩图 14　心肌纵断面（10×10）

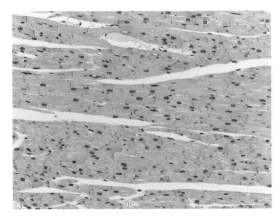

彩图 15　心肌纵断面（10×40）

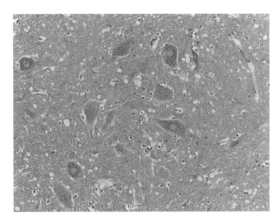

彩图 16　神经细胞（HE 染色）（10×40）

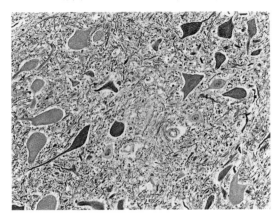

彩图 17　神经细胞（10×40）

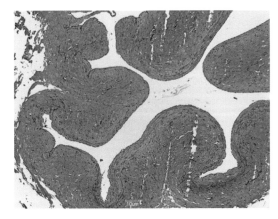

彩图 18　中动脉（10×10）

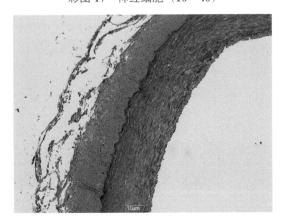

彩图 19　中静脉（10×10）

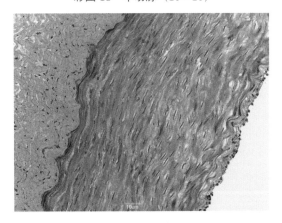

彩图 20　中静脉（10×40）

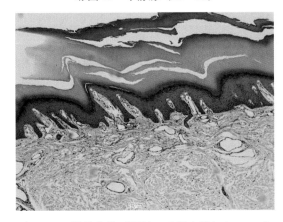

彩图 21　触觉小体（取材：手指皮肤）（10×10）

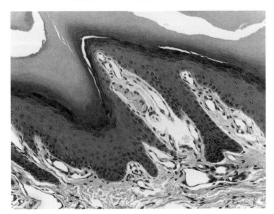

彩图 22　触觉小体（取材：手指皮肤）（10×40）

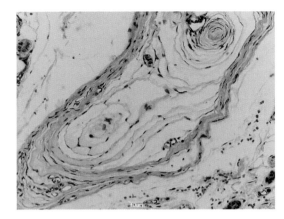

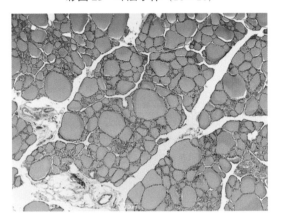

彩图 23　环层小体（10×10）

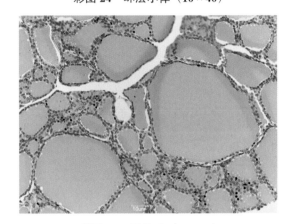

彩图 24　环层小体（10×40）

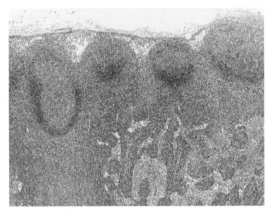

彩图 25　甲状腺（10×10）

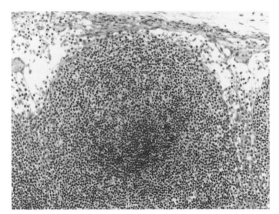

彩图 26　甲状腺（10×40）

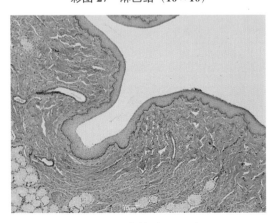

彩图 27　淋巴结（10×10）

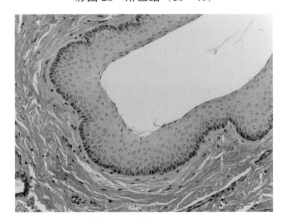

彩图 28　淋巴结（10×40）

彩图 29　食管（10×10）

彩图 30　食管（10×40）

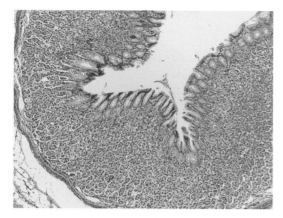

彩图 31 胃（10×10）

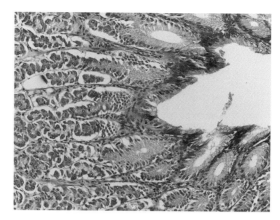

彩图 32 胃（10×40）

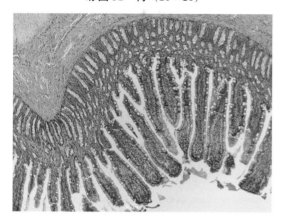

彩图 33 小肠（10×10）

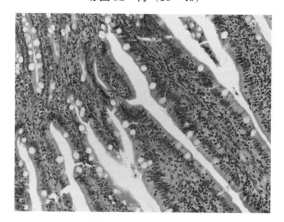

彩图 34 小肠（10×40）

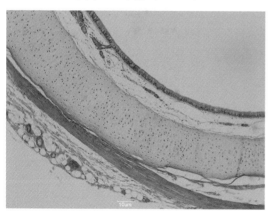

彩图 35 气管（10×10）

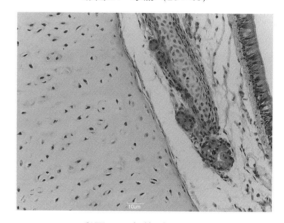

彩图 36 气管（10×40）

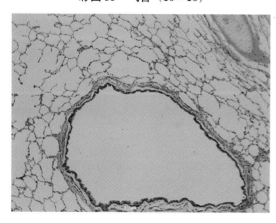

彩图 37 肺（10×10）

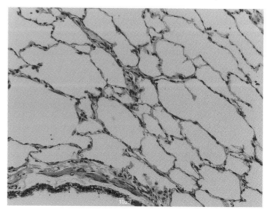

彩图 38 肺（10×40）

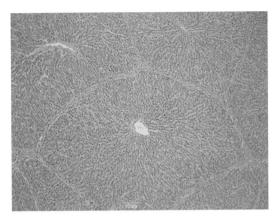

彩图 39　肝（10×10）

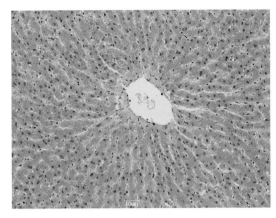

彩图 40　肝（10×40）

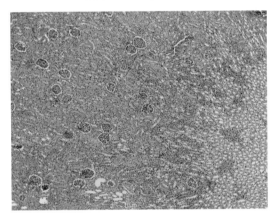

彩图 41　肾（10×10）

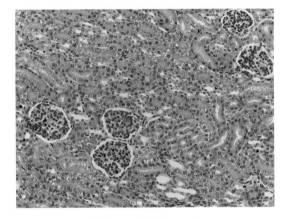

彩图 42　肾（10×40）

病 理 学

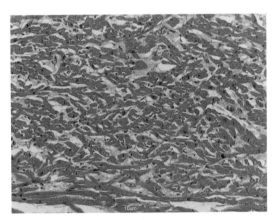

彩图 43　心肌萎缩（10×40）

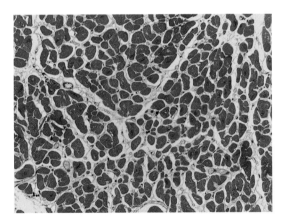

彩图 44　心肌肥大（10×40）

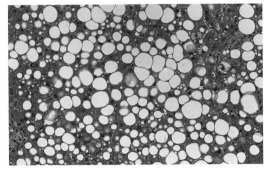

彩图 45　脂肪肝（20×20）

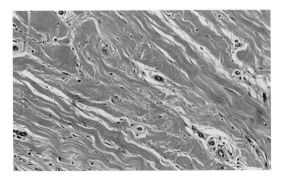

彩图 46　结缔组织玻璃样变（20×20）

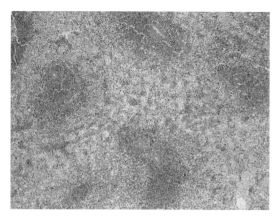

彩图 47　脾中央动脉玻璃样变（10×10）

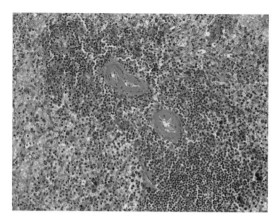

彩图 48　脾中央动脉玻璃样变（10×40）

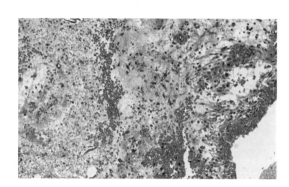

彩图 49　肉芽组织（20×20）

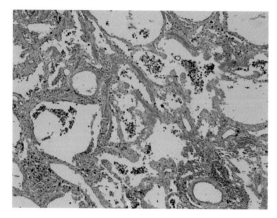

彩图 50　慢性肺淤血（10×10）

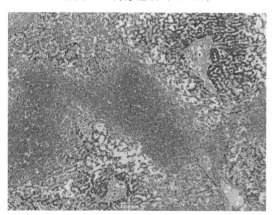

彩图 51　慢性肝淤血（10×10）

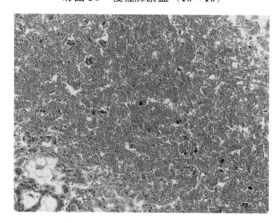

彩图 52　慢性肝淤血（10×40）

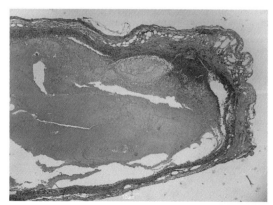

彩图 53　混合血栓（10×4）

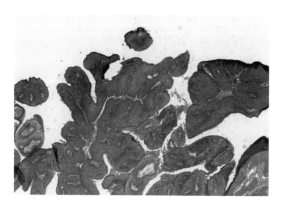

彩图 54　皮肤乳头状瘤（20×2）

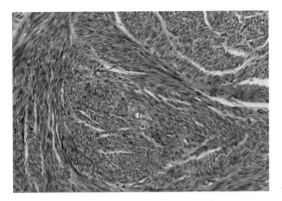

彩图 55　平滑肌瘤（20×20）

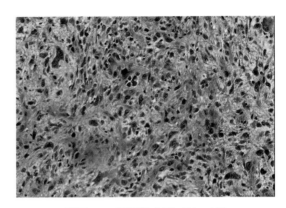

彩图 56　平滑肌肉瘤（20×20）

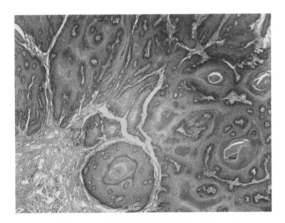

彩图 57　鳞状细胞乳头状瘤（10×4）

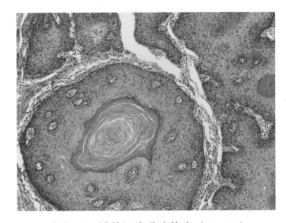

彩图 58　鳞状细胞乳头状瘤（10×10）

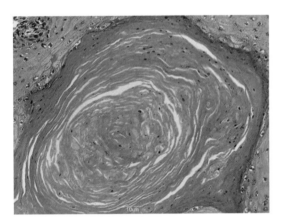

彩图 59　鳞状细胞乳头状瘤（10×40）

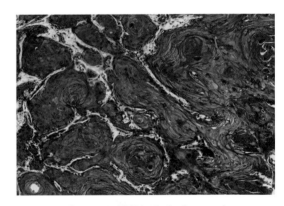

彩图 60　鳞状细胞癌（20×10）

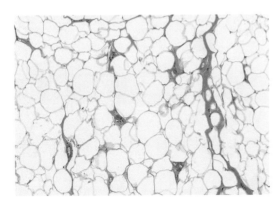

彩图 61　脂肪瘤（20×10）

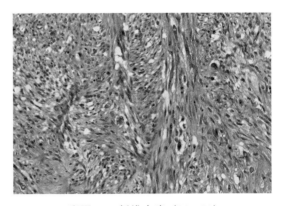

彩图 62　纤维肉瘤（20×20）

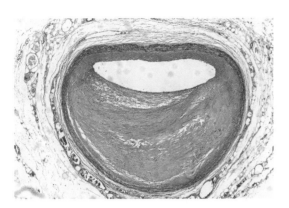

彩图 63 冠状动脉粥样硬化（20×5）

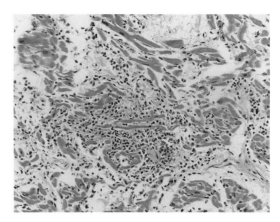

彩图 64 风湿性心肌炎（10×40）

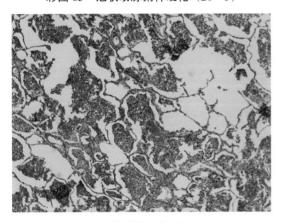

彩图 65 大叶性肺炎（10×10）

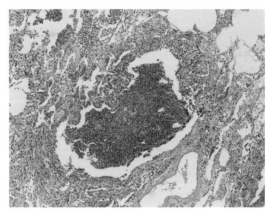

彩图 66 小叶性肺炎（10×10）

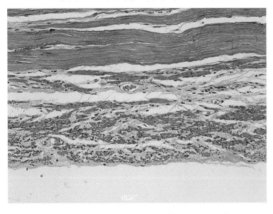

彩图 67 慢性萎缩性胃炎（10×40）

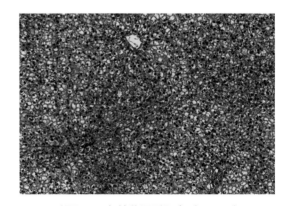

彩图 68 急性普通型肝炎（20×10）

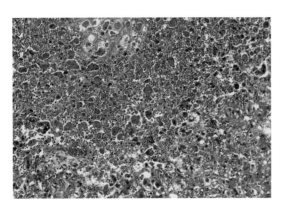

彩图 69 急性重型肝炎（20×10）

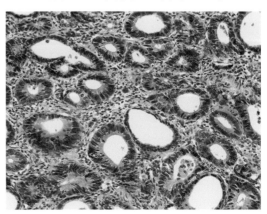

彩图 70 胃癌（10×40）

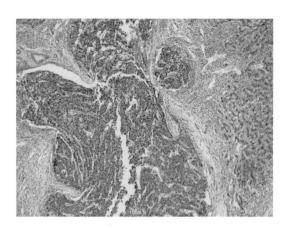

彩图 71　肝癌（10×10）

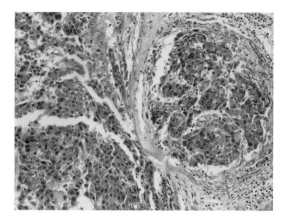

彩图 72　肝癌（10×40）

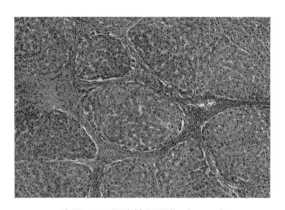

彩图 73　门脉性肝硬化（20×5）

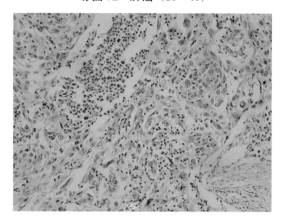

彩图 74　肺癌（10×40）

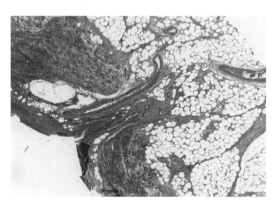

彩图 75　阑尾蜂窝织炎（20×2）

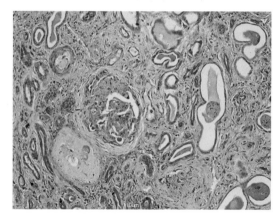

彩图 76　弥漫性新月体性肾小球肾炎（10×40）

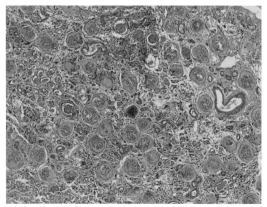

彩图 77　弥漫性硬化性肾小球肾炎（10×10）

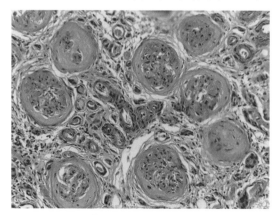

彩图 78　弥漫性硬化性肾小球肾炎（10×40）

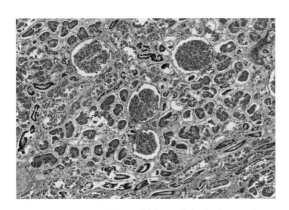

彩图 79 弥漫性增生性肾小球肾炎（20×5）

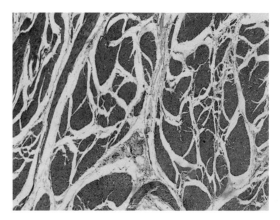

彩图 80 膀胱移行上皮癌（10×10）

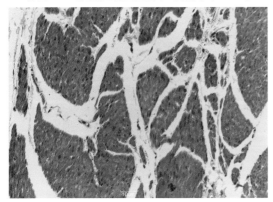

彩图 81 膀胱移行上皮癌（10×40）

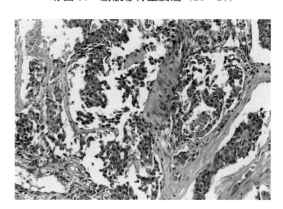

彩图 82 乳腺癌（导管癌）（20×10）

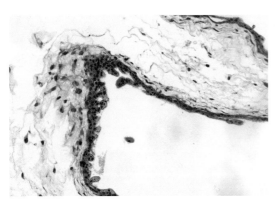

彩图 83 葡萄胎（20×20）

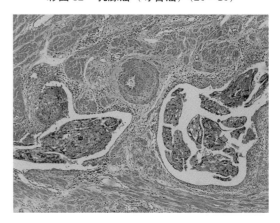

彩图 84 绒毛膜癌（10×10）

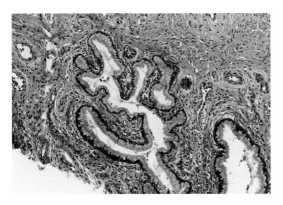

彩图 85 子宫颈上皮异型增生（20×10）

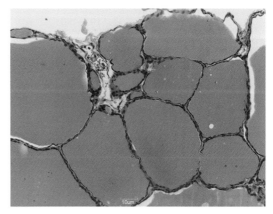

彩图 86 单纯性甲状腺肿（10×40）

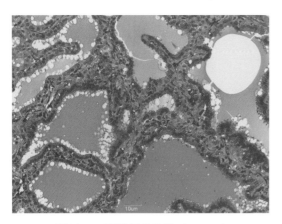

彩图 87 毒性甲状腺肿（10×40）

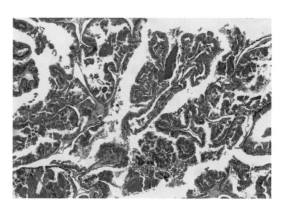

彩图 88 甲状腺癌（20×4）

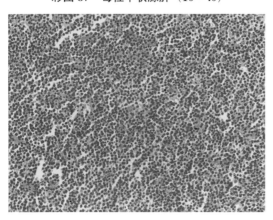

彩图 89 非霍奇金淋巴瘤（10×10）

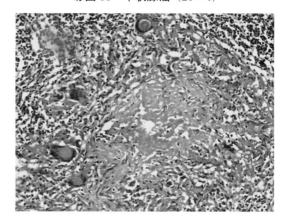

彩图 90 肺结核（10×40）

医学寄生虫学

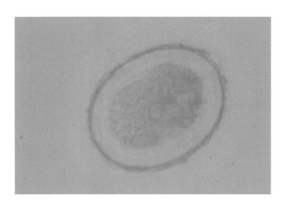

彩图 91 受精蛔虫卵（10×100）

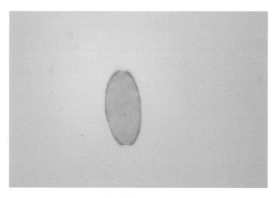

彩图 92 未受精蛔虫卵（10×40）

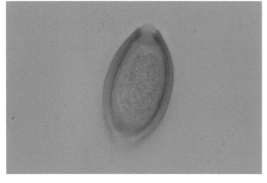

彩图 93 鞭虫卵（10×100）

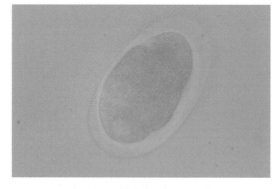

彩图 94 钩虫卵（10×100）

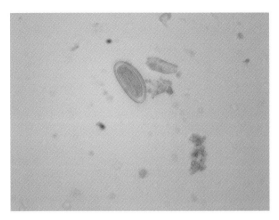

彩图 95　蛲虫卵（10×40）

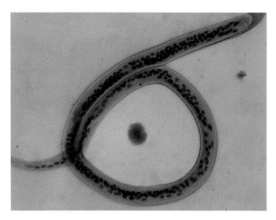

彩图 96　班氏微丝蚴（10×100）

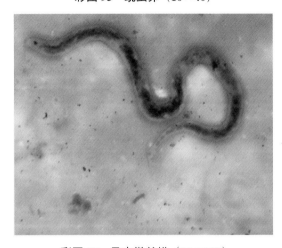

彩图 97　马来微丝蚴（10×100）

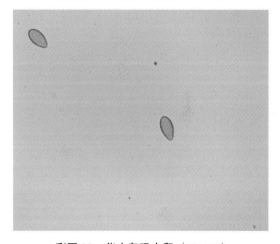

彩图 98　华支睾吸虫卵（10×40）

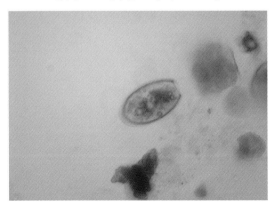

彩图 99　卫氏并殖吸虫卵（10×40）

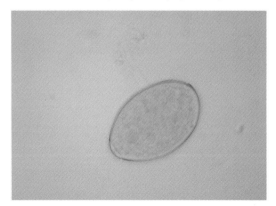

彩图 100　布氏姜片吸虫卵（10×40）

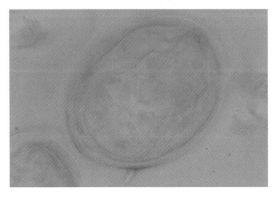

彩图 101　日本血吸虫卵（10×100）

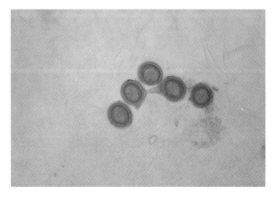

彩图 102　绦虫卵（10×40）

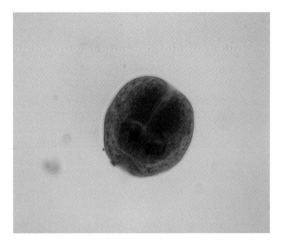

彩图 103　原头蚴（10×10）

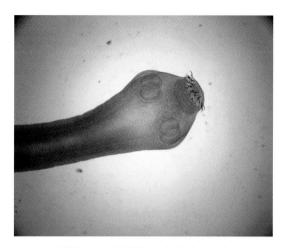

彩图 104　猪带绦虫头节（10×4）

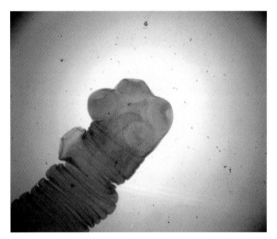

彩图 105　牛带绦虫头节（10×4）

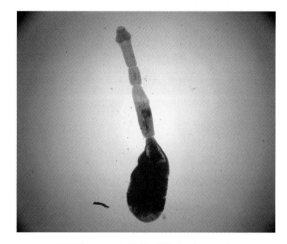

彩图 106　细粒棘球绦虫（10×4）

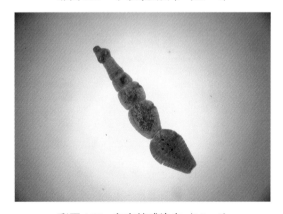

彩图 107　多房棘球绦虫（10×4）

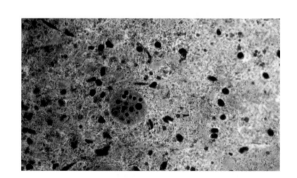

彩图 108　溶组织内阿米巴滋养体（10×100）

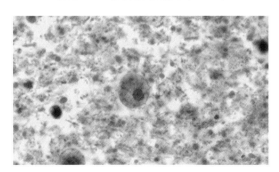

彩图 109　溶组织内阿米巴包囊（1核）（10×100）

彩图 110　利什曼原虫无鞭毛体（利杜体）（10×100）

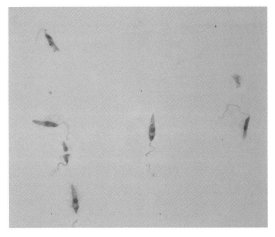

彩图 111　利什曼原虫前鞭毛体（10×100）

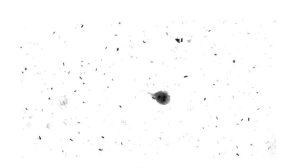

彩图 112　蓝氏贾第鞭毛虫滋养体（10×100）

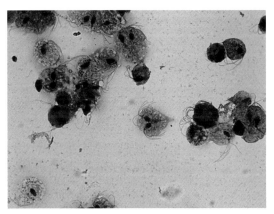

彩图 113　阴道毛滴虫（10×100）

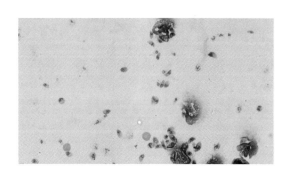

彩图 114　刚地弓形虫滋养体（10×100）

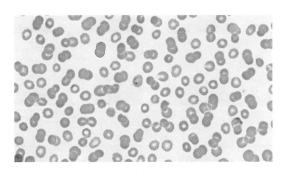

彩图 115　间日疟环状体（10×100）

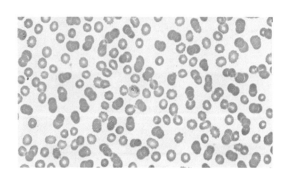

彩图 116　间日疟大滋养体（10×100）

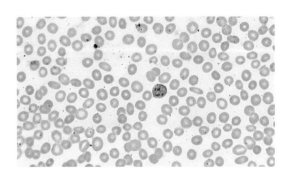

彩图 117　间日疟原虫未成熟裂殖体（10×100）

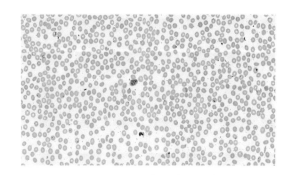

彩图 118　间日疟原虫成熟裂殖体（10×100）

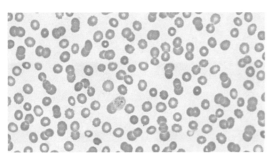

彩图 119　间日疟雄配子体（10×100）

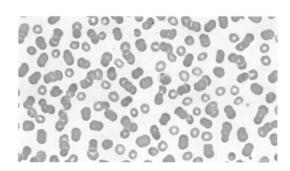

彩图 120　间日疟雌配子体（10×100）

医学微生物学

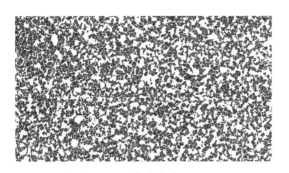

彩图 121　葡萄球菌（10×100）

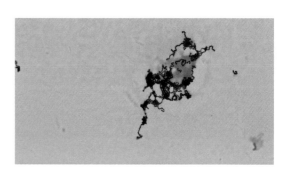

彩图 122　链球菌（10×100）

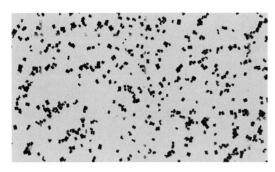

彩图 123　四联球菌（10×100）

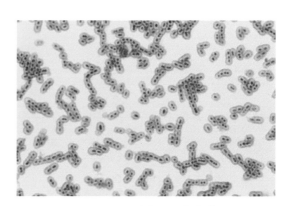

彩图 124　肺炎链球菌荚膜

彩图 125　脑膜炎奈瑟菌（10×100）

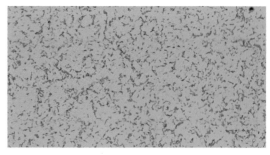

彩图 126　大肠埃希菌（10×100）

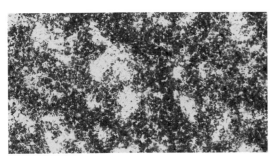

彩图 127　抗酸染色（10×100）

彩图 128　卡介苗 BCG（10×100）

彩图 129　结核分枝杆菌（10×100）

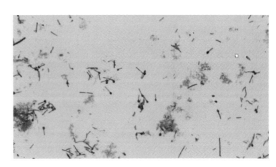

彩图 130　破伤风梭菌（10×100）

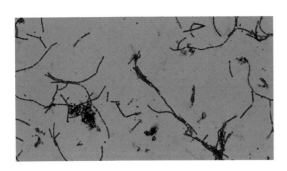

彩图 131　炭疽芽胞杆菌（10×100）

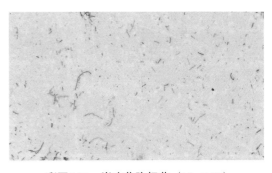

彩图 132　炭疽芽胞杆菌（10×100）

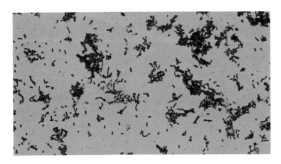

彩图 133　鼠疫耶尔森菌（10×100）

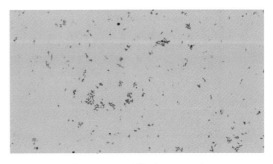

彩图 134　弧菌（10×100）

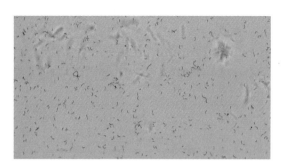

彩图 135　霍乱弧菌（10×100）

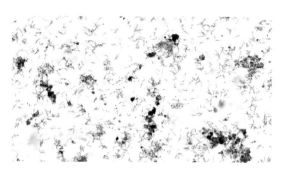

彩图 136　白喉棒状杆菌（10×100）

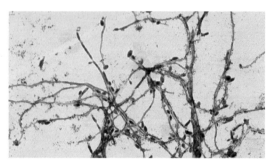

彩图 137　白假丝酵母菌（10×100）

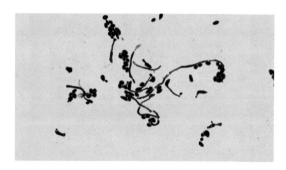

彩图 138　白色念珠菌（10×100）